100 SITUATIONS D'URGENCE CHEZ L'ENFANT

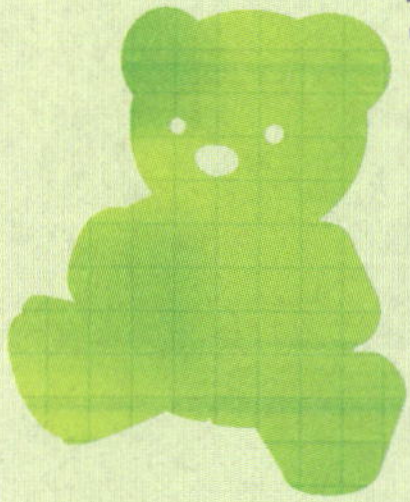

100 SITUATIONS D'URGENCE CHEZ L'ENFANT

2E ÉDITION

→ PHILIPPE ECALARD
→ DAVID LAMALLE

Le guide pour ne pas céder
à la panique et prendre
la bonne décision

EDITIONS
LAMARRE

Arnette

ÉDITIONS ARNETTE - ÉDITIONS LAMARRE
Wolters Kluwer France SAS
1, rue Eugène et Armand Peugeot
92856 Rueil-Malmaison cedex

ISBN : 978-2-7184-1190-3

Les auteurs
Docteur Philippe Ecalard
Médecin urgentiste
Auteur de « Les gestes de médecine d'urgence sans matériel »,
« Drog' pocket », 2e édition et « Diag' pocket », chez Arnette.

Docteur David Lamalle
Médecin urgentiste
Médecin de sapeurs-pompiers (SSSM-SDIS 15).

Remerciements à
Docteur Dominique Guelon pour ses photographies de vipères.
Norbert Verneau pour sa photographie de veuve noire.
Isabelle, Marino et Sonia pour les traductions.

Remerciements particuliers à
Claudine Saint-Genest pour le chapitre « Calmer la douleur chez l'enfant ».
Guy Ecalard pour les planches « Plantes et champignons toxiques ».

AVERTISSEMENT

Des gestes de secourisme sont décrits dans ce livre. Il est souhaitable de les apprendre et de les perfectionner lors de sessions de formation aux premiers secours dispensées par les organismes agréés.

À propos de l'usage des médicaments :
Demandez à votre médecin une ordonnance détaillant précisément les produits et les doses à donner à votre enfant.
N'administrez jamais un médicament sans prescription médicale. Conformez-vous strictement aux doses prescrites sur l'ordonnance, que vous pourrez reporter au stylo sur l'emballage du produit.
N'associez jamais deux produits sans en parler à votre médecin.

INTRODUCTION

Ce guide pratique illustre la plupart des situations d'urgence chez l'enfant.

Il présente les notions fondamentales permettant d'évaluer rapidement la gravité d'un cas et de réagir efficacement.

Au début de chaque chapitre, un scénario évoque une situation réaliste : incident courant, pathologie bénigne, maladie ou événement plus grave pouvant parfois mettre en jeu la vie de l'enfant. L'analyse de ce cas concret permet de présenter brièvement une pathologie, de souligner les signes de gravité à connaître et de préciser une conduite à tenir.

Ce guide, rédigé en termes simples, richement illustré, plein d'astuces et de conseils pratiques, est accessible à tous. Le médecin ou l'infirmier pourront y trouver des compléments pratiques qui s'avèrent toujours utiles tandis que le secouriste, les parents, les assistantes maternelles, les enseignants et toute personne en proie au doute face à un problème médical chez un enfant y trouveront une réponse à la question : « Que faut-il faire ? »

Il sera une aide précieuse pour ne pas céder à la panique et prendre, dans l'urgence, les bonnes décisions...

SOMMAIRE

LES TRAUMATISMES

LES INTOXICATIONS

LES BLESSURES PAR ANIMAUX

LES ACCIDENTS DIVERS

LES PROBLÈMES DERMATOLOGIQUES ET INFECTIEUX

LES DOULEURS, MALTRAITANCES ET TROUBLES DU SOMMEIL

QUI APPELER EN SITUATION D'URGENCE ?

Simple problème médical ou urgence vitale, votre enfant peut à tout moment avoir besoin d'un conseil, d'un avis, d'une consultation ou d'une intervention rapide. Vous serez alors le premier témoin, le premier maillon de la chaîne des secours qui va le prendre en charge. Réagir efficacement, c'est avant tout appeler à temps les secours adaptés. C'est pourquoi vous devez connaître parfaitement l'organisation et le fonctionnement des secours dans notre pays.

QUELS MOYENS DE SECOURS ?

En proie au stress, à la panique parfois, il est difficile de faire le bon choix. Pourtant, l'alerte reste une étape essentielle, qui va conditionner l'ensemble de la chaîne des secours. Il est donc important de connaître parfaitement toutes les solutions qui s'offrent à vous...

Le médecin généraliste ou le pédiatre de l'enfant

Votre médecin connaît bien votre enfant. Il est donc logique de l'appeler en priorité pendant les heures ouvrables, pour tous les problèmes médicaux courants. Cependant, en cas d'urgence, il sera parfois indispensable d'avoir recours à une solution plus rapide si vous avez du mal à joindre votre médecin habituel.

Le médecin de garde

En dehors des heures ouvrables, les médecins généralistes sont tenus de s'organiser pour assurer une permanence médicale. Le répondeur de votre médecin traitant vous indiquera normalement un médecin de garde rapidement joignable. Vous pourrez également retrouver le nom de ce médecin de garde dans la presse locale. Enfin, en dernier recours, vous pouvez appeler le SAMU (15) qui vous communiquera les coordonnées du médecin de garde le plus proche de votre domicile.

Les services de médecins se déplaçant 24 h/24 à domicile

Des associations de médecins généralistes intervenant 24 h/24 se développent depuis quelques années dans la plupart des grandes agglomérations pour faire face à la demande croissante des visites à domicile. Leur numéro d'appel se trouve facilement dans l'annuaire. Une permanence téléphonique vous informera des délais d'intervention et vous orientera vers le SAMU en cas d'urgence vitale.

Le SAMU : numéro d'urgence 15

Si l'état de votre enfant vous semble alarmant, n'hésitez pas à joindre le SAMU. Vous pourrez parler rapidement à un médecin qui évaluera avec vous la gravité de la situation et décidera du moyen de secours le plus adapté. Le médecin du SAMU pourra décider, selon l'urgence, de vous envoyer le médecin généraliste le plus rapidement joignable, une ambulance privée pour un simple transport, une équipe de sapeurs-pompiers après concertation avec le CODIS ou une équipe SMUR en cas d'urgence vitale.

Les pompiers : numéro d'urgence 18

Un sapeur-pompier professionnel répond 24h sur 24 à vos appels et décide de l'envoi de l'équipe d'intervention la plus proche. Dans quelques départements, un médecin sapeur-pompier présent au centre de traitement des appels pourra vous conseiller. Ailleurs, vous serez mis en contact avec le médecin régulateur du SAMU si besoin.

Le Centre anti-poison

Le numéro du centre anti-poison le plus proche de chez vous se trouve sur la première page de l'annuaire « pages jaunes » de France Telecom. Vous trouverez la liste des Centre anti-poison en *Annexe 8*.

Les centres anti-poison assurent en France une permanence téléphonique 24 heures sur 24. En cas d'intoxication, ou de suspicion d'intoxication de votre enfant par un produit quelconque, n'hésitez pas à faire appel à eux. Le centre anti-poison vous indiquera la gravité de l'intoxication et vous donnera la conduite à tenir. Vous pouvez également, en cas d'intoxication, appeler le SAMU qui se chargera de ces démarches, vous orientera éventuellement vers un service d'urgence et déclenchera, si nécessaire, des secours à domicile.

Le service hospitalier d'urgence le plus proche

La plupart des centres hospitaliers disposent d'un service accueillant les urgences 24 h/24. Dans les grandes agglomérations, on retrouve même un service réservé spécifiquement à l'accueil des urgences pédiatriques (jusqu'à 15 ans en général).

De jour comme de nuit, votre enfant sera accueilli et soigné dans ces services. Sachez cependant qu'il est toujours préférable de demander un avis médical, au moins téléphonique, avant de vous rendre aux urgences. Dans certains cas en effet, il peut être difficile, voire même dangereux, de déplacer vous-même votre enfant. Il vous sera alors conseillé d'attendre une équipe d'intervention ou une ambulance qui se chargera du transport.

À l'inverse, s'il s'agit d'un simple problème de médecine générale, le recours au service d'urgence, souvent surchargé de travail, n'est pas adapté.

Enfin, ne téléphonez jamais directement à un service d'urgence. Quel que soit le problème, il est toujours préférable d'appelez le 15, même pour un simple conseil médical.

Les forces de l'ordre (Police ou Gendarmerie) : numéro d'urgence 17

La gendarmerie centralise théoriquement la liste de tous les médecins et pharmaciens de garde du département. Vous pouvez donc composer le 17 pour obtenir ces renseignements, qui pourront également vous être communiqués par le SAMU (15).

POUR EN SAVOIR PLUS
Organisation des secours en France

- Notre pays dispose d'une organisation performante pour la prise en charge des urgences médicales, à domicile ou sur la voie publique. Selon la localisation et la gravité de la situation, les sapeurs-pompiers et le SAMU se répartissent les différentes interventions.
- Le *Service d'Aide Médicale Urgente (SAMU)* gère les appels au 15. Il existe en général un seul SAMU par département qui centralise les appels et organise les secours.
- Les équipes d'intervention sont regroupées au sein de plusieurs Services Mobiles d'Urgence et de Réanimation (SMUR), qui sont répartis dans les hôpitaux du département. Chaque équipe est composée d'un conducteur, d'une infirmière et d'un médecin urgentiste. Les SMUR disposent d'ambulances de réanimation (AR), de gros volume, capables de transporter un patient, et de Véhicules Médicalisés de Liaison (VML) *(Fig. 1)*, plus rapides mais ne permettant pas le transport.
- Le Centre Opérationnel Départemental d'Incendie et de Secours (CODIS) gère les appels au 18. Le Centre de Traitement de l'Alerte (CTA) centralise tous les appels au 18 du département. Des sapeurs-pompiers professionnels vous répondent 24 heures sur 24 et décident de l'envoi des secours adaptés.
- Les équipes d'intervention, composées de sapeurs-pompiers professionnels et volontaires, sont réparties au sein de centres de secours, dans tout le département. Elles sont éventuelle-

•••

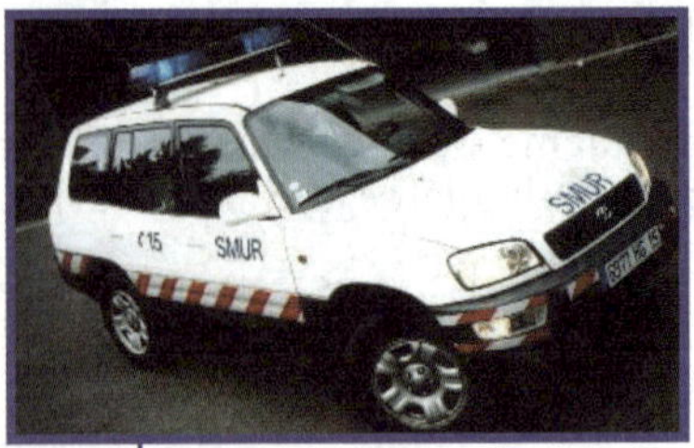

FIG. 1 | VML (Véhicule Médicalisé de Liaison du SMUR)

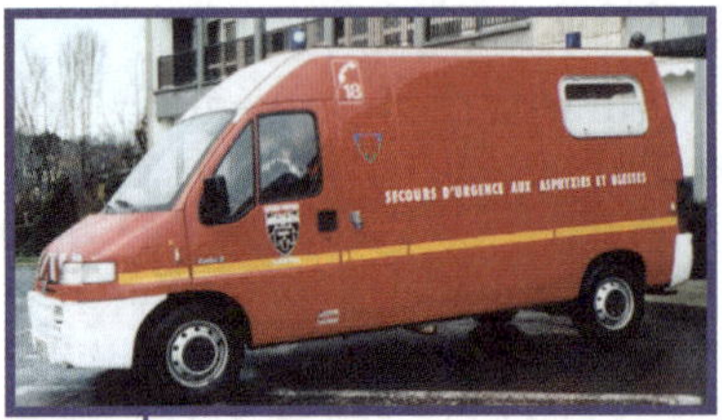

FIG. 2 | VSAV (Véhicule de Secours et d'Assistance aux Victimes)

ment renforcées par un médecin sapeur-pompier. Les Véhicules de Secours et d'Assistance aux Victimes (VSAV) *(Fig. 2)* transportent les victimes jusqu'au service d'urgence le plus adapté.

↘ Ces deux services travaillent en étroite collaboration. Les équipes de sapeurs-pompiers, plus nombreuses et mieux réparties sur l'ensemble du territoire, assurent bien souvent la prise en charge initiale du patient. Elles reçoivent ensuite, si besoin, le renfort d'une équipe du SMUR le plus proche, qui va médicaliser le transport.

Le 112 Numéro d'Urgence Européen

Le 112, numéro d'urgence européen a été mis en service le 1er janvier 1997. Il est valable dans tous les pays de l'Union Européenne. En France, la gestion de ce numéro a été attribuée à l'échelon départemental, sur décision préfectorale, soit au SAMU, soit au CODIS (Sapeurs-pompiers).

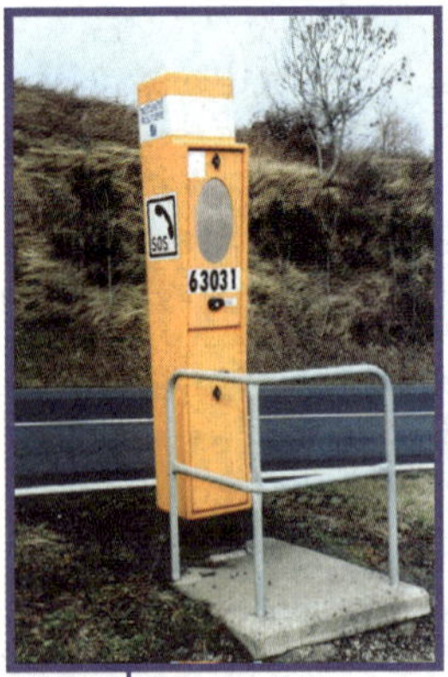

FIG. 3 | Borne d'appel d'urgence

LES NUMÉROS D'URGENCE

- **Samu : 15**
- **Pompiers : 18**
- **Numéro d'urgence européen : 112**

Avant tout... démystifions ces numéros d'urgence. Trop souvent, par crainte de déclencher un impressionnant dispositif de secours, on hésite à composer le 15 ou le 18, et trop souvent on perd du temps en n'osant pas faire appel à ces services.

Le SAMU et les pompiers sont pourtant des services publics. Le 15, le 18 et le 112 sont des numéros ouverts à tous. Ils sont la réponse la plus adaptée à une situation d'urgence, l'un des premiers maillons de la chaîne des secours qui prendra en charge efficacement tout problème médical.

N'hésitez donc plus à composer ces numéros. Vous y serez rassuré, conseillé, et la solution de secours la plus adaptée à votre situation sera choisie par les professionnels à votre écoute.

• Les numéros d'urgence peuvent être composés :

– d'un téléphone fixe ;

– d'un téléphone portable ;

– d'une cabine téléphonique : les numéros d'urgence peuvent être composés gratuitement, à partir de n'importe quelle cabine téléphonique. Il n'est pas nécessaire d'utiliser une carte ;

– d'une borne de secours *(Fig. 3)* : des bornes d'appel d'urgence, oranges, sont à votre disposition tous les deux kilomètres environ, le long des autoroutes et des routes à grande circulation.

COMMENT SE DÉROULE UN APPEL AU 15 OU AU 18 ?

Attention : le message d'alerte doit être aussi précis que possible. Les moyens de secours qui seront envoyés dépendent de ce que vous allez dire.

Il vous faudra donc parler CLAIREMENT, CALMEMENT et LENTEMENT pour indiquer :

• votre nom ;

• le numéro du téléphone d'où vous appelez : il permettra aux secours de vous rappeler, en cas de difficulté pour trouver le lieu d'intervention par exemple ;

• l'adresse précise du lieu de l'intervention : n'oubliez pas de préciser la commune et toutes les indications utiles pour arriver sur les lieux (étage, numéro de porte si besoin...) ;

• les circonstances et la nature de l'accident ;

• des précisions concernant les victimes : leur nombre et leur état apparent ;

• les gestes de secourisme déjà effectués par vous-même ou par d'autres témoins.

Selon les renseignements que vous allez donner, la gravité de la situation sera évaluée et les secours adaptés seront rapidement déclenchés. Le médecin du SAMU vous indiquera si besoin les gestes à effectuer en attendant l'arrivée des secours.

COMMENT SE COMPORTER ?

• Vous serez toujours en situation d'urgence et de stress lorsque vous composerez le 15 ou le 18. Pourtant, il est primordial de ne pas céder à la panique : restez calme, ne parlez pas trop, écoutez votre interlocuteur et répondez simplement à ses questions.

• Un comportement calme et attentif peut permettre de gagner de précieuses minutes.

• Pas d'agressivité : les informations qui vous sont demandées sont indispensables.

• Pas d'impatience, pas d'énervement : les secours sont bien souvent déclenchés avant la fin de la conversation.

• Ne raccrochez jamais le premier. Attendez que votre interlocuteur vous le demande.

FAITES LE BON CHOIX

1. À la sortie de l'école, Alexandre, 4 ans, est renversé par une voiture. Vous n'avez pas votre portable. Il y a une cabine téléphonique juste à côté mais vous n'avez pas de carte sur vous... Comment donnez-vous l'alerte ?

Réponse : *Rappelez-vous que les numéros d'urgence peuvent être composés gratuitement, sans carte, de n'importe quelle cabine téléphonique. Composez le 15 ou le 18, restez calme, répondez aux questions et suivez les consignes de votre interlocuteur.*

2. En promenade dans la forêt, Aurélien, 10 ans, tombe violemment d'un arbre. Allongé sur le sol, il a très mal au dos. La voiture n'est pas loin... Vous avez votre portable dans la poche... Que faites-vous ?

Réponse : *Cet enfant peut souffrir d'un traumatisme de la colonne vertébrale... Il ne faut donc surtout pas le mobiliser. Composer le 15 ou le 18 sur votre portable... restez calme... répondez aux questions et suivez les consignes de votre interlocuteur.*

3. Sur l'autoroute des vacances, Marion, 6 ans, malade depuis quelques heures, perd soudain connaissance à l'arrière de la voiture. Pas de téléphone à bord du véhicule... Comment réagissez-vous ?

Réponse : *Des bornes de secours sont réparties tout le long de l'autoroute. Dans quelques kilomètres, vous en trouverez une... arrêtez-vous prudemment sur la bande d'arrêt d'urgence et décrochez le téléphone de la borne d'appel. Votre interlocuteur vous enverra rapidement des secours.*

4. Dimanche, 21 heures, après une longue journée de voyage, vous arrivez enfin sur le lieu de vos vacances. La petite Nadège, 5 ans, se plaint brutalement d'une oreille... Vous retrouvez une température

à 39 °C. Vous ne connaissez pas la région... Comment trouver un médecin de garde ?

Réponse : *Composez le 15 de votre portable ou de n'importe quelle cabine téléphonique. Le SAMU vous donnera les coordonnées du médecin généraliste le plus proche.*

5. En fin de journée, Emilie, 3 ans, joue dans la chambre de son grand frère. Il vous appelle soudain affolé... Emilie a avalé plusieurs morceaux de pâte à modeler. Quelle doit être votre réaction ?

Réponse : *Pas d'affolement. Composer le 15 reste la solution la plus simple. Le médecin du SAMU prendra contact avec le centre anti-poison, puis vous donnera la conduite à tenir. Vous pouvez également appeler vous-même le centre anti-poison de votre région si vous connaissez le numéro.*

6. Vous êtes depuis trois jours, en famille, dans le sud de l'Espagne. Lors d'une promenade, Adrien, 8 ans, tombe d'un rocher. Sa jambe gauche est déformée, probablement cassée. Il a très mal et ne peut plus marcher. Pas de maison aux alentours... mais vous avez votre portable en poche... Que devez-vous faire ?

Réponse : *Il faut composer le 112, numéro d'urgence européen. Vous serez mis en relation avec les secours locaux qui vous enverront une équipe d'intervention. Attention, votre interlocuteur ne parlera sans doute pas français... Il est donc recommandé d'avoir quelques notions d'anglais ou d'espagnol...*

LES 3 GESTES À CONNAÎTRE

Ces 3 gestes peuvent sauver des vies. Vous devez les connaître. N'hésitez pas à contacter les associations de secourisme organisant régulièrement des sessions de formation aux premiers secours, afin de vous familiariser avec ces techniques.

LA POSITION LATÉRALE DE SÉCURITÉ (PLS)

Elle permet de placer sur le côté un enfant présentant des troubles de conscience (somnolence, coma...) et de lui éviter de s'étouffer avec sa langue ou ses vomissements :

- si la victime porte des lunettes, ôtez-les lui ;
- placez-vous à côté d'elle et allongez ses deux jambes côte-à-côte ;
- placez son bras le plus près de vous à angle droit ;
- saisissez la main du bras opposé et plaquez le dos de cette même main contre l'oreille de la victime *(Fig. 1)*. Maintenez cette position, paume contre paume ;
- attrapez la jambe opposée sous le genou et pliez-la tout en gardant le pied au sol ;
- basculez la victime en vous servant du levier que forme la jambe pliée, tout en gardant votre main contre la sienne *(Fig. 2)*. Ce mouvement de rotation doit être fait en douceur, en respectant un maximum l'axe tête-cou-tronc ;
- dégagez votre main sous la tête de la victime en maintenant son coude, de manière à éviter tout mouvement de la tête ;

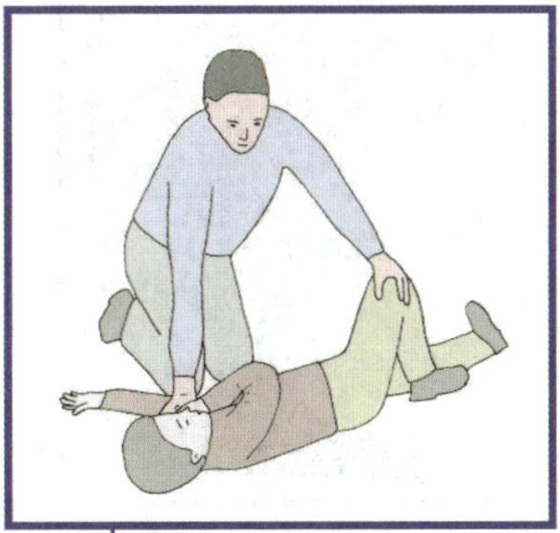

FIG. 1 | PLS (étape 1)

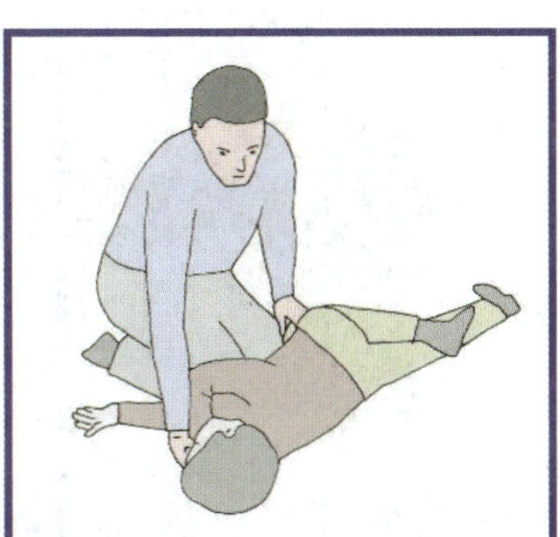

FIG. 2 | PLS (étape 2)

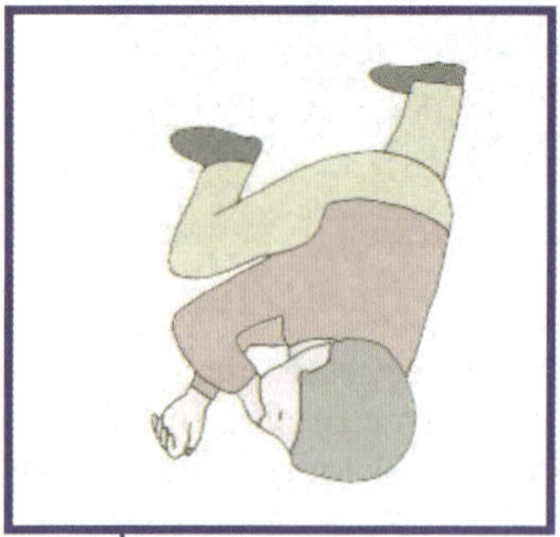

FIG. 3 | PLS (étape 3)

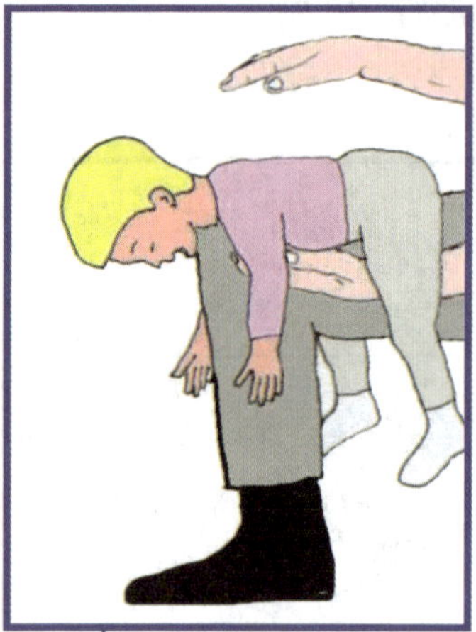

FIG. 4 | Manœuvre de Mofenson

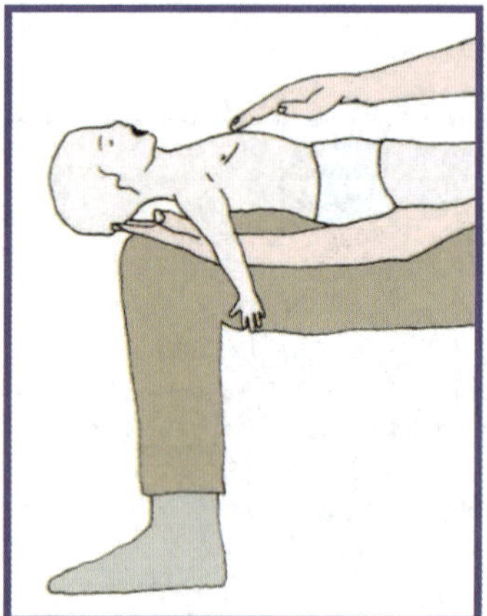

FIG. 5 | Compressions thoraciques

• stabilisez la victime en pliant la jambe du dessus à angle droit *(Fig. 3)*.

LES MANŒUVRES EN CAS DE FAUSSES ROUTES

Elles permettent d'expulser un corps étranger présent dans les voies respiratoires d'un enfant en train d'étouffer. Leur but est de créer une surpression au niveau des voies respiratoires.

Chez l'enfant de moins de 2 ans, il faut appliquer la manœuvre de Mofenson

• Placez l'enfant à califourchon sur votre jambe fléchie à angle droit, la tête dépassant du genou et étant plus basse que le thorax *(Fig. 4)*.

• Maintenez la tête de l'enfant avec une main, vos doigts placés de part et d'autre de sa bouche.

• Avec le plat de votre autre main, donnez 5 claques entre les deux omoplates.

La compression du thorax ainsi effectuée entre les deux mains permet l'expulsion du corps étranger. Si ce n'est pas le cas, vous devez réaliser des compressions thoraciques :

• retournez l'enfant sur le dos après l'avoir placé entre vos deux avant-bras ;

• allongez-le, tête basse, sur votre avant-bras et votre cuisse ;

• effectuez 5 compressions sur la moitié inférieure de son sternum grâce à vos deux doigts *(Fig. 5)* ;

• en cas d'échec, renouvelez le cycle 5 claques/5 compressions thoraciques jusqu'au succès de ces manœuvres.

Chez l'enfant de plus de 2 ans, il faut appliquer la manœuvre de Heimlich

• Placez-vous sur le côté de la victime, légèrement en arrière et donnez-lui **5 claques** vigoureuses entre les deux omoplates avec le plat de votre main, tout en penchant en avant le thorax de l'enfant.

• En cas d'échec, pratiquez la **manœuvre de Heimlich** *(Fig. 6)* :

– placez-vous derrière la victime, contre son dos et mettez votre poing dans le creux de son estomac, en dessous du sternum. Recouvrez votre poing avec votre autre main ;

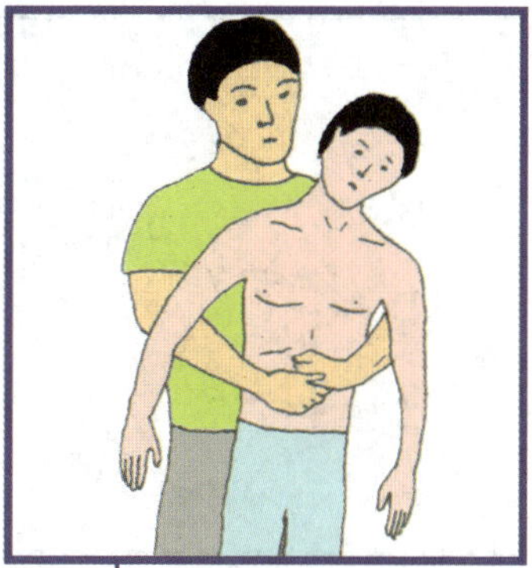

FIG. 6 | Manœuvre de Heimlich

– effectuez, grâce aux deux mains ainsi positionnées, **5 compressions** fortes vers l'arrière et vers le haut. Ce geste va provoquer une hyperpression au niveau des voies aériennes, par l'intermédiaire du diaphragme, et expulser le corps étranger vers le haut ;

– basculez le tronc vers l'avant pour permettre l'évacuation extérieure de l'objet et/ou des vomissements (risque d'inhalation).

L'amélioration de la respiration de la victime et l'expulsion du corps étranger signent l'efficacité du geste. Si ce n'est pas le cas, les **5 claques suivies des 5 compressions abdominales** doivent être répétées jusqu'à l'amélioration de la respiration.

BOUCHE-À-BOUCHE ET MASSAGE CARDIAQUE

L'association de ces deux gestes est à pratiquer dans le cadre d'un arrêt cardio-respiratoire.

Chez l'enfant de moins de 1 an

• Soulevez le menton de l'enfant avec votre main, de manière à basculer sa tête en arrière *(Fig. 7)*.

• Appliquez votre bouche autour de son nez et de sa bouche, de façon hermétique.

• Faites une insufflation jusqu'à ce que sa poitrine commence à se soulever (contrôlez visuellement).

puis

• Repérez le sternum de l'enfant et

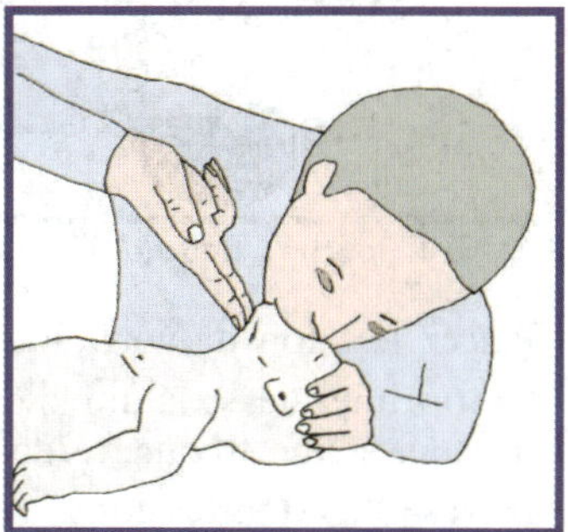

FIG. 7 | Bouche-à-bouche

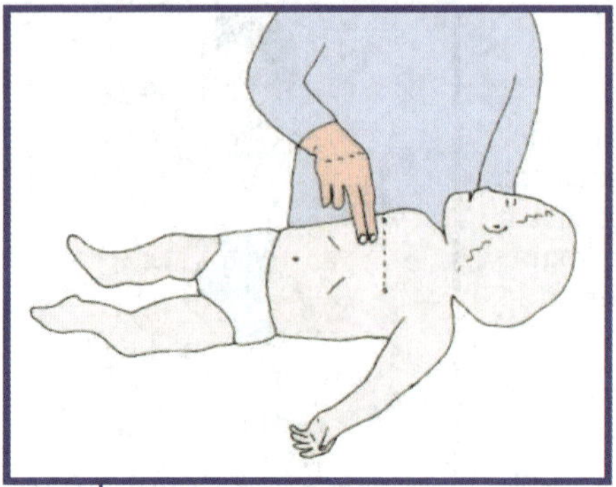

FIG. 8 | Massage cardiaque

placez la pulpe de deux doigts, une largeur de doigt en-dessous de la ligne réunissant les mamelons de l'enfant (Fig. 8).

• Comprimez le sternum (2-3 cm d'ampleur) avec les 2 doigts, en restant bien à la verticale, à une fréquence de **100 compressions** par minute.

• Après 30 compressions, faites 2 insufflations, puis réalisez de nouveau 30 compressions et ainsi de suite.

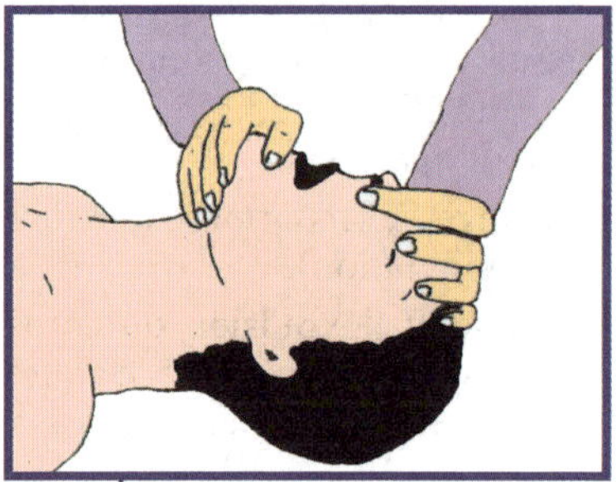

FIG. 9 | Libération des voies aériennes

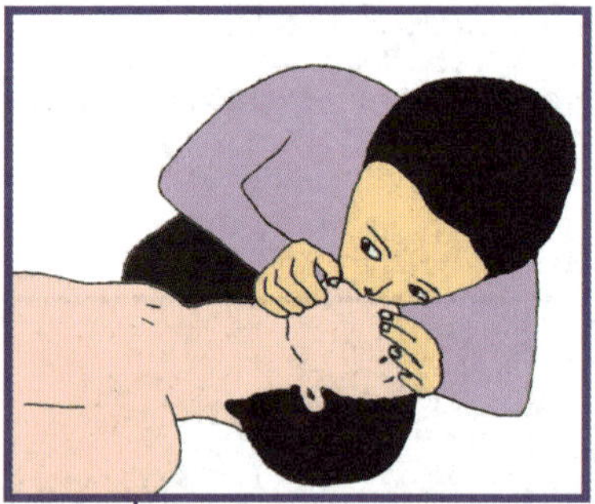

FIG. 10 | Bouche-à-bouche

Chez l'enfant entre 1 et 8 ans

• Après avoir basculé la tête en arrière, obstruez le nez de l'enfant en le pinçant entre le pouce et l'index de votre main placée sur le front *(Fig. 9)*.

• Après que la main sur le menton de l'enfant ait ouvert sa bouche, appliquez votre bouche autour de la sienne de manière hermétique *(Fig. 10)*.

• Faites 2 insufflations jusqu'à ce que la poitrine de l'enfant commence à se soulever (contrôlez visuellement).

puis

• Repérez la zone de compression sur le sternum : localisez les creux du bas et du haut du sternum puis déterminez le milieu de celui-ci *(Fig. 11)*. La zone de compression se situe juste en-dessous du milieu repéré.

• Placez le talon de votre main *(Fig. 12)* sur la zone de compression.

• Comprimez le sternum d'environ 3 à 4 cm, en restant bien à la verticale, à une fréquence de **100 compressions** par minute *(Fig. 13)*.

• Après 30 compressions, réalisez 2 insufflations, puis renouvelez 30 compressions et ainsi de suite.

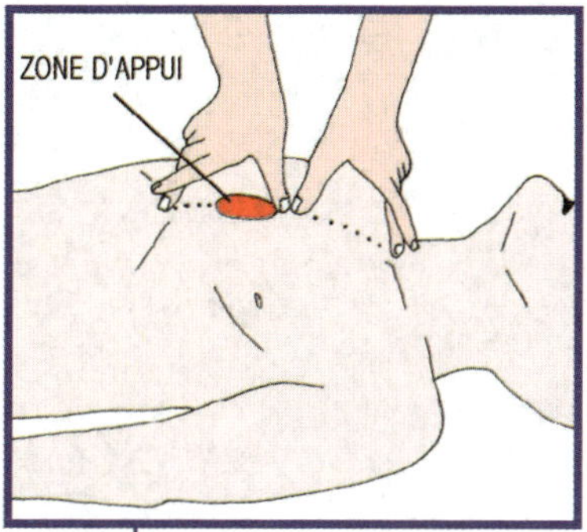

FIG. 11 | Repérage de la zone de compression

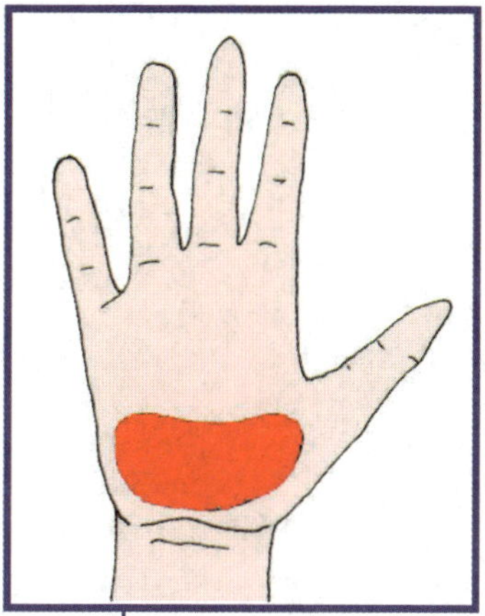

FIG. 12 | Zone d'appui

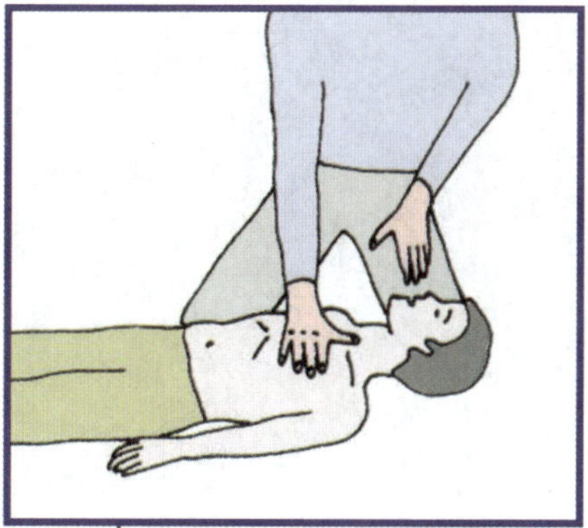

FIG. 13 | Massage cardiaque (1 à 8 ans)

Chez l'enfant de plus de 8 ans

- Placez le talon de votre main sur la zone de compression, puis placez l'autre main par dessus la première en entrecroisant les doigts *(Fig. 14)*.
- Faites des compressions successives de 4 à 5 cm en restant bien à la verticale.
- Après 30 compressions, effectuez 2 insufflations puis faites 30 nouvelles compressions et ainsi de suite.

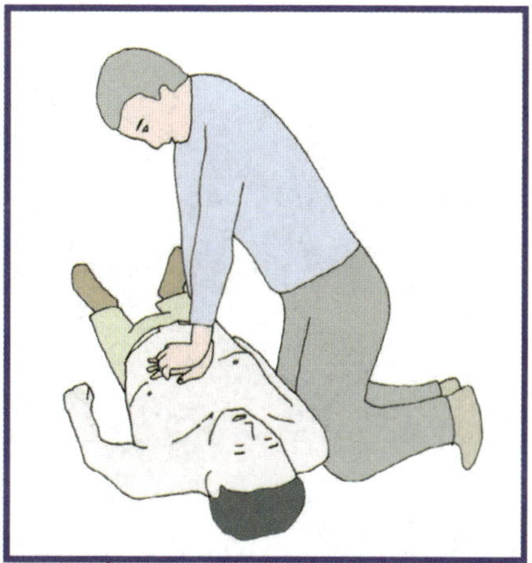

FIG. 14 | Massage cardiaque (+ de 8 ans)

SCÉNARIO

MAUX DE TÊTE DE L'ENFANT (CÉPHALÉES)

Emma, 5 ans, se réveille dans la nuit en pleurs et décrit un violent mal de tête irradiant dans la nuque accompagné de vomissements. Vous constatez une température à 39 °C et vous remarquez que sa nuque est très raide...

À SAVOIR

Les maux de tête, aussi appelés **céphalées**, sont une plainte fréquente chez l'enfant. Ce symptôme peut être lié à une multitude de causes, pour la plupart totalement bénignes. Cependant, dans quelques cas, le mal de tête est en rapport avec un problème plus grave, qu'il faudra découvrir et traiter, parfois en urgence.

Les **causes bénignes** sont multiples :

- une simple température élevée ;
- un problème dentaire ;
- un problème ophtalmologique (myopie par exemple) : il faudra y penser, notamment si votre enfant présente souvent des maux de tête après avoir regardé la télévision ;
- une sinusite ;
- certaines maladies banales comme la varicelle, la grippe ;
- la fatigue, le stress ou une tension psychologique : ainsi, par exemple, les céphalées matinales du petit enfant correspondent bien souvent à l'expression d'une simple angoisse de séparation ;
- un effort intense, surtout par forte chaleur ;
- une simple tension musculaire de la nuque, déclenchée par exemple par une mauvaise position de l'enfant à sa table de travail.

Les **causes plus sérieuses** sont :

- les **migraines** (voir « Pour en savoir plus ») ;
- l'**hypertension artérielle** : très rare chez l'enfant. Un contrôle de la tension doit néanmoins être réalisé systématiquement en cas de maux de tête répétés ;
- les **tumeurs cérébrales** : causes rares de céphalées chez l'enfant, elles donnent en général des douleurs d'intensité modérée, mais quoti-

diennes, à prédominance matinale, fréquemment associées à des vomissements qui soulagent instantanément la crise ;
- les **méningites** (voir « Pour en savoir plus ») ;
- les **traumatismes** (voir chapitre « Traumatismes crâniens »).

ATTENTION ! Rien ne sert de s'affoler au moindre mal de tête de votre enfant... Restez calme mais sachez par contre reconnaître rapidement les signes inquiétants qui doivent justifier une consultation médicale rapide, parfois même en urgence.

Les signes inquiétants

- Le mal de tête survient après un choc récent sur la tête.
- Le mal de tête est associé à une température élevée.
- Le mal de tête est très violent, insupportable.
- L'enfant est somnolent.
- Il présente des troubles neurologiques (fourmillements, trouble de l'équilibre, difficultés à parler...).
- Sa nuque est raide.
- Il craint la lumière.
- Il vomit.
- Vous retrouvez sur sa peau une ou plusieurs taches rouges foncées apparues récemment.

POUR EN SAVOIR PLUS
Les migraines de l'enfant

- La migraine est une pathologie relativement fréquente chez l'enfant, dont la cause est encore mal connue. Elle touche plus souvent les filles et débute fréquemment dans la pré-adolescence. Cependant, des migraines ont été décrites à tout âge, y compris chez le nourrisson. Dans près de 50 % des cas, la migraine est familiale.
- La migraine, définie comme une variété particulière de maux de tête, est une maladie bénigne, mais elle peut s'accompagner d'un cortège de symptômes très impressionnants qui doivent absolument motiver un bilan médical complet s'il s'agit d'une première crise. Par la suite, lorsque le diagnostic de migraine a été posé, les symptômes deviennent familiers et ne nécessitent pas une consultation lors de chaque accès.
- Les **facteurs déclenchants** de la migraine peuvent être la fatigue, la stimulation lumineuse (télévision, soleil...), le stress

•••

ou l'effort physique. Certains aliments sont aussi cités comme favorisant la survenue de migraines (ananas, avocats, bananes, chocolat, fèves, figues, foie de porc, certains fromages (roquefort, cheddar...), hareng, raisin, sauce soja).

- Les **signes annonciateurs** sont fréquents. Juste avant la crise, l'enfant peut présenter :
  – des nausées ;
  – des fourmillements dans les membres ou autour de la bouche ;
  – des baillements ;
  – une anxiété ;
  – des troubles de l'équilibre ;
  – des troubles visuels à type de vision trouble ou de points scintillants ;
  – des difficultés à articuler.

  Puis survient le mal de tête. Les douleurs sont pulsatiles, souvent localisées d'un seul côté, au niveau du front ou de l'œil. La durée de la crise est variable. Elle cède au sommeil ou au repos.
- Le **traitement des migraines** dépend de la fréquence des crises. Si elles sont rares, elles seront traitées au coup par coup. Un traitement de fond sera, par contre, nécessaire si elle deviennent plus fréquentes.

POUR EN SAVOIR PLUS
Les méningites

- Les méninges sont des enveloppes qui entourent le cerveau et la moelle épinière. L'infection de ces membranes par un virus, ou par une bactérie, provoque **la méningite.**
- Deux formes de méningites : **la *méningite virale*** est le plus souvent sans gravité, la ***méningite bactérienne*** est par contre une maladie grave, potentiellement mortelle. La bactérie la plus souvent mise en cause est le méningocoque.
- **Les symptômes :** une forte fièvre apparaît brutalement. L'enfant se plaint de maux de tête, il est gêné par la lumière (on parle de photophobie) et présente des vomissements en jet. Sa nuque est raide, il a du mal a toucher sa poitrine avec son menton. Parfois, des taches rouges sombres, sous forme de traînées ou de cartes de géographie, apparaissent, disséminées sur le corps : on parle de **purpura** *(Fig. 1)*. L'apparition de ces •••

taches cutanées est un signe de gravité extrême, qui doit motiver un appel au SAMU (15) immédiatement.

- **L'évolution :** en cas de suspicion de méningite, l'enfant doit être hospitalisé. Il bénéficiera d'un bilan médical complet incluant une ponction lombaire qui permettra d'affirmer le diagnostic et la cause de la méningite. La méningite virale évoluera en quelques jours vers la guérison. La méningite bactérienne nécessitera un traitement antibiotique prolongé par voie intraveineuse.
- **Les précautions :** le vaccin contre certaines souches de méningocoques existe. Il sera administré dans les collectivités où un cas de méningite a été décelé. Par ailleurs, tous les sujets ayant été en contact proche (moins d'un mètre) avec la personne contaminée devront prendre pendant 48 heures un traitement antibiotique préventif.

RÉAGISSEZ !

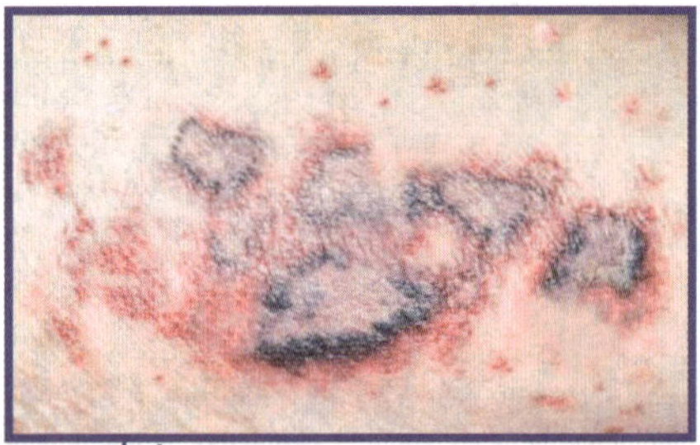

FIG. 1 | Éruption lors d'une méningite à méningocoque

Sachez détecter les signes inquiétants. La présence d'un seul des signes d'alerte décrits plus haut impose une consultation médicale en urgence pour éliminer un problème grave.

En l'absence de ces signes d'alerte, ne vous inquiétez pas inutilement. De petits moyens peuvent vous permettre de calmer le mal de tête :

- placez l'enfant au calme, allongé, dans une pièce sombre ;
- parlez-lui doucement pour le rassurer, éliminez toutes les sources de bruit ;
- faites-le boire à volonté.

Vous pouvez également utiliser sans risque le paracétamol (Doliprane®, Dafalgan®, Efferalgan®...) aux doses prescrites par votre médecin. Ce produit a un effet antalgique (lutte contre la douleur) en plus de son effet antipyretique (lutte contre la fièvre).

Si la crise douloureuse se prolonge, n'hésitez pas à consulter un médecin, même en l'absence de signe de gravité.

Si les crises douloureuses se reproduisent, notez les conditions de survenue, les horaires, le type de douleur, les signes d'accompagnement. Puis consultez un médecin qui décidera du bilan à effectuer.

RETENEZ L'ESSENTIEL

• Les céphalées de l'enfant sont fréquentes et, la plupart du temps, bénignes.

• Il est important de connaître parfaitement les signes de gravité qui motivent une consultation en urgence.

TRUCS / ASTUCES / INFOS DIVERSES

Un certain nombre de recettes « de grand-mère », sont proposées depuis des siècles pour lutter contre le mal de tête. Leur effet n'est pas garanti... mais elles sont sans risque et auront peut-être l'avantage de dédramatiser la situation, ou même de faire sourire l'enfant souffrant.

On peut citer :

• le gant de glace sur la tête ;

• les cataplasmes de feuilles de chou hachées ;

• les lamelles de citron sur les tempes ;

• les compresses d'eau très salée ;

• le café fort et glacé (**à réserver à l'adolescent !**) ;

• les tisanes mélangeant la marjolaine, la mélisse, la menthe et le serpolet.

VOIR AUSSI

Fièvre (page 21)
Traumatisme crânien (page 171)

***Le cas d'Emma :** Il s'agit d'une réelle situation d'urgence car une méningite peut être suspectée... La raideur de nuque, la fièvre élevée associée au mal de tête sont des signes de gravité. N'hésitez pas à composer le 15 : un conseil médical vous sera donné immédiatement et on préparera l'admission de votre enfant dans le service d'urgence le plus proche.*

S C É N A R I O

FIÈVRE

Un dimanche matin, Antoine, 4 ans, se réveille grognon, abattu.
Vous le trouvez chaud et constatez une température à 39 °C.
Le médecin de garde est impossible à joindre…

À SAVOIR

La température normale oscille entre 37 et 37,5 °C. On parle de fièvre à partir de 38 °C.

La fièvre n'est pas une maladie en soi, c'est simplement une réaction de défense de l'organisme contre une agression. Il ne suffit donc pas de faire baisser la température, il faut aussi trouver la cause de la fièvre.

Les symptômes observés chez un enfant fièvreux sont :

- une peau rouge, chaude ;
- une sensation de chaleur alternant parfois avec des frissons ;
- des yeux brillants ;
- une fatigue, une irritabilité.

Les signes inquiétants

- L'enfant est somnolent.
- Son visage est pâle.
- Ses lèvres sont bleutées.
- Sa peau est froide.
- Ses cris sont faibles (petit enfant).
- Il semble indifférent.
- Il reste prostré.
- Il respire difficilement.
- La fièvre est supérieure à 39,5 °C.
- Il présente des mouvements anormaux.

La fièvre est rarement une urgence, mais il ne faut pas la négliger car deux complications peuvent survenir chez le petit enfant :

- la **déshydratation :** un enfant fiévreux transpire et perd beaucoup d'eau. Si ces pertes ne sont pas compensées par la boisson, une déshydratation peut rapidement s'installer chez le nourrisson (voir chapitre « Diarrhée ») ;

• les **convulsions :** un accès de fièvre brutal et élevé expose le petit enfant au risque de convulsions (voir chapitre « Convulsions fébriles »).

Il est donc très important de savoir détecter la fièvre, de la chiffrer et de la surveiller. Ne cédez pas à la panique mais sachez reconnaître les signes de gravité qui doivent motiver l'appel au médecin.

En attendant le médecin, il existe des moyens simples permettant d'abaisser la température. Vous devez les connaître.

POUR EN SAVOIR PLUS

↘ Quel thermomètre choisir ? *(Fig. 1)*

Le thermomètre classique à colonne de mercure est interdit à la vente depuis 1999. Le mercure étant reconnu comme dangereux pour l'organisme et pour l'environnement, il est fortement recommandé de ne plus utiliser ce modèle.

Le thermomètre à cristaux liquides : c'est une bande de plastique à poser sur le front de l'enfant. Le chiffre de température apparaît en une vingtaine de secondes. Ce modèle est bon marché, permet la prise de température d'un enfant endormi, mais sa précision laisse à désirer.

Le thermomètre rectal à lecture digitale est précis, assez bon marché et sans danger. La prise de température rectale reste actuellement la méthode de référence à domicile.

Le thermomètre électronique à mesure auriculaire présente de nombreux avantages : après introduction dans l'oreille, il permet un affichage digital précis, en quelques secondes de la température. Il permet de surveiller la température sans réveiller l'enfant. Ce modèle reste cependant assez cher et la lecture peut manquer de fiabilité chez le nouveau-né ou s'il existe des bouchons de cérumen dans l'oreille.

↘ La prise de température rectale *(Fig. 2)*

La prise de température rectale reste la méthode de référence. Il est indispensable de réaliser cette prise de température dans de bonnes conditions, pour obtenir une information fiable et reproductible. La surveillance de la température chez un petit enfant malade doit se faire toujours avec le même thermomètre, trois fois par jour et une fois dans la nuit.

– La mesure est effectuée de préférence en position dorsale chez le bébé et le petit enfant.

•••

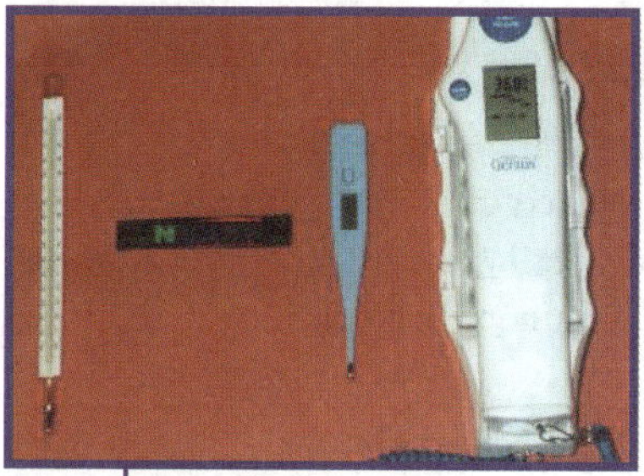

FIG. 1 | Les différents types de thermomètres.
De gauche à droite : thermomètre à mercure, thermomètre à cristaux liquide, thermomètre rectal digital, thermomètre électronique auriculaire

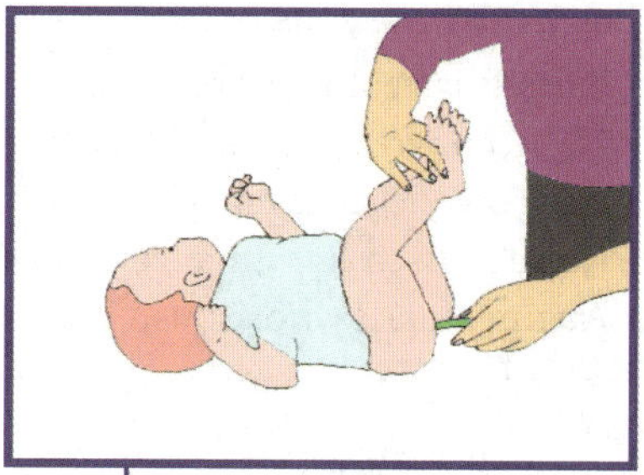

FIG. 2 | Technique de prise de température rectale

– Allongez l'enfant sur le dos.

– Mettez un peu de vaseline à la pointe du thermomètre pour faciliter l'introduction.

– Soulevez ses jambes avec une main, en décollant légèrement ses fesses.

– Introduisez l'extrémité du thermomètre et maintenez la position le temps nécessaire.

– Nettoyez le thermomètre à l'eau et au savon, puis désinfectez-le à l'alcool.

RÉAGISSEZ !

• Sachez détecter la fièvre. N'hésitez pas à contrôler la température de l'enfant chaque fois que vous avez un doute.

• Chiffrez rapidement la température. Toute fièvre supérieure à 39 °C doit être traitée rapidement.

• Repérez les signes inquiétants.

ATTENTION ! Si l'enfant fiévreux a moins de trois mois ou s'il présente l'un de ces signes de gravité, il doit être examiné rapidement par un médecin.

• Faites baisser la fièvre.

• N'attendez pas que le médecin arrive… Il existe de nombreux moyens pour abaisser la température.

Les petits moyens

- Baissez la température de sa chambre à 19 °C.
- Ne le couvrez pas trop, même s'il grelotte, un drap suffit.
- Laissez-le légèrement vêtu, un maillot de coton est suffisant.
- Rafraîchissez le visage et le front de l'enfant avec un linge humide.
- Augmentez les boissons. Proposez régulièrement de l'eau au nourrisson fiévreux.

Les médicaments

En attente d'un avis médical, une seule molécule doit être utilisée, **le paracétamol** (Doliprane®, Efferalgan®) :
– à titre indicatif : dose de 15 mg par kg de poids corporel de l'enfant toutes les 6 heures (soit 4 fois par jour) ;
– sachets, solution buvable ou suppositoires.

TECHNIQUE

Comment mettre un suppositoire ?

- PASSEZ LE SUPPOSITOIRE SOUS L'EAU POUR FACILITER SA PÉNÉTRATION.
- INSTALLEZ L'ENFANT CONFORTABLEMENT. RELEVEZ SES JAMBES.
- ÉCARTEZ LE SILLON FESSIER.
- METTEZ LE SUPPOSITOIRE CONTRE L'ANUS DANS LE SENS INDIQUÉ *(Fig. 3)*.
- FAITES-LE PÉNÉTRER EN LE POUSSANT AVEC SON INDEX.
- RESSERREZ LES FESSES DE L'ENFANT POUR ÉVITER UN REJET.

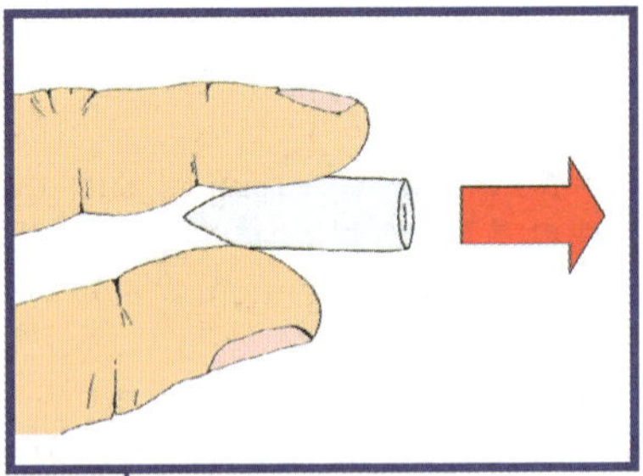

FIG. 3 | Sens de pénétration d'un suppositoire

Contrairement à une idée reçue, c'est la partie plate du suppositoire qui doit pénétrer en premier (la partie pointue évite le rejet secondaire).

Le paracétamol est le produit de référence, à privilégier en première intention. La voie orale (par la bouche) doit être préférée à la voie rectale (suppositoires) car l'absorption du produit est plus complète et plus rapide. Cependant les suppositoires seront plus efficaces chez un enfant qui vomit.

Les prises médicamenteuses doivent être réparties sur la totalité des

24 heures. N'hésitez pas à réveiller un enfant pour lui faire prendre son médicament.

RETENEZ L'ESSENTIEL

- Une fièvre élevée avant deux ans expose au risque de convulsions.
- Quelques règles simples permettent de faire baisser assez rapidement la température dans la plupart des cas.
- Répartissez toujours les prises médicamenteuses sur 24 heures, n'hésitez pas à réveiller un enfant la nuit pour lui donner ses médicaments.

TRUCS/ASTUCES/INFOS DIVERSES

• Comment durcir des suppositoires ramollis ?

Il suffit de les passer quelques minutes dans le compartiment « freezer » de votre réfrigérateur.

• Peut-on transporter un enfant fiévreux ?

En cas de fièvre très élevée, il est préférable, pour le confort de l'enfant, de faire venir un médecin à votre domicile. Cependant, son transport reste toujours possible.

VOIR AUSSI

Convulsions fébriles *(page 27)*

Le cas d'Antoine *: Ne le couvrez pas trop, diminuez la température de sa chambre et donnez-lui un médicament à base de paracétamol. Surveillez-le étroitement et n'hésitez pas à composer le 15 (SAMU) si des signes de gravité apparaissent en attendant le médecin.*

SCÉNARIO

CONVULSIONS FÉBRILES

Pierre, 15 mois, est fébrile depuis ce matin. Sa maman l'a chaudement couvert en attendant le médecin car il grelotte. Juste après la sieste, sur les genoux de sa mère, l'enfant se raidit brutalement, ses yeux se révulsent et il perd connaissance. Tout son corps est alors animé de mouvements saccadés pendant plusieurs minutes...

À SAVOIR

Les convulsions fébriles sont fréquentes. Elles touchent environ 5 % des enfants. Elles surviennent exclusivement chez le nourrisson et le petit enfant, entre 6 mois et 4 ans. À cet âge, le cerveau encore immature tolère mal les pics ou les variations brutales de température. Il réagit violemment en déclenchant un orage électrique qui se traduit par la crise convulsive.

Un épisode de convulsions ne survient en général qu'au-delà de 39 °C. L'enfant se raidit, perd connaissance, son regard se fixe, ses yeux se révulsent. Des mouvements saccadés involontaires animent ensuite ses membres, son visage et ses yeux pendant quelques secondes à plusieurs minutes. Il respire bruyamment... Pendant la crise, il perd ses urines et se mord fréquemment la langue.

Attention ! Pendant cette phase agitée, il peut vomir, tomber, se cogner et se blesser.

Cet épisode est très impressionnant, paniquant même pour l'entourage... Pourtant, quelques gestes simples permettront d'assurer la sécurité de votre enfant en attendant les secours.

Après la crise, on observe une phase de relâchement. L'enfant reste alors plus ou moins somnolent, irritable et confus pendant plusieurs minutes, avant de retrouver un état de conscience normale.

Les convulsions fébriles sont bénignes ; elles n'entraîneront aucune séquelle neurologique. Une courte hospitalisation de 24 heures sera néanmoins recommandée pour surveillance et bilan après une première crise.

Les signes inquiétants

- La crise de convulsion se prolonge, au-delà d'une minute.
- L'enfant reste totalement inconscient après la crise.
- Il présente des troubles respiratoires après la crise.

POUR EN SAVOIR PLUS

Les autres causes de convulsions

La crise convulsive n'est que le symptôme d'un orage électrique au niveau cérébral. Chez l'enfant, sa cause principale est la fièvre mais d'autres pathologies, plus rares, peuvent se manifester par des convulsions.

– L'**épilepsie** touche un enfant sur 200. C'est une maladie liée à une perturbation intermittente de l'activité électrique des cellules cérébrales. Des convulsions surviennent alors, sans cause apparente, à un rythme variable selon la gravité de la maladie. Contrairement aux convulsions fébriles, l'épilepsie est une pathologie qui nécessite un traitement de fond pouvant durer toute une vie.

– Après un **traumatisme crânien**, une crise convulsive survient parfois. Elle peut révéler la présence d'un hématome intra-crânien que le scanner pourra déceler.

– Les **tumeurs cérébrales** sont une cause rare de convulsions chez l'enfant.

– **De nombreuses intoxications** peuvent déclencher des crises convulsives.

– **Tout manque d'oxygène prolongé** peut être à l'origine de convulsions.

Quels examens après une crise convulsive ?

L'**électro-encéphalogramme** est un examen de routine, totalement indolore, qui est prescrit quasi-systématiquement dans le cadre du bilan d'un premier épisode de convulsions. L'activité électrique du cerveau est enregistrée grâce à des électrodes adhésives réparties sur le crâne.

Le **scanner cérébral** est une technique d'imagerie courante qui permet de visualiser en détail le cerveau. Cet examen, totalement indolore, nécessite l'immobilité de l'enfant ; une anesthésie générale sera donc nécessaire chez le nourrisson.

RÉAGISSEZ !

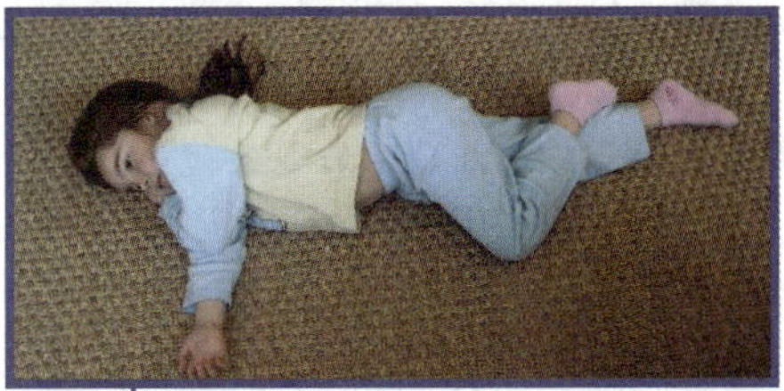

FIG. 1 | Position latérale de sécurité

- **Gardez votre calme... Pas de panique...**
- Installez l'enfant qui convulse au sol pour éviter toute chute, si possible sur un tapis ou un tissu amortissant.
- Placez-le en position latérale de sécurité *(Fig. 1)*.
- Enlevez autour de lui tous les obstacles qui risqueraient de le blesser.
- Vérifiez que l'enfant n'a rien dans la bouche. Enlevez tout corps étranger ou fragment d'aliment retrouvé. Cette manœuvre est parfois difficile pendant la crise car les dents sont serrées.
- **ALERTEZ immédiatement les secours en composant le 15.**
- Tentez de maintenir l'enfant, sans violence, pendant toute la durée de la crise pour éviter qu'il ne se blesse en cognant le sol lors de ses mouvements. Protégez en particulier sa tête.
- Notez l'heure de début et la durée de la crise.
- Prenez sa température dès la fin de la crise.
- Faites baisser la fièvre (voir chapitre « Fièvre »).
- En attendant les secours, surveillez son état de conscience, sa respiration.

Les médicaments

Si votre enfant présente plusieurs crises convulsives, votre médecin vous prescrira certainement du Valium®, à administrer par voie rectale à l'aide d'une seringue et d'une petite canule que vous devrez avoir en réserve à la maison *(Fig. 2)*.

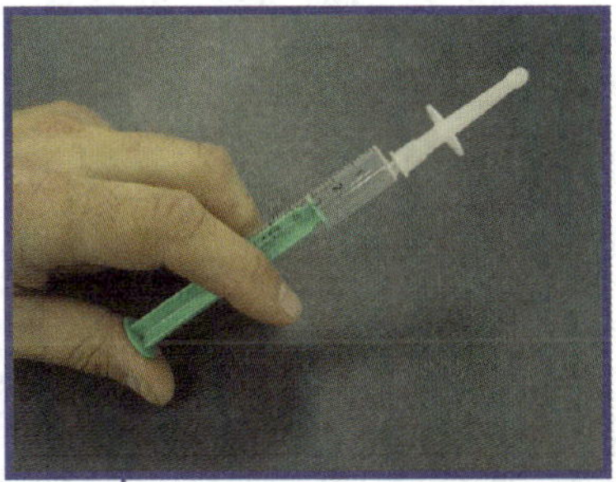

FIG. 2 | Canule rectale montée sur seringue

Ce médicament est conditionné en ampoule de 2 mL contenant 10 mg. Il doit être administré, **sur prescription médicale uniquement,** à la dose de 0,5 mg par kg de poids corporel de l'enfant.

Par exemple : un enfant de 6 kg recevra 3 mg de Valium intra-rectal, c'est-à-dire 0,6 mL de l'ampoule.

ÉVITEZ LE PROBLÈME

• Ne laissez pas monter la température d'un enfant, surtout avant 4 ans.

• Surveillez la fièvre trois fois par jour et une fois dans la nuit.

• N'hésitez pas à réveiller un enfant pour lui faire prendre les médicaments prescrits.

• Ne préparez pas de bain trop froid en cas de fièvre : une chute trop brutale de température risque de déclencher les convulsions.

RETENEZ L'ESSENTIEL

• Une crise convulsive, bien que très impressionnante, est en général bénigne si l'on respecte les consignes de sécurité.

• Cependant, appelez systématiquement les secours, dès le début de la crise, afin d'anticiper une éventuelle complication.

TRUCS/ASTUCES/INFO DIVERSES

• Si vous décidez de donner un bain à l'enfant, attendez toujours la fin de la crise.

• Pour éviter la morsure de langue, vous pouvez tenter de glisser, sans violence, un stylo entre les dents de l'enfant en crise.

VOIR AUSSI

Fièvre (page 21)
Syncopes de l'enfant (page 39)

Le cas de Pierre : *Pierre présente une crise de convulsion typique, certainement en rapport avec une augmentation importante de sa température. Sa maman n'aurait pas dû le couvrir chaudement, même s'il grelottait... Il faut l'allonger au sol, à distance de tout obstacle, le maintenir sans violence en position latérale de sécurité après avoir immédiatement alerté les secours. Après quelques dizaines de secondes, la crise devrait cesser. Pierre restera alors somnolent, sa maman devra le surveiller étroitement en attendant l'arrivée des secours.*

SCÉNARIO

SPASME DU SANGLOT

Marion, 4 ans, est une enfant capricieuse. Elle pique une crise en plein supermarché lorsque sa maman lui refuse un paquet de bonbon. Alors qu'elle est en pleurs, elle semble s'arrêter de respirer... puis perd brutalement connaissance pendant quelques secondes...

À SAVOIR

Le spasme du sanglot est un malaise bénin qui touche exclusivement le nourrisson et le jeune enfant. Cet épisode spectaculaire survient toujours lors d'une émotion, d'un stress, d'une colère, d'une peur ou d'une sensation désagréable.

Le plus souvent au cours d'une crise de pleurs, l'enfant bloque sa respiration, puis perd connaissance pendant quelques secondes. Il retrouve rapidement une respiration régulière, reprend conscience en moins d'une minute et affiche immédiatement un comportement strictement normal.

Cet épisode est en fait déclenché volontairement par l'enfant qui bloque consciemment sa respiration pour provoquer la perte de connaissance en vue d'un bénéfice affectif. Ces épisodes ont toujours lieu en présence d'adultes inquiets et impressionnables, le plus souvent la mère ou la grand-mère, rarement le père.

Ces malaises sont entretenus par l'intérêt qu'on leur porte et se reproduisent souvent régulièrement chez les enfants capricieux et manipulateurs. Le seul traitement efficace de ces épisodes bénins est l'indifférence.

Les signes inquiétants

Le spasme du sanglot est toujours bénin. Mais attention à ne pas confondre ce malaise avec une syncope d'autre origine. Vous devez vous inquiéter si :

- la perte de connaissance dure plus d'une minute ;
- l'enfant reste somnolent après l'épisode ;
- il présente des difficultés respiratoires prolongées ;
- il a des mouvements anormaux.

POUR EN SAVOIR PLUS

Deux formes de spasmes du sanglot sont décrites dans la littérature scientifique :

– la **forme blanche** touche surtout l'enfant timide et inhibé. Après une peur ou une sensation désagréable, il pâlit, perd connaissance en restant tout mou puis revient à lui en quelques secondes ;

– la **forme bleue** touche plutôt l'enfant coléreux et capricieux. Le malaise commence nettement par une inspiration bloquée, l'enfant ne respire plus, devient bleu, perd connaissance en rigidifiant son corps puis revient à lui en quelques secondes.

Cet épisode peut facilement être confondu avec une crise convulsive. Il s'en distingue par :

– sa durée beaucoup plus brève ;

– la récupération immédiate d'un comportement normal après le malaise ;

– l'absence de perte d'urine et de morsure de langue.

RÉAGISSEZ !

• **Attention !** La réaction adaptée face à un spasme du sanglot est classiquement l'indifférence : il faut, en théorie, rester ferme et détaché et ne pas attacher trop d'importance à l'épisode. Mais, en pratique, ce n'est souvent qu'après le malaise que l'on reconnaîtra un spasme du sanglot. Dans le feu de l'action, il est évidemment très difficile de ne pas paniquer lors d'un premier épisode chez son enfant. Pour éviter toute erreur de diagnostic, appliquez donc systématiquement les règles de base suivantes lors de toute perte de connaissance chez un enfant :

– allongez l'enfant en position latérale de sécurité ;

– lorsqu'il a repris connaissance, conduisez-le en consultation auprès d'un médecin s'il s'agit du premier épisode ;

– si la perte de connaissance se prolonge, donnez l'alerte en composant le 15 ;

– surveillez l'enfant en attendant les secours ;

– notez avec précision la durée de la perte de connaissance.

• Si ces malaises se reproduisent régulièrement et que le diagnostic de spasme du sanglot a été posé, essayez d'adopter cette fameuse attitude détachée et indifférente qui va certainement guérir votre chenapan.

RETENEZ L'ESSENTIEL

- Le spasme du sanglot est un malaise sans gravité.
- Restez indifférent et n'attachez pas trop d'importance à ces épisodes pour éviter qu'ils ne se répètent.

VOIR AUSSI

Syncopes de l'enfant *(page 39)*
Convulsions fébriles *(page 27)*

Le cas de Marion : *Face à un premier malaise de ce type, restez calme, allongez rapidement l'enfant en position latérale de sécurité. En quelques secondes, elle va reprendre connaissance et reprendre une activité normale. Consultez par sécurité votre médecin dans la journée pour éliminer toute autre cause de malaise.*

SCÉNARIO

MALAISES DU NOURRISSON

La petite Fanny, 9 mois, gazouille tranquillement dans les bras de sa maman. Soudain, sans raison particulière, elle devient très pâle, toute molle, son regard se fixe puis elle ferme les yeux. Sa maman, paniquée, la stimule vigoureusement. Elle récupère en quelques secondes un comportement normal...

À SAVOIR

Le terme de « nourrisson » qualifie généralement un enfant d'âge inférieur à un an.

Un malaise se définit comme une sensation pénible, qui traduit un trouble de fonctionnement temporaire d'une partie de l'organisme. Le nourrisson ne pouvant pas se plaindre, un malaise peut facilement passer inaperçu. Si vous êtes attentif, vous percevrez néanmoins une modification soudaine et inhabituelle de l'aspect et du comportement de l'enfant.

Les principaux signes de malaise chez le nourrisson sont les suivants :

- son visage change de couleur ;
- sa respiration se modifie : il respire plus vite, avec difficulté ;
- il devient tout mou ou, au contraire, anormalement raide ;
- son regard devient bizarre : ses yeux sont fixes ou révulsés ;
- il semble soudain absent, ou carrément inconscient.

Les signes inquiétants

- Difficultés respiratoires, arrêt respiratoire.
- Couleur bleue du visage.
- Absence totale de réaction.
- Malaise prolongé.

Le malaise du nourrisson peut être très bref et totalement bénin, mais il peut aussi se prolonger, se reproduire, s'aggraver, et même conduire à une situation de détresse vitale pour l'enfant. Il est donc important de savoir détecter ces signes : **un malaise, même très bref, chez le**

nourrisson ne doit jamais être négligé car il peut être le signe d'alerte d'une pathologie qui nécessitera un traitement.

Un bilan médical doit obligatoirement être réalisé pour détecter la cause des symptômes observés.

POUR EN SAVOIR PLUS
Principales causes de malaise du nourrisson

- **Problème d'origine cardiaque** : un trouble du rythme cardiaque peut être responsable du malaise du nourrisson. Il peut s'agir d'accélérations pathologiques, appelées tachycardies, ou au contraire de ralentissements anormaux des battements du cœur, que l'on appelle bradycardies. Ces anomalies seront détectées grâce à un électrocardiogramme, parfois enregistrées pendant 24 heures consécutives.
- **Problème d'origine neurologique :** de nombreuses pathologies neurologiques peuvent être à l'origine d'un trouble de la conscience, d'une perte de connaissance ou d'un malaise. L'épilepsie, des maladies infectieuses comme les méningites ou les encéphalites peuvent notamment donner ces symptômes.
- **Problème d'origine respiratoire :** un trouble respiratoire va entraîner un défaut d'oxygénation du cerveau qui peut être à l'origine des symptômes observés.
- **Problème digestif :** une simple difficulté de digestion, une colique, un ballonnement lié à une modification de l'alimentation peuvent entraîner des malaises chez le nourrisson.
- **Problème d'origine biologique :** les anomalies des taux de sucre, de calcium dans le sang peuvent notamment être à l'origine de malaises. Ainsi, certaines maladies congénitales rares peuvent provoquer des hypoglycémies répétées chez le nourrisson. Une simple prise de sang permettra parfois de mettre en évidence ces anomalies.
- **Fièvre :** une température élevée peut être à l'origine d'un malaise avec convulsions (voir chapitre « Convulsions fébriles »). La température doit donc être vérifiée immédiatement en cas de malaise.
- **Problèmes liés à l'environnement de l'enfant :** le malaise reflète parfois simplement une sensation de mal-être, en rapport avec l'atmosphère ambiante. Ainsi, la pâleur d'un enfant peut être simplement liée au froid. De même, un nourrisson qui a trop chaud, ou qui est trop serré dans ses vêtements, peut

•••

présenter un malaise. Un changement brutal de température peut également expliquer les signes observés.

- **Malaise inexpliqué :** dans certains cas, le nourrisson présente un trouble de la conscience sans aucune cause décelable au bilan de routine. Des examens plus spécialisés pourront alors être proposés dans le cadre d'une hospitalisation. Un enregistrement continu des pulsations et des mouvements respiratoires sera probablement réalisé.

RÉAGISSEZ !

• Si le malaise est bref, avec récupération complète en quelques secondes :

– desserrez les vêtements du nourrisson ;

– notez l'heure, les circonstances et la durée de l'épisode ;

– vérifiez que sa tenue est adaptée à la température ambiante ;

– vérifiez la température de l'enfant ;

– prenez rendez-vous dans la journée avec votre médecin généraliste ;

– une consultation spécialisée en pédiatrie pourra être proposée selon les résultats du premier examen médical.

• Si le malaise se prolonge, ou se reproduit plusieurs fois d'affilée :

– stimulez l'enfant, **sans le secouer** ;

– composez immédiatement le 15... restez calme... décrivez la situation ;

– si l'enfant reste inconscient, vérifiez sa respiration ;

– s'il respire, allongez-le en position latérale de sécurité. selon la température ambiante, couvrez-le ou, au contraire, protégez-le du soleil ;

– s'il ne respire pas : débutez une réanimation cardio-pulmonaire, associant massage et bouche-à-bouche (voir chapitre « Arrêt cardio-respiratoire ») ;

– continuez de surveiller sa respiration et sa conscience jusqu'à l'arrivée des secours.

ÉVITEZ L'ACCIDENT

Quelques conseils simples peuvent limiter la survenue de certains malaises :

• aérez la chambre de l'enfant, ne la surchauffez pas ;

• limitez au maximum les écarts brutaux de température ;

- respectez le rythme veille/sommeil et le rythme alimentaire de l'enfant ;
- ne fumez pas en présence d'un nourrisson ;
- évitez les vêtements trop serrés, les atmosphères surchauffées (attention aux voyages prolongés en voiture) ;
- interdisez les expositions au soleil.

RETENEZ L'ESSENTIEL

Un malaise chez le nourrisson, même bref, ne doit jamais être négligé : surveillez l'enfant et consultez rapidement un médecin.

VOIR AUSSI

Convulsions fébriles (page 27)
Arrêt cardio-respiratoire (page 43)
Les 3 gestes à connaître (page 9)

Le cas de Fanny : *Fanny vient de présenter un malaise bref, sans gravité. Il s'agit, cependant, d'un signe d'alerte qu'il ne faut surtout pas négliger. Prenez rendez-vous, par sécurité, dans la journée avec votre médecin ou votre pédiatre. En attendant le rendez-vous, surveillez l'enfant. Conduisez-le dans le service d'urgences le plus proche si un malaise identique se reproduit.*

SCÉNARIO

SYNCOPES DE L'ENFANT

Thomas, 10 ans, est parti ce matin à l'école sans prendre son petit-déjeuner. Il est 11 heures. Il vient de terminer une séance de football qui a duré une heure. Dans les vestiaires, il ressent soudain une sensation de malaise, une fatigue intense, et présente des sueurs. Rapidement, sa vue se trouble et il s'effondre au sol inconscient...

À SAVOIR

Les syncopes sont des pertes brutales de connaissance provoquées par un déficit temporaire d'oxygénation du cerveau.

Les syncopes peuvent être précédées d'un cortège de signes annonciateurs : pâleur, sueurs, vision floue, vertiges, nausées, bouffée de chaleur, faiblesse généralisée ou sensation de malaise indéfinissable. Ces symptômes permettent d'asseoir ou d'allonger l'enfant et d'éviter ainsi une chute lorsque survient la perte de connaissance. Parfois, au contraire, la syncope est brutale. Elle entraîne alors une chute qui peut occasionner des blessures.

La durée des syncopes varie de quelques secondes à quelques dizaines de secondes, rarement plus. La récupération est la plupart du temps spontanée, plus ou moins rapide selon la cause du malaise.

La plupart des syncopes de l'enfant sont bénignes mais ce sont des événements impressionnants, source d'un stress important pour l'entourage qui doit néanmoins savoir réagir de façon adaptée. Elles peuvent être le révélateur d'une pathologie qui nécessitera un traitement. **Toute syncope doit donc donner lieu à un bilan médical.**

Les signes inquiétants

- La perte de connaissance dure plus d'une minute.
- L'enfant présente des difficultés respiratoires.
- Il convulse.

La simple observation des conditions de survenue et du déroulement du malaise permet bien souvent d'avoir une idée sur son origine. Les causes principales de syncopes chez l'enfant sont détaillées ci-dessous.

POUR EN SAVOIR PLUS
Les principales causes de syncopes

- **La syncope vagale** est la cause la plus fréquente, rencontrée surtout chez l'adolescent. Des facteurs déclenchants sont classiquement retrouvés : peur, émotion intense, exposition à la chaleur, exercice violent, douleur... La perte de connaissance est, en général, précédée de sueurs, de vision trouble ou de vertiges. Puis, l'enfant se laisse glisser lentement au sol. Il a généralement le temps de se protéger pour ne pas se blesser. Son réveil est le plus souvent rapide, sans mouvements anormaux ni perte d'urine. Il suffit d'allonger l'enfant quelques minutes, jambes surélevées, pour voir disparaître les symptômes *(Fig. 1)*;
- **La syncope orthostatique** survient après un lever brutal ou une station debout prolongée (file d'attente, concert...). Elle se déroule comme la syncope vagale. Là aussi, il suffit d'allonger l'enfant quelques minutes, jambes surélevées, pour voir disparaître les symptômes.
- **L'hypoglycémie** est définie par un taux de glucides (sucres) trop faible dans le sang. Elle peut être en rapport avec le diabète, ou une autre maladie métabolique. Elle peut aussi survenir chez un enfant normal, après un effort violent sans alimentation suffisante. Elle survient ainsi classiquement en fin de matinée, après une séance de sport sans petit-déjeuner. La syncope est précédée de sueurs, d'une sensation de malaise avec faim impérieuse, fatigue, impression de tête vide et impossibilité de coordonner ses idées. Si l'enfant réagit rapidement, les symptômes régressent rapidement après absorption d'un ou deux morceaux de sucre ou d'une boisson sucrée. L'apport de sucre par voie intraveineuse est parfois nécessaire si l'enfant reste inconscient.
- **Les syncopes d'origine cardiaque** sont rares. Elle surviennent surtout chez des enfants présentant des malformations cardiaques congénitales. Ces syncopes sont en rapport avec un trouble du rythme cardiaque : accélérations (tachycardies), ralentissements (bradycardies), ou pauses plus ou moins prolongées. Les malaises surviennent souvent au cours d'un effort et sont en général brutaux, sans signes annonciateurs. La récupération peut être spontanée, mais nécessite parfois des manœuvres de réanimation cardio-pulmonaire.
- **L'épilepsie** est une maladie à l'origine de pertes de connaissances brutales, caractérisées par une rigidité, des mouvements anormaux, une morsure de langue et une perte d'urine. La

•••

récupération est la plupart du temps spontanée, mais lente et progressive.

- **L'hyperventilation**, volontaire ou involontaire, peut être responsable de syncope. L'hyperventilation décrit en fait une respiration anormalement rapide : elle est observée, volontairement, dans certains jeux ou dans des concours d'apnée, qui peuvent avoir des conséquences dramatiques si la perte de conscience survient en milieu aquatique.
- **Un traumatisme crânien** peut être à l'origine d'une perte de connaissance initiale, en rapport avec le choc. On peut aussi observer des syncopes à distance d'un traumatisme crânien, qui peuvent être le signe révélateur d'un hématome intracrânien.
- **Le spasme du sanglot** fait l'objet d'un chapitre spécifique.

RÉAGISSEZ !

• Vérifiez la présence de la respiration.

• **En cas d'arrêt respiratoire**, alertez rapidement le SAMU (15) et débutez les manœuvres de réanimation (voir chapitre « Arrêt cardiaque »).

• Dans les autres cas, placez l'enfant en position latérale de sécurité et alertez le SAMU (15) puis retournez à ses côtés et surveillez sa respiration.

• Dès qu'il revient à lui, allongez-le au calme, sur le dos, jambes surélevées *(Fig. 1)*.

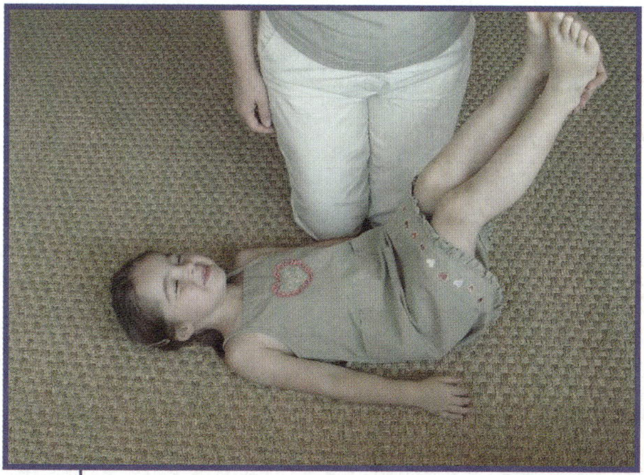

FIG. 1 | Position de récupération après une syncope vagale

- Parlez-lui calmement pour le rassurer.
- Faites-lui manger un sucre ou boire de l'eau sucrée.
- Prévoyez une consultation médicale dans la journée pour bilan.

Toute syncope, même brève, devra donner lieu à un bilan médical. Votre enfant devra être examiné dans la journée par un médecin, même si son état est redevenu normal. Les syncopes survenant à l'effort doivent être particulièrement surveillées et feront l'objet d'un bilan cardiaque approfondi.

ÉVITEZ L'ACCIDENT

- Évitez les expositions prolongées au froid ou à la chaleur, ainsi que les variations brutales de températures.
- Donnez l'habitude à votre enfant de prendre un petit-déjeuner copieux et équilibré, surtout si une séance de sport est prévue dans la matinée. Manger un fruit à 10 heures est aussi un excellent moyen d'éviter l'hypoglycémie.
- En cas de syncopes orthostatiques récidivantes, apprenez à l'enfant à ne pas rester debout immobile mais plutôt à piétiner sur place, à contracter et relâcher régulièrement les muscles de ses jambes pour favoriser la circulation sanguine.

RETENEZ L'ESSENTIEL

- Les causes de syncopes chez l'enfant sont nombreuses, le plus souvent sans gravité.
- Toute syncope justifie un bilan médical.
- Après avoir contrôlé la présence d'une respiration, allongez l'enfant en position latérale de sécurité.

VOIR AUSSI

Spasme du sanglot (page 31)
Convulsions fébriles (page 27)
Traumatisme crânien (page 171)
Arrêt cardio-respiratoire (page 43)

Le cas de Thomas : *L'histoire de Thomas évoque une hypoglycémie, en rapport avec un effort important et une alimentation insuffisante. Dans ce contexte, il faut rapidement alerter les secours en composant le 15. Puis allongez l'enfant en position latérale de sécurité. S'il revient à lui, faites-lui absorber une boisson sucrée ou quelques morceaux de sucre.*

SCÉNARIO

ARRÊT CARDIO-RESPIRATOIRE

La petite Muriel, 2 ans, est découverte inconsciente par sa nounou, la tête enfermée dans un sac en plastique avec lequel elle jouait. L'enfant ne respire plus...

À SAVOIR

Le cœur est un muscle jouant le rôle d'une pompe. Ses contractions régulières permettent de faire circuler le sang dans tout l'organisme. Comme tous les muscles du corps, il a besoin d'oxygène pour fonctionner. L'oxygène est en quelque sorte le « carburant » du cœur.

L'oxygène est renouvelé grâce à la respiration. Si la respiration s'arrête, l'ensemble des organes vont manquer d'oxygène. Le manque d'oxygène au niveau du cerveau entraîne d'abord une perte de connaissance, puis un arrêt des battements cardiaques. En quelques minutes, des séquelles irréversibles seront provoquées au niveau du cerveau, puis de l'ensemble des organes.

La fonction cardiaque et la fonction respiratoire sont donc indissociables :

- si le cœur s'arrête, la respiration s'arrête immédiatement ;
- si la respiration s'arrête, le cœur s'arrête en quelques minutes.

C'est pourquoi l'on parle d'arrêt cardio-respiratoire.

Comment reconnaître un arrêt cardio-respiratoire ?

Un enfant en arrêt cardio-respiratoire :

- **est inconscient** : il ne réagit pas aux stimulations sonores et douloureuses (pincement) ;
- **ne respire pas** : il ne présente ni mouvement respiratoire, ni bruit respiratoire (voir Technique « Détecter un arrêt de la respiration ») ;
- **n'a plus de pouls** : le pouls est le reflet des battements cardiaques. l'absence de pouls au niveau des artères carotides (situées au niveau du cou) signe l'arrêt de la circulation. Ce pouls est difficile à rechercher pour une personne sans formation spécifique.

Les procédures actuelles de secourisme ne prennent plus en compte le pouls carotidien. **Vous devez considérer qu'une victime en arrêt respiratoire est également en arrêt cardiaque.**

TECHNIQUE
Détectez un arrêt de la respiration

- UN ENFANT EN ARRÊT RESPIRATOIRE EST FORCÉMENT INCONSCIENT.
- IL NE PRÉSENTE :
  - NI MOUVEMENT RESPIRATOIRE ;
  - NI BRUIT RESPIRATOIRE ;
  - NI SOUFFLE RESPIRATOIRE.
- POUR RECHERCHER UNE ACTIVITÉ RESPIRATOIRE *(Fig. 1)* :
  - AGENOUILLEZ-VOUS AUPRÈS DE LA VICTIME ;
  - PLACEZ UNE MAIN SUR SA POITRINE POUR DÉTECTER LES MOUVEMENTS ;
  - PLACEZ VOTRE OREILLE PRÈS DE SA BOUCHE POUR ENTENDRE LES BRUITS RESPIRATOIRES ;
  - PLACEZ VOTRE JOUE PRÈS DE SA BOUCHE POUR SENTIR LE SOUFFLE EXPIRATOIRE.
- *MAINTENEZ CETTE POSITION PENDANT 10 SECONDES.*

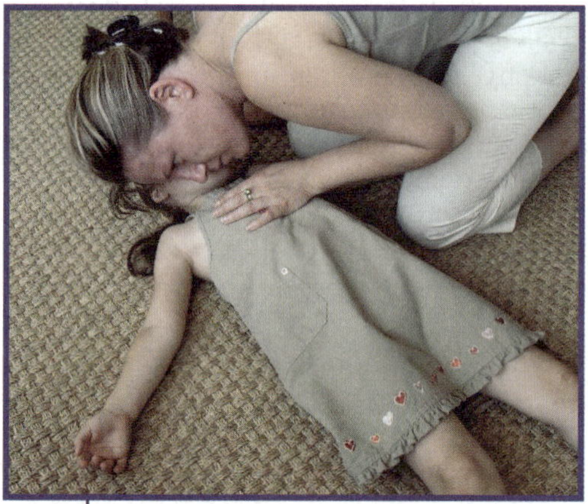

FIG. 1 | Détecter un arrêt de la respiration

Les principales causes d'arrêt cardiaque chez l'enfant sont les accidents de la route, les asphyxies et noyades, les inhalations de corps étrangers et les « morts subites » (voir « Pour en savoir plus »).

La seule chance de survie lorsque le cœur s'arrête est de faire circuler artificiellement le sang par la technique du massage cardiaque. En réalisant des compressions, on augmente la pression dans le thorax, on comprime le cœur et on créé une **circulation artificielle.**

Le massage cardiaque ne doit jamais être réalisé seul. Il est en effet inutile de faire circuler le sang si de l'oxygène n'est pas apporté. L'apport d'oxygène doit être réalisé grâce à la technique de **ventilation artificielle** (bouche-à-bouche ou bouche-à-nez).

Massage cardiaque et ventilation artificielle peuvent permettre d'assurer la survie sans séquelles, en attendant l'arrivée d'une équipe de secours médicalisée qui tentera de récupérer une activité cardiaque par d'autres moyens (médicaments ou choc électrique).

POUR EN SAVOIR PLUS
La mort subite du nourrisson

- La mort subite du nourrisson est définie comme le décès brutal d'un enfant, de moins de 1 an (le plus souvent moins de 6 mois) apparemment en bonne santé jusque-là.
- Les mécanismes de la mort subite ne sont pas encore tous élucidés ; ils sont multiples et complexes. Il s'agit le plus souvent d'apnées ou d'arrêts cardiaques réflexes, qui peuvent être spontanés ou déclenchés par l'inhalation de vomissements, par une infection respiratoire ou par une fièvre très importante. Dans quelques cas, il s'agit d'accidents : l'enfant est étouffé par une literie inadaptée.
- L'application de quelques règles simples permet de minimiser les risques de mort subite :

  – allongez toujours l'enfant sur le dos (sauf en cas de vomissements) ;

  – choisissez un matelas ferme ;

  – n'utilisez ni oreiller, ni couette, ni couverture ;

  – utilisez de préférence un sur-pyjama ou une turbulette, de taille adaptée ;

  – ne chauffez pas trop la chambre de l'enfant (20 °C maximum) ;

  – humidifiez l'atmosphère de la chambre en utilisant des saturateurs ou des vaporisateurs ;

  – ne fumez jamais dans la maison ;

  – alertez précocement le médecin si un petit nourrisson présente des symptômes respiratoires, des vomissements, des malaises...
- Face à une mort subite, la conduite à tenir est la même que face à tout arrêt cardio-respiratoire.

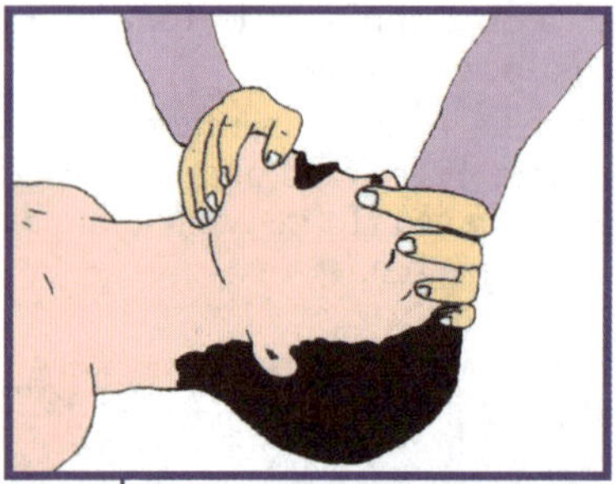

FIG. 2 | Bascule de la tête en arrière

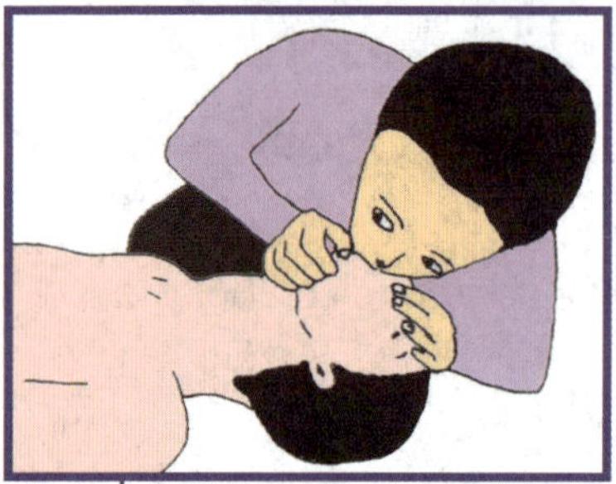

FIG. 3 | Insufflation par bouche-à-bouche

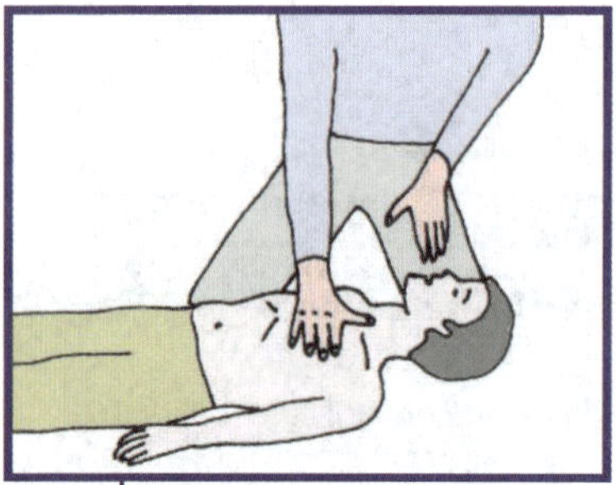

FIG. 4 | Massage cardiaque

RÉAGISSEZ !

Face à un enfant **inconscient,** la conduite à tenir est parfaitement codifiée :

• appelez à l'aide : des témoins éventuels pourront alerter les secours et vous assister dans les manœuvres de réanimation ;

– libérez les voies aériennes de la victime *(Fig. 2)* :

– desserrez les cols des vêtements et les ceintures,

– basculez avec précaution la tête de l'enfant en arrière,

– ouvrez sa bouche, vérifiez l'absence de corps étrangers ou de particules alimentaires,

– maintenez le menton en position haute ;

• recherchez une activité respiratoire (voir *Technique* et *Fig. 1*) : confirmez pendant 10 secondes l'absence de respiration ;

• alertez ou faites alerter les secours.

En l'absence de témoins, composez vous-même le 15 (SAMU) ou le 18 (Pompiers). Restez calme, **dites rapidement que vous êtes en présence d'un enfant en arrêt respiratoire,** attendez que l'on vous demande de raccrocher, puis retournez rapidement auprès de la victime ;

• pratiquez immédiatement 5 insufflations *(Fig. 3)* :

– placez la victime sur le dos,

– réalisez 5 insufflations efficaces en utilisant la technique du bouche-à-bouche ou du bouche-à-nez ;

• vérifiez en 10 secondes l'absence de réaction après ces 5 insufflations :

– pas de toux ? aucune réaction ?

– pas de reprise de la respiration ?

• si vous ne constatez aucune réaction, commencez le massage cardiaque *(Fig. 4)*, associé à la ventilation artificielle :

– réalisez 30 compressions sur le thorax de l'enfant, en respectant la position des mains indiquées sur le schéma,
– puis réalisez 2 insufflations par bouche-à-bouche ou bouche-à-nez,
– enchaînez aussitôt des séries de 30 compressions suivies de 2 insufflations *(Fig. 5)*. **La fréquence des compressions doit être de 100 par minute** ;
• tous les 5 cycles de compressions/insufflations, recherchez en 10 secondes des signes de reprise d'activité cardiaque (toux, réaction, respiration...) :
– si la respiration reprend, allongez la victime en position latérale de sécurité, puis surveillez la respiration en attendant les secours,
– si aucune réaction n'est notée, reprenez le massage cardiaque et la ventilation artificielle.

Les manœuvres de réanimation doivent être poursuivies jusqu'à la reprise d'activité respiratoire ou jusqu'à l'arrivée des secours.

Que faire si la poitrine de l'enfant ne se soulève pas lors des insufflations ?

Il existe certainement un obstacle (corps étranger) sur les voies aériennes.

• Contrôlez à nouveau l'absence de corps étranger dans la bouche.
• Vérifiez la position de la tête : en arrière, menton vers le haut.
• Pratiquez la méthode de Heimlich si l'obstruction persiste (voir chapitre « Corps étrangers inhalés »).

Que faire si la victime réagit ou tousse, mais ne respire toujours pas ?

• Si la victime réagit ou tousse, c'est que le cœur a repris une activité. Vous pouvez stopper le massage cardiaque. Par contre, continuez la ventilation artificielle seule pendant une minute, au rythme de 20 insufflations par minute.
• Après une minute, recherchez à nouveau des signes de réaction :
– s'ils sont absents, reprenez les séquences massage cardiaque-ventilation ;
– s'ils sont présents sans respiration, reprenez la ventilation artificielle seule.
• Si la respiration a repris, allongez la victime en position latérale de sécurité.

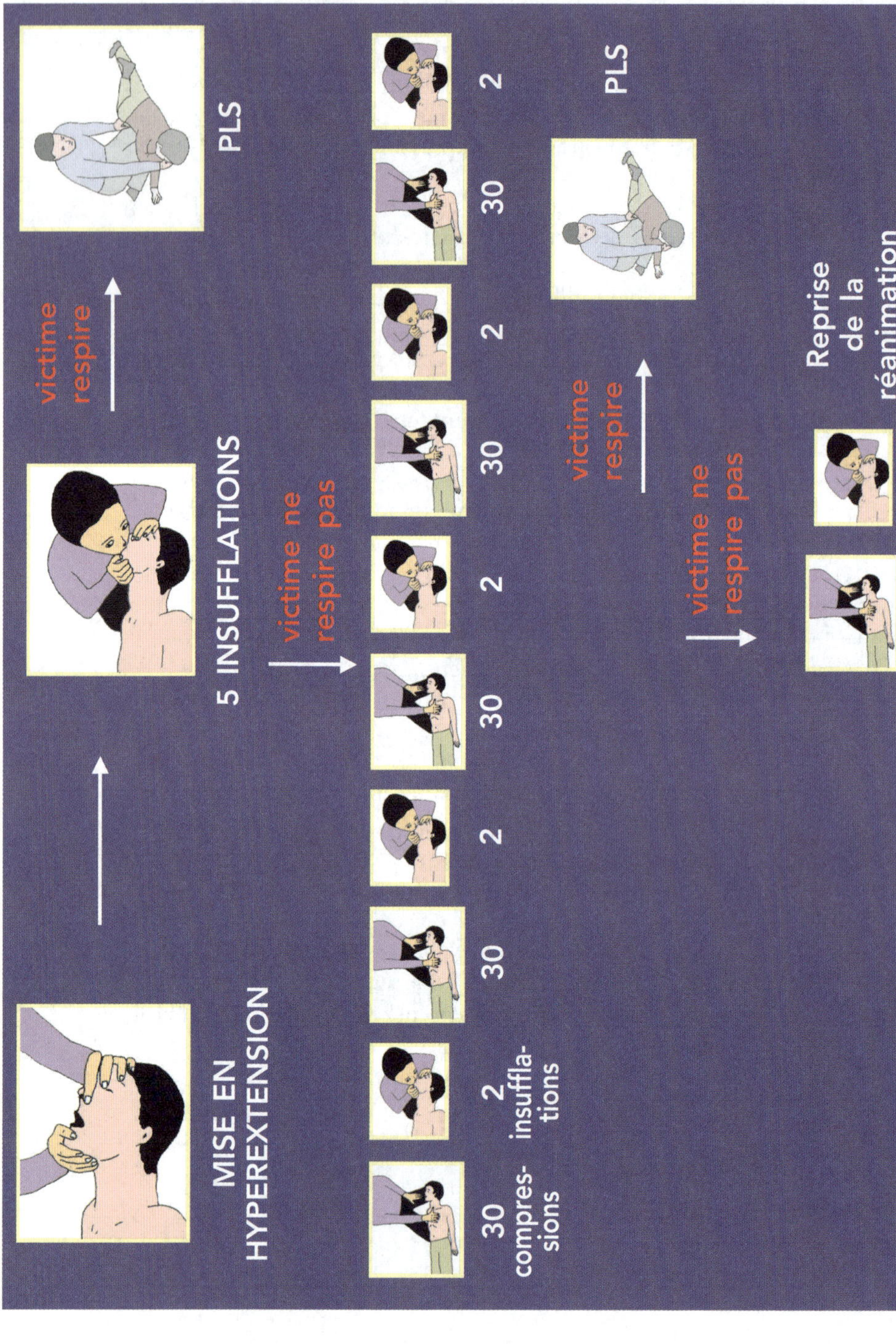

FIG. 5 | Séquence synthétique de réanimation cardio-pulmonaire

RETENEZ L'ESSENTIEL

- Si vous constatez au bout de 10 secondes un arrêt respiratoire chez un enfant inconscient, débutez les gestes de réanimation cardio-pulmonaire.
- Le massage cardiaque doit toujours être associé à la ventilation artificielle.
- N'oubliez pas de donner l'alerte.
- Une réanimation cardio-pulmonaire doit être poursuivie jusqu'à l'arrivée d'un médecin sur les lieux.

TRUCS/ASTUCES/INFOS DIVERSES

Vous pouvez acquérir facilement une formation initiale aux gestes d'urgence, validée par le PSCI (Prévention et Secours Civiques), ou l'Attestation de Formation aux Gestes et Soins d'Urgences (AFGSU). Renseignez-vous auprès des pompiers, de la Croix-Rouge, ou des bénévoles de la protection civile dans votre ville.

VOIR AUSSI

Malaises du nourrisson *(page 35)*
Fausses routes *(pages 67 à 80)*
Les 3 gestes à connaître *(page 9)*

Le cas de Muriel : *Il faut appeler immédiatement à l'aide, faire appeler le SAMU et débuter les gestes de réanimation cardio-pulmonaire : alternance de massages cardiaques et ventilation par bouche-à-bouche jusqu'à l'arrivée des secours.*

TROUBLES RESPIRATOIRES

Vous serez probablement confronté, un jour ou l'autre, au stress et au doute, face à un enfant qui vous semble essoufflé. Il sera alors primordial de savoir évaluer rapidement la situation, juger de la gravité de son état et prendre sans perte de temps les mesures adaptées.
Dans tous les cas, face à une difficulté respiratoire, un certain nombre de règles simples doivent être appliquées. Quelle que soit la nature de la pathologie en cause, les notions de base sont exposées dans le chapitre « Difficultés respiratoires ». Trois pathologies à l'origine de détresse respiratoire chez l'enfant feront l'objet des chapitres suivants : les **laryngites**, l'**asthme** et les **bronchiolites du nourrisson**.

SCÉNARIO

DIFFICULTÉS RESPIRATOIRES DE L'ENFANT

Océane, 4 ans, est légèrement essoufflée depuis ce matin et se dit fatiguée. Elle n'a pas de fièvre. Dans la soirée, Océane respire de plus en plus rapidement, sa voix est éteinte, elle présente quelques sueurs...

À SAVOIR

Comment détecter un problème respiratoire ?

Il est parfois difficile de déceler un trouble respiratoire, surtout chez le petit enfant qui ne peut exprimer sa plainte. Pourtant, il est possible, sans connaissances médicales, d'obtenir des informations précises sur sa respiration en observant et en écoutant simplement l'enfant. Il suffit pour cela de répondre aux 10 questions suivantes.

• *1. Combien de fois l'enfant respire-t-il par minute ?*

Un adulte respire normalement entre 16 et 20 fois par minute, un enfant entre 20 et 30 fois par minute selon son âge, un nouveau-né entre 40 et 50 par minute. L'accélération de la respiration au repos est un signe de difficulté respiratoire. À l'inverse, un ralentissement trop important de la fréquence respiratoire peut également être un signe de gravité.

Apprenez à compter la fréquence respiratoire (voir « Technique »), **qui est un élément important de la surveillance de l'enfant : si elle augmente, c'est probablement le signe d'une aggravation de son état.**

TECHNIQUE
Comptez la fréquence respiratoire

- LA MESURE DOIT SE FAIRE LORSQUE L'ENFANT EST CALME, EN DEHORS DES PLEURS OU DE L'AGITATION CHEZ UN NOURRISSON.
- POSEZ LA MAIN SUR LE THORAX DE L'ENFANT ET COMPTEZ LE NOMBRE DE SOULÈVEMENTS DE LA POITRINE PENDANT UNE MINUTE *(Fig. 1)*.
- RENOUVELEZ CETTE MESURE. L'ÉVOLUTION DE LA FRÉQUENCE RESPIRATOIRE VOUS RENSEIGNERA SUR L'ÉVOLUTION DES DIFFICULTÉS RESPIRATOIRES DE L'ENFANT.

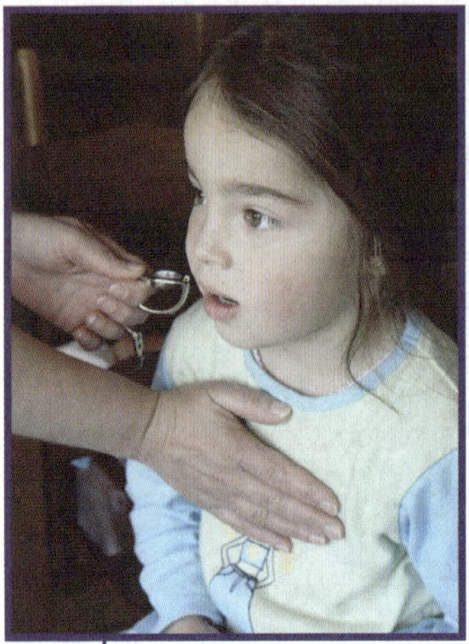

FIG. 1 | Mesure de la fréquence respiratoire

• 2. *Doit-il faire des efforts pour respirer ?*

Normalement, l'enfant respire calmement, sans effort. En cas de troubles respiratoires, il fait visiblement des efforts, son ventre se creuse à chaque mouvement respiratoire.

• 3. *Sa respiration est-elle régulière ?*

Une respiration irrégulière est anormale. La présence de pauses respiratoires est un signe de gravité.

• 4. *Parle-t-il normalement ?*

Si l'enfant est très essoufflé, la parole devient impossible. Demandez-lui régulièrement de répéter une phrase, ou faites-le compter jusqu'à 10 pour juger de l'évolution de l'essoufflement.

Sa voix peut être modifiée, enrouée, rauque, ou éteinte, ce qui est un signe de gravité.

• 5. *Fait-il du bruit en respirant ?*

La respiration normale est calme. Il peut exister chez l'enfant essoufflé des bruits à l'inspiration, ou à l'expiration. Il peut s'agir de sifflements, de ronflements...

Approchez votre oreille de son thorax, prenez le temps d'écouter l'enfant respirer et détectez à temps l'apparition de ces phénomènes. Tout bruit anormal doit motiver une consultation rapide chez le médecin.

• 6. *La couleur de sa peau et de ses lèvres est-elle anormale ?*

Lorsque le taux d'oxygène dans le sang baisse, la peau prend une coloration bleutée. Ce phénomène s'appelle la **cyanose.** Elle débute au niveau des lèvres et à la pointe des doigts.

Attention ! L'apparition d'une cyanose est un signe de gravité !

• 7. *Est-il conscient et cohérent ?*

Si l'apport d'oxygène au cerveau devient insuffisant, l'enfant va devenir confus, somnolent.

L'apparition d'un trouble de conscience chez un enfant essoufflé est un signe de gravité.

• 8. *Existe-t-il des sueurs ?*

La présence de sueurs chez un enfant essoufflé est un signe de gravité.

• 9. *Est-ce que l'enfant tousse ?*

• 10. *Se plaint-il de douleurs en respirant ?*

Attention ! L'état respiratoire d'un enfant peut se dégrader très rapidement. Il est important de surveiller étroitement un enfant essoufflé et de se poser régulièrement ces 10 questions...

Les signes inquiétants

- L'enfant essoufflé a moins de trois mois.
- Sa respiration est irrégulière.
- Son rythme respiratoire ralentit, il présente des pauses respiratoires.
- Sa température est supérieure à 39 °C.
- Il présente des sueurs.
- Il est agité.
- Il est somnolent, ou inconscient.
- Sa voix est éteinte, ou il ne peut plus parler.

Principales causes de gêne respiratoire chez l'enfant

- **L'inhalation de corps étranger** est une cause fréquente de gêne, parfois même de détresse respiratoire chez l'enfant. Cette cause doit être évoquée systématiquement.
- **Les laryngites.**
- **Les bronchiolites du nourrisson.**
- **L'asthme.**
- **Les bronchites** sont des infections des bronches banales et fréquentes. Elles sont très rarement à l'origine de situations d'urgence mais provoquent souvent une gêne respiratoire et de la toux.
- **Certaines pathologies cardiaques**, notamment des malformations congénitales, peuvent se traduire par un essoufflement du nouveau-né.

> **POUR EN SAVOIR PLUS**
> **Anatomie des voies respiratoires *(Fig. 2)***
>
> ↘ Lors de la respiration, l'air traverse le pharynx, le larynx, puis la trachée, pour arriver jusqu'aux poumons.
> ↘ L'oxygène est absorbé au niveau des alvéoles, puis transporté à tous les organes par le sang artériel.
> ↘ Un manque d'oxygène entraînera un changement de coloration du sang qui va se traduire par un bleuissement de la peau et des lèvres appelé **cyanose.**

RÉAGISSEZ !

- Face à un enfant essoufflé, restez calme, ne lui communiquez pas un sentiment de panique.
- Installez-le au calme.
- Placez le nourrisson essoufflé en position demi-assise. L'enfant plus

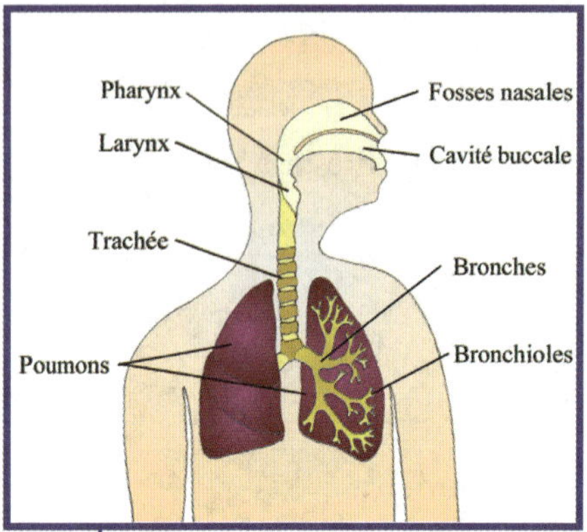

FIG. 2 | Anatomie des voies respiratoires

grand adoptera de lui-même une position facilitant sa respiration (position assise, penché en avant ou position demi-assise), respectez cette position et **ne tentez surtout pas de l'allonger.**

• Évaluez rapidement la situation en répondant aux 10 questions simples, recherchez les signes de gravité.

• Prenez sa température.

• Appelez un médecin dans tous les cas et décrivez la situation. **Appelez directement le SAMU si des signes inquiétants sont retrouvés.**

• Essayez de le rassurer, demandez-lui de ralentir et de contrôler sa respiration.

• **Surveillez étroitement l'enfant en attendant le médecin, son état peut évoluer très rapidement. N'hésitez pas à appeler le 15 au moindre signe d'alerte. Exposez calmement la situation au médecin du SAMU qui prendra la décision adaptée.**

• S'il perd connaissance, allongez-le en position latérale de sécurité (voir chapitre « Syncope de l'enfant »).

• S'il s'arrête de respirer, débutez les manœuvres de réanimation cardio-pulmonaire (voir chapitre « Arrêt cardiaque »).

RETENEZ L'ESSENTIEL

• Une gêne respiratoire se manifeste par des signes que vous devez savoir détecter.

• **L'état d'un enfant essoufflé peut s'aggraver très rapidement. Appelez un médecin dès les premiers signes.**

• N'allongez jamais un enfant essoufflé. Mettez-le en position demi-assise ou laissez-le dans la position qu'il a lui-même choisie.

VOIR AUSSI

Fausses routes (pages 71 à 80)
Asthme (page 63)
Bronchiolites (page 67)
Laryngites (page 59)

Le cas d'Océane : *Océane présente un essoufflement récent qui s'aggrave rapidement. L'apparition de sueurs, d'une somnolence et d'une voix éteinte est signe de gravité.*
Le médecin traitant aurait dû être appelé dès les premiers signes. L'apparition de signes de gravité impose à présent un appel rapide au SAMU. Décrivez la situation... des secours vous seront envoyés. Installez-la au calme, en position demi-assise, rassurez-la et surveillez-la étroitement en attendant leur arrivée.

SCÉNARIO

LARYNGITES

Jean-Pascal, 2 ans, enrhumé depuis quelques jours, émet depuis une heure de drôles de bruits en respirant. Vous percevez une sorte de grognement rauque à chaque inspiration. Sa température est à 38 °C, il respire un peu rapidement...

À SAVOIR

La laryngite est une inflammation du larynx, assez fréquente chez l'enfant, surtout entre 6 mois et 4 ans. Elle apparaît souvent au décours d'une banale rhino-pharyngite et provoque un gonflement (œdème) qui va rétrécir le diamètre du larynx *(Fig. 1)* et donc diminuer le flux d'air.

Les signes de laryngite sont les suivants :

- l'enfant présente des difficultés respiratoires, plus ou moins importantes selon la taille de l'œdème. Il peut présenter tous les symptômes habituels de l'essoufflement (voir chapitre « Difficultés respiratoires ») ;
- sa respiration est bruyante : **lors de l'inspiration, il émet un son rauque ;**
- il adopte souvent la position assise, penché en avant ;

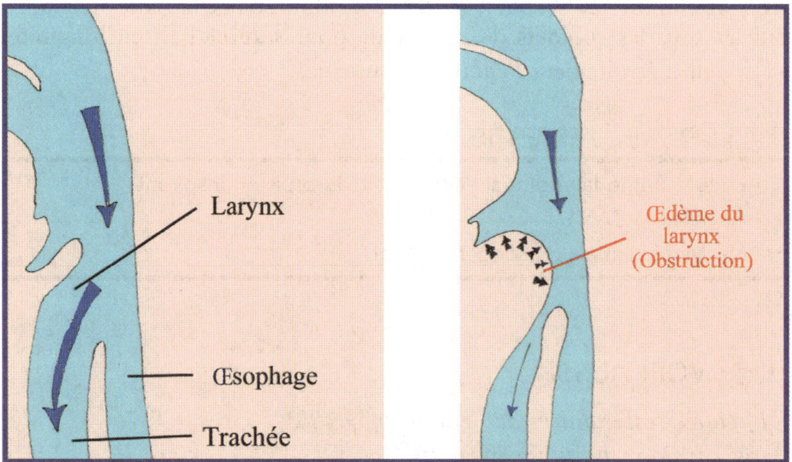

FIG. 1 | Obstruction des voies respiratoires lors d'une laryngite

• sa voix est rauque ;
• il a une toux rauque, classiquement décrite comme « aboyante » ;
• il peut avoir du mal à avaler ;
• la fièvre est en général modérée.

La laryngite est une véritable urgence car elle peut évoluer rapidement vers une situation de détresse respiratoire.

Les signes inquiétants

• Tous les signes de gravité exposés au chapitre « Difficultés respiratoires ».
• Une fièvre importante.

ATTENTION ! Ne tentez jamais d'allonger l'enfant ou d'examiner sa gorge.

RÉAGISSEZ !

• Pensez à la laryngite devant une difficulté respiratoire avec inspiration bruyante et voix rauque.
• **Tout enfant présentant une laryngite doit être vu rapidement par un médecin.**
• S'il existe des signes de gravité, appelez directement le SAMU (15) et exposez calmement la situation. Des secours médicalisés vous seront envoyés.
• Installez le petit enfant au calme, en position demi-assise. Si l'enfant est plus grand, respectez la position qu'il a lui-même choisie (assis penché en avant en général).
• **En attendant les secours, installez l'enfant dans la salle de bains, ouvrez tous les robinets d'eau chaude pour saturer l'air en humidité.**
• Surveillez étroitement l'enfant, rassurez-le.

RETENEZ L'ESSENTIEL

• Pensez à une laryngite si l'enfant fait du bruit en inspirant.
• Appelez le SAMU.
• Ne tentez jamais d'allonger l'enfant.

VOIR AUSSI

Difficultés respiratoires de l'enfant (page 53)
Arrêt cardio-respiratoire (page 43)

Le cas de Jean-Pascal : *Les petits bruits inspiratoires, associés à une respiration rapide, dans le cadre d'un rhume banal, peuvent être le signe d'une laryngite débutante. La situation, qui ne semble pas alarmante au premier abord, peut s'aggraver rapidement. Ne perdez pas une minute : consultez un médecin en urgence. En attendant l'arrivée du médecin, surveillez étroitement l'enfant et appelez le SAMU si des signes de gravité apparaissent.*
En attendant les secours, prenez l'enfant sur vos genoux, en position assise, et installez-vous dans la salle de bains, tous les robinets d'eau chaude ouverts.

SCÉNARIO

ASTHME

Gédéon, 6 ans, est en vacances à la campagne. Après une matinée de galipettes dans les herbes hautes, il présente quelques quintes de toux et se sent fatigué. Rapidement, vous le trouvez essoufflé : sa respiration s'accélère, devient difficile. En approchant votre oreille de son thorax, vous percevez des sifflements de plus en plus intenses...

À SAVOIR

L'asthme est une pathologie fréquente et grave, touchant près de 10 % des enfants de moins de 10 ans. Dans 50 % des cas, le diagnostic est fait avant l'âge de trois ans, et dans 80 % des cas, la maladie se déclare avant l'âge de 7 ans, touchant 4 fois plus souvent les garçons que les filles.

C'est une pathologie respiratoire liée à un spasme des petites bronches (appelées bronchioles). Le calibre de ces bronchioles se rétrécit anormalement au moment des crises, ce qui provoque une diminution de l'apport d'air au niveau des poumons.

L'enfant asthmatique présente des crises d'essoufflement, de survenue brutale et d'intensité variable, qui peuvent durer de quelques minutes à quelques heures. Elles se répètent selon un rythme variable.

La crise peut débuter par une toux sèche, puis l'essoufflement apparaît. L'enfant a du mal à respirer, cherche son air. La respiration devient rapide, bruyante, avec **des sifflements lors de l'expiration** qui sont caractéristiques de l'asthme. La température reste souvent normale.

Selon la sévérité de la crise, on pourra voir apparaître tous les symptômes associés à l'essoufflement (voir chapitre précédent).

Les signes inquiétants

- Il s'agit d'une première crise.
- La crise est anormalement prolongée.
- Les crises se répètent.
- Vous retrouvez des signes de détresse respiratoire (voir chapitre précédent).

ATTENTION ! Il est totalement impossible de prévoir au début d'une crise si elle va être courte et bénigne, ou évoluer vers une situation catastrophique avec détresse respiratoire. Il est donc important de ne négliger aucune crise, de surveiller étroitement l'enfant et d'appeler le SAMU au moindre signe de gravité.

POUR EN SAVOIR PLUS

↘ 1. Les causes de l'asthme

L'asthme est lié à des facteurs génétiques. Il y a une forte prédisposition familiale.

Le plus souvent, la maladie a une origine allergique. Les crises sont ainsi fréquemment déclenchées par des facteurs de l'environnement : pollens, poussières, poils d'animaux, acariens.

Un bilan allergologique devra donc être systématique chez tout enfant asthmatique.

Chez les sujets prédisposés, les crises peuvent également être déclenchées par le stress, les infections pulmonaires, l'inhalation de fumée (notamment la fumée de tabac), de parfums, l'air froid...

↘ 2. Le traitement de l'asthme

Le traitement de l'asthme peut comporter un traitement de fond, destiné à prévenir la survenue des crises. Ce traitement de fond, s'il est prescrit par votre médecin, doit être suivi à la lettre, sans aucun écart.

Par ailleurs, votre médecin prescrira des médicaments à utiliser en cas de crises. Ces produits, appelés broncho-dilatateurs, ont pour effet d'augmenter le calibre des bronchioles spasmées, le plus connu étant la Ventoline®. Ils sont présentés sous forme de flacon pressurisé, et doivent être inhalés, selon la posologie prescrite, dès les premiers signes de la crise. Ils doivent suivre l'enfant dans tous ces déplacements pour pouvoir être utilisés rapidement.

L'inhalation volontaire étant très difficile chez le nourrisson et le petit enfant, il est recommandé d'utiliser des dispositifs appelés chambre d'inhalation *(Fig. 1)*, qui permettent à l'enfant de respirer un air préalablement saturé en produit actif.

→ *RÉAGISSEZ !*

- Calmez et rassurez l'enfant. Les crises sont très stressantes pour lui.
- Installez-le au calme, en position demi-assise, à l'abri du froid.

• Faites-lui inhaler dès le début de la crise le médicament bronchodilatateur prescrit par votre médecin. La technique d'inhalation doit être rigoureuse.

• Évaluez l'état de l'enfant en répondant aux 10 questions simples sur sa respiration (voir chapitre « Difficultés respiratoires »).

• **Recherchez des signes de gravité et appelez immédiatement le SAMU s'ils existent.**

• Surveillez l'enfant et appelez rapidement votre médecin si la crise ne cède pas en quelques minutes.

• Consultez si la crise traîne, même en l'absence de signes de gravité.

• Consultez si les crises se rapprochent.

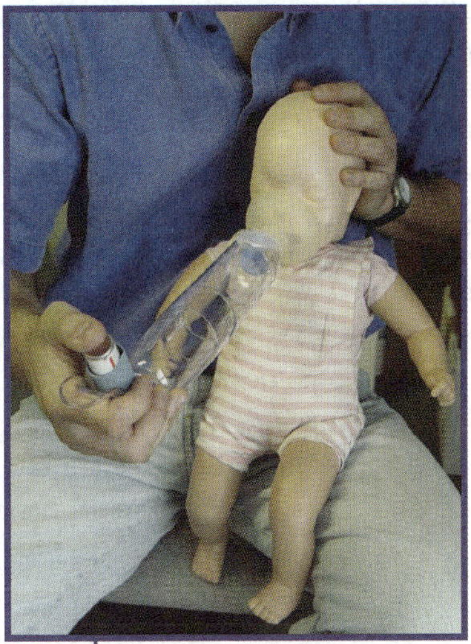

FIG. 1 | Chambre d'inhalation pour jeune enfant

ÉVITEZ LE PROBLÈME

• Pour éviter la survenue des crises, il est indispensable de suivre le traitement de fond prescrit par votre médecin.

• Le tabagisme passif est un facteur déclenchant des crises. Ne fumez jamais en présence d'un enfant.

• Limitez l'exposition aux agents allergisants responsables des crises. Cette éviction est particulièrement délicate dans le cas d'allergie aux acariens (voir « Trucs/Astuces/Infos diverses »).

• Limitez au maximum l'inhalation de fumée ou de produits irritants.

• Évitez si possible l'air pollué des grandes villes.

• La température de la chambre de l'enfant doit être inférieure à 20 °C, avec un taux d'humidité de 50 % (utilisez des saturateurs sur vos radiateurs).

TRUCS/ASTUCES/INFOS DIVERSES

Conduite à tenir en cas d'allergie aux acariens

Les acariens sont des êtres microscopiques présents presque partout. Néanmoins, ils craignent le froid et ne vivent pas au-dessus de 1 300 m d'altitude. Le meilleur moyen de les éviter est donc d'habiter à la montagne ! ! !

Si vous souhaitez néanmoins vivre à une altitude plus basse, il vous faudra :

• supprimer les moquettes, rideaux et tapis dans la chambre de l'enfant ;
• utiliser un matelas en mousse, avec housse anti-acarien (voir en pharmacie) ;
• supprimer les oreillers et les traversins en plumes ;
• éviter les peluches ;
• faire le ménage fréquemment ;
• laver les couvertures à l'eau chaude toutes les trois semaines ;
• traiter trois fois par an la literie avec un produit anti-acarien, qui vous sera conseillé par votre pharmacien.

RETENEZ L'ESSENTIEL

• L'asthme est une maladie grave. Une crise ne doit jamais être sous-estimée.
• L'enfant asthmatique doit toujours avoir ses médicaments disponibles rapidement.
• Ne laissez pas traîner une crise. Appelez rapidement un médecin.
• Appliquez les règles de prévention.

VOIR AUSSI

Difficultés respiratoires de l'enfant (page 53)

Le cas de Gédéon : *Gédéon semble présenter une crise d'asthme, peut-être déclenchée par le contact avec des pollens allergisants... S'il s'agit d'une première crise, appelez immédiatement un médecin, rassurez l'enfant, installez-le au calme à l'intérieur, en position demi-assise et évaluez régulièrement l'évolution de l'essoufflement. Appelez le SAMU si des signes de gravité apparaissent avant l'arrivée du médecin.*

Si l'enfant est connu comme asthmatique : *rassurez l'enfant, installez-le au calme à l'intérieur, en position demi-assise. Faites-lui inhaler rapidement le médicament broncho-dilatateur que vous devez avoir sur vous, selon la posologie prescrite par votre médecin. Si la crise ne cède pas en quelques minutes, appelez un médecin. Évaluez régulièrement l'évolution de l'essoufflement. Appelez le SAMU si des signes de gravité apparaissent avant l'arrivée du médecin.*

SCÉNARIO

BRONCHIOLITES

La petite Bianca, âgée de trois mois, est fiévreuse depuis le début de l'après-midi. Le médecin doit passer la voir en fin de soirée. Elle s'agite dans son berceau, et sa respiration semble s'être accélérée. Vous percevez quelques sifflements en approchant votre oreille de son thorax...

À SAVOIR

La bronchiolite est une inflammation des petites bronches, appelées bronchioles. Cette maladie, due à un virus comparable à celui du rhume, est fréquente. Elle touche l'enfant avant l'âge de deux ans, souvent même avant l'âge de 6 mois.

Les bronchiolites sont des pathologies saisonnières, survenant par épidémies, en fin d'automne et pendant l'hiver.

Les symptômes sont au départ ceux d'un rhume. L'enfant présente :

- une fièvre modérée ;
- une toux, en général sèche et quinteuse ;
- des sifflements à l'expiration (semblables à ceux de la crise d'asthme) ;
- des troubles de l'alimentation, avec vomissements fréquents.

On peut aussi retrouver tous les symptômes des difficultés respiratoires (voir chapitre « Difficultés respiratoires »).

Les signes inquiétants

- Les signes de gravité décrits au chapitre « Difficultés respiratoires » (sueurs, cyanose, respiration irrégulière...).
- L'enfant refuse de s'alimenter.
- La fièvre est supérieure à 39 °C.
- L'enfant a moins de 6 mois.

La bronchiolite guérit en moins de 10 jours si elle est détectée et traitée assez tôt. Elle nécessite parfois une hospitalisation, surtout chez les très jeunes enfants. Si elle n'est pas traitée, cette pathologie peut, par contre, évoluer vers la détresse respiratoire.

Au moindre doute, il est donc très important d'appeler rapidement un médecin. Il proposera certainement une hospitalisation si l'enfant a moins de 3 mois ou s'il existe des signes de gravité. Dans les autres cas, en l'absence de signes de gravité, un traitement à domicile sera prescrit.

Ce traitement associera en général :

- une désinfection rhino-pharyngée (voir « Technique ») ;
- des séances de kinésithérapie respiratoire ;
- des médicaments à base de paracétamol contre la fièvre (Dafalgan®, Doliprane®, Efferalgan®...) ;
- des antibiotiques pour éviter une surinfection bactérienne.

T E C H N I Q U E

La désinfection rhinopharyngée

- LA DÉSINFECTION RHINO-PHARYNGÉE DOIT ÊTRE EFFECTUÉE AVEC DES FLACON DE SÉRUM PHYSIOLOGIQUE UNIDOSES EN VENTE EN PHARMACIE (PHYSIOMER®, STERIMAR®, GIFRER®...).
- COMMENCEZ PAR ENLEVER LES MUCOSITÉS DU NEZ AVEC UN COTON-TIGE.
- ALLONGEZ L'ENFANT SUR LE CÔTÉ, SA TÊTE PENCHÉE LÉGÈREMENT EN ARRIÈRE, ET VERSEZ LA MOITIÉ D'UNE DOSE DE SÉRUM PHYSIOLOGIQUE DANS UNE NARINE.
- RELEVEZ L'ENFANT ET RÉCUPÉREZ LES MUCOSITÉS AVEC UN COTON-TIGE.
- RENOUVELEZ SI NÉCESSAIRE L'OPÉRATION.
- SÉCHEZ SOIGNEUSEMENT LE NEZ DE L'ENFANT.

RÉAGISSEZ !

- Sachez reconnaître un trouble respiratoire (voir les 10 questions simples du chapitre « Difficultés respiratoires »).
- Consultez un médecin en urgence au moindre signe d'essoufflement chez un enfant de moins de deux ans.
- Appelez directement le SAMU (15), s'il existe des signes de gravité.
- Placez l'enfant en position demi-assise en attendant le médecin. Humidifiez l'atmosphère ambiante.
- Surveillez-le étroitement, l'état respiratoire d'un nourrisson pouvant évoluer très vite.

ÉVITEZ LE PROBLÈME

La bronchiolite est une pathologie épidémique. Essayez d'éviter la crèche avant l'âge de deux ans.

Le tabagisme passif est un facteur favorisant pour la bronchiolite. Ne fumez jamais en présence d'un enfant.

RETENEZ L'ESSENTIEL

• La bronchiolite est une maladie grave, potentiellement mortelle si elle est négligée, touchant surtout le très jeune enfant.

• Elle se manifeste par un essoufflement avec des sifflements à l'expiration.

• Elle justifie une hospitalisation presque systématique avant l'âge de trois mois.

VOIR AUSSI

Difficultés respiratoires de l'enfant (page 53)
Asthme (page 63)

Le cas de Bianca : *Tout sifflement expiratoire chez un petit nourrisson doit faire évoquer une bronchiolite. Vous devez ici examiner Bianca avec soin, rechercher la présence de signes de gravité. Appelez votre médecin pour lui demander de venir en urgence. Si c'est impossible, appelez le SAMU. L'état de Bianca peut s'aggraver rapidement. Vu son jeune âge, elle sera probablement hospitalisée, même en l'absence de signes de gravité.*

S C É N A R I O

FAUSSES ROUTES : CORPS ÉTRANGER RESPIRATOIRE OBSTRUCTIF

Rémi, 6 ans, fait le clown à table en dévorant une grappe de raisin. Soudain, il tousse, porte les mains à son cou, s'agite, panique, tente de crier... Il devient rouge, puis bleu, et perd connaissance en moins de trois minutes

À SAVOIR

L'inhalation d'un corps étranger dans les voies respiratoires, que l'on appelle aussi « fausse route », est un accident fréquent, représentant 500 à 1 000 cas annuels en France.

La gravité de la situation dépend de l'endroit où le corps étranger, selon sa taille, va rester enclavé.

Dans 80 à 90 % des cas, le corps étranger va glisser jusque dans un poumon et ne gênera pas la respiration (voir chapitre « Corps étranger respiratoire non obstructif »).

Par contre, dans 10 à 20 % des cas, le corps étranger va rester coincé plus haut, dans le larynx ou dans la trachée *(Fig. 1)*. Il sera alors partiellement ou totalement obstructif.

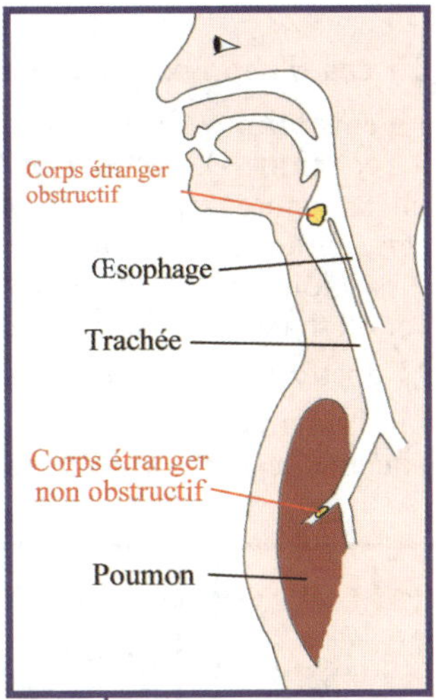

FIG. 1 | Corps étrangers respiratoires

Si le corps étranger laisse passer un peu d'air : obstruction partielle des voies aériennes

- L'enfant respire toujours, avec difficulté.
- L'enfant porte les mains à son cou, il devient rouge, très gêné pour respirer, en sueurs, penché en avant, cherchant sa respiration.
- Sa voix est souvent modifiée, étouffée.
- Cette situation est une réelle urgence qui peut évoluer, au moindre mouvement, vers l'obstruction totale des voies aériennes.

Si le corps étranger obstrue totalement la trachée ou le larynx : asphyxie aiguë

- L'enfant ne parvient plus à respirer.
- Le visage de l'enfant devient rapidement rouge, puis bleu.
- Il essaie de crier mais aucun son ne sort de sa bouche.
- Il perd rapidement connaissance, présente un arrêt respiratoire, puis un arrêt cardiaque.

RÉAGISSEZ !

- Alertez ou faites alerter immédiatement les secours : composez le 15 ou le 18, restez le plus calme possible, décrivez brièvement mais précisément la situation.
- Évaluez rapidement la situation : l'enfant est-il en état d'asphyxie aiguë (obstruction totale des voies aériennes) ou simplement en difficulté respiratoire (obstruction partielle) ?

En cas d'asphyxie aiguë

- **Tentez immédiatement une manœuvre de désobstruction** (voir « Technique »). Selon l'âge de l'enfant, la manœuvre de Mofenson, ou la manœuvre de Heimlich doivent absolument être réalisées dans cette situation. Le but est de comprimer l'air présent dans la cage thoracique et de créer une hyperpression qui éjectera le corps étranger vers le haut, dans la bouche.
- Répétez si besoin cette manœuvre jusqu'à l'arrivée des secours.
- Si la manœuvre est un succès, le corps étranger sera expulsé dans la bouche. Retirez-le immédiatement, puis contrôlez la respiration de l'enfant.

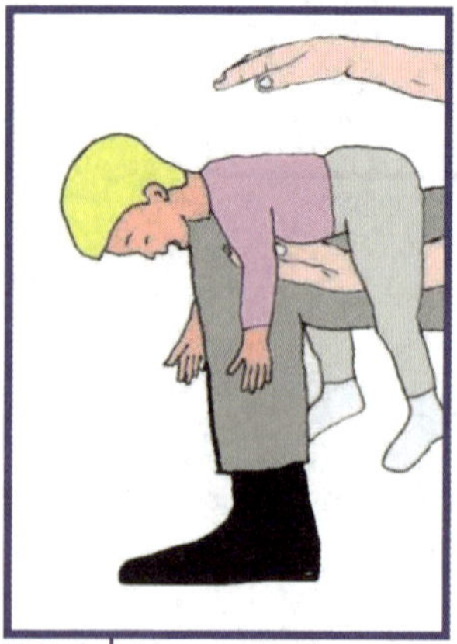

FIG. 2 | Manœuvre de Mofenson

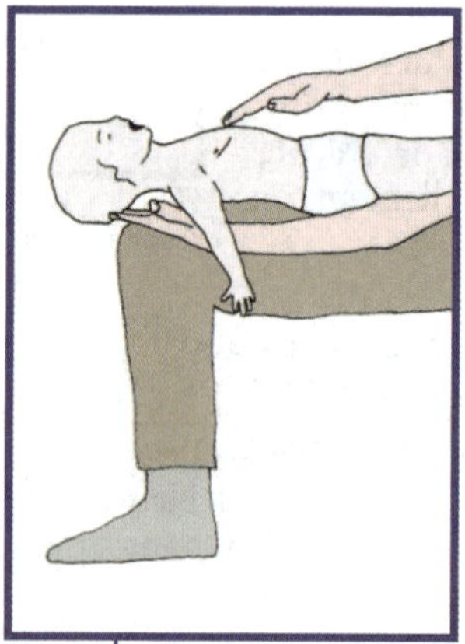

FIG. 3 | Compressions thoraciques

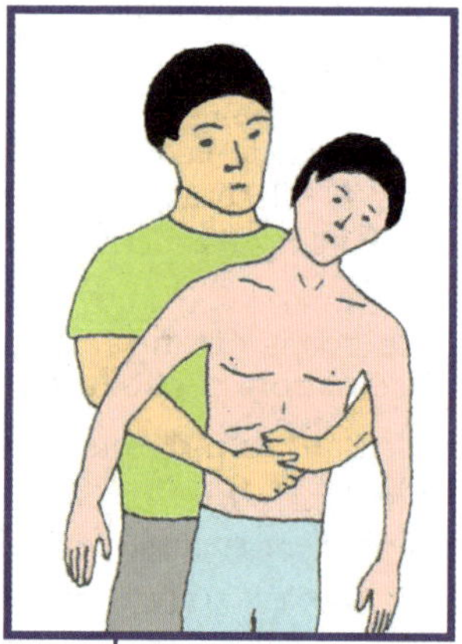

FIG. 4 | Manœuvre de Heimlich

• S'il ne respire pas, débutez les manœuvres de réanimation cardio-pulmonaire (voir chapitre « Arrêt cardio-respiratoire »).

• S'il respire mais reste inconscient, allongez-le en position latérale de sécurité (voir chapitre « Les 3 gestes à connaître »).

• S'il présente un état de conscience normale, allongez-le en position demi-assise.

ATTENTION ! Ces manœuvres ne sont pas anodines... elles ne doivent être réalisées que sur un enfant en état d'asphyxie aiguë.

TECHNIQUE

Manœuvre de Mofenson et manœuvre de Heimlich

- CHEZ L'ENFANT DE MOINS DE 2 ANS, IL FAUT APPLIQUER LA MANŒUVRE DE MOFENSON :
  - PLACEZ L'ENFANT À CALIFOURCHON, VOTRE JAMBE FLÉCHIE À ANGLE DROIT, LA TÊTE DÉPASSANT DU GENOU ET ÉTANT PLUS BASSE QUE LE THORAX *(Fig. 2)* ;
  - MAINTENEZ LA TÊTE DE L'ENFANT AVEC UNE MAIN, VOS DOIGTS PLACÉS DE PART ET D'AUTRE DE SA BOUCHE ;
  - AVEC LE PLAT DE VOTRE AUTRE MAIN, DONNEZ 5 CLAQUES ENTRE LES DEUX OMOPLATES.

LA COMPRESSION DU THORAX, AINSI EFFECTUÉE ENTRE LES DEUX MAINS, PERMET L'EXPULSION DU CORPS ÉTRANGER.

SI CE N'EST PAS LE CAS, VOUS DEVEZ RÉALISER DES COMPRESSIONS THORACIQUES :

- RETOURNEZ L'ENFANT SUR LE DOS APRÈS L'AVOIR PLACÉ ENTRE VOS DEUX AVANT-BRAS ;
- ALLONGEZ-LE, TÊTE BASSE, SUR VOTRE AVANT-BRAS ET VOTRE CUISSE ;
- EFFECTUEZ 5 COMPRESSIONS SUR LA MOITIÉ INFÉRIEURE DE SON STERNUM GRÂCE À VOS DEUX DOIGTS *(Fig. 3)* ;
- EN CAS D'ÉCHEC, RENOUVELEZ LE CYCLE 5 CLAQUES/5 COMPRESSIONS THORACIQUES JUSQU'AU SUCCÈS DE CES MANŒUVRES.

- CHEZ L'ENFANT DE PLUS DE 2 ANS :
  - PLACEZ-VOUS SUR LE CÔTÉ DE LA VICTIME, LÉGÈREMENT EN ARRIÈRE ET DONNEZ-LUI 5 CLAQUES VIGOUREUSES ENTRE LES DEUX OMOPLATES AVEC LE PLAT DE VOTRE MAIN, TOUT EN PENCHANT EN AVANT LE THORAX DE L'ENFANT ;
  - EN CAS D'ÉCHEC, PRATIQUEZ LA MANŒUVRE DE HEIMLICH *(Fig. 4)* :
    - PLACEZ-VOUS DERRIÈRE LA VICTIME, CONTRE SON DOS ET METTEZ VOTRE POING DANS LE CREUX DE SON ESTOMAC, EN DESSOUS DU STERNUM. RECOUVREZ VOTRE POING AVEC VOTRE AUTRE MAIN ;
    - EFFECTUEZ, GRÂCE AUX DEUX MAINS AINSI POSITIONNÉES, 5 COMPRESSIONS FORTES VERS L'ARRIÈRE ET VERS LE HAUT. CE GESTE VA PROVOQUER UNE HYPER-PRESSION AU NIVEAU DES VOIES AÉRIENNES, PAR L'INTERMÉDIAIRE DU DIAPHRAGME, ET EXPULSER LE CORPS ÉTRANGER VERS LE HAUT ;
    - BASCULEZ LE TRONC VERS L'AVANT POUR PERMETTRE L'ÉVACUATION EXTÉRIEURE DE L'OBJET ET/OU DES VOMISSEMENTS (RISQUE D'INHALATION).

L'AMÉLIORATION DE LA RESPIRATION DE LA VICTIME ET L'EXPULSION DU CORPS ÉTRANGER SIGNENT L'EFFICACITÉ DU GESTE. SI CE N'EST PAS LE CAS, LES 5 CLAQUES SUIVIES DES 5 COMPRESSIONS ABDOMINALES DOIVENT ÊTRE RÉPÉTÉES JUSQU'À L'AMÉLIORATION DE LA RESPIRATION.

En cas de gêne respiratoire persistante : obstruction partielle des voies aériennes

• Ne tentez aucun geste.

• Ne touchez pas l'enfant, laissez-le dans la position qu'il a choisie.

• Tentez de le calmer par des propos rassurants en attendant l'arrivée des secours.

• Ne lui donnez pas à boire, ne tentez pas d'examiner sa gorge.

• Surveillez-le attentivement pour détecter une aggravation et une asphyxie aiguë.

ATTENTION ! Le corps étranger peut se déplacer au moindre mouvement et devenir totalement obstructif.

ÉVITEZ LE PROBLÈME

Quelques règles de conduite simples permettent de minimiser les risques de fausse route chez l'enfant :

• pas de morceaux ou de grains dans l'alimentation avant l'âge de 1 an ;

• pas de cacahuètes ou de pistaches avant l'âge de 4 ans ;

• incitez les enfants au calme pendant les repas, limitez le jeu et les rires ;

• évitez les déplacements « bouche pleine » ;

• encouragez la mastication ;

• rangez hors de portée d'un enfant tout ce qui peut être avalé ;

• prenez garde aux jouets inadaptés à son âge.

RETENEZ L'ESSENTIEL

• Le corps étranger respiratoire obstructif est une situation dramatique, qui peut entraîner le décès de la victime en quelques minutes.

• Face à une asphyxie aiguë, seule la réalisation des manœuvres de désobstruction (Heimlich ou Mofenson) peut dans ce cas sauver l'enfant.

• N'oubliez pas d'alerter très rapidement les secours.

• Si l'enfant parvient à respirer, avec difficulté, ne tentez aucun geste et ne le mobilisez surtout pas.

VOIR AUSSI

Difficultés respiratoires de l'enfant (page 53)

Fausses routes : corps étranger respiratoire non obstructif (page 77)

Les 3 gestes à connaître (page 9)

Arrêt cardio-respiratoire *(page 43)*

> ***Le cas de Rémi :*** *Les voies aériennes de Rémi sont totalement obstruées par un corps étranger. Aucune respiration n'est possible. Il est urgent de réaliser une manœuvre de Heimlich qui pourra lui sauver la vie.*

SCÉNARIO

FAUSSES ROUTES : CORPS ÉTRANGER RESPIRATOIRE NON OBSTRUCTIF

Lucile, 18 mois, joue dans le salon à l'heure de l'apéritif. Personne ne remarque la cacahuète qu'elle porte à sa bouche.
Soudain, l'enfant présente une violente quinte de toux, semble s'étouffer, devient rouge. Puis tout semble rentrer dans l'ordre en quelques secondes, dans les bras de sa maman...

À SAVOIR

L'inhalation d'un corps étranger dans les voies respiratoires, que l'on appelle aussi « fausse route », est un accident fréquent, représentant 500 à 1 000 cas annuels en France.

La gravité de la situation dépend de l'endroit où le corps étranger, selon sa taille, va rester enclavé.

Dans 80 à 90 % des cas, le corps étranger, de petite taille (pistache, cacahuète, perle...) va glisser le long des voies respiratoires jusque dans les poumons et se bloquer dans une bronche (voir « Pour en savoir plus »).

L'enfant présente une quinte de toux, un bref accès de suffocation et devient rouge pendant quelques secondes. Ces symptômes sont appelés « syndrome de pénétration ». Puis, une fois l'intrus dans le poumon, la respiration n'est plus perturbée et l'enfant reprend en général rapidement une activité normale, **avec disparition de tout symptôme.**

Les signes inquiétants

• Si l'enfant présente une difficulté respiratoire persistante après cet incident (voir chapitre « Difficultés respiratoires »), il est probable que le corps étranger est bloqué dans la trachée. Il peut alors devenir asphyxique (voir chapitre précédent). La situation devient une urgence vraie justifiant un appel immédiat au SAMU (15).

• Ce corps étranger ne peut être évacué spontanément. Il va systématiquement être à l'origine d'une infection pulmonaire. Les signes principaux sont **la toux et la fièvre,** qui vont apparaître dans les jours suivants.

• Il est alors très important de se rappeler du syndrome de pénétration et de le rapporter au médecin qui évoquera la responsabilité d'un corps étranger. Malheureusement, l'incident passe souvent inaperçu et ce n'est qu'après l'échec de plusieurs traitements antibiotiques que l'on évoquera le diagnostic.

POUR EN SAVOIR PLUS
Anatomie des voies respiratoires *(Fig. 1)*

Avant d'arriver dans les voies respiratoires, l'air traverse la cavité nasale ou la cavité buccale, puis le pharynx. Dans la gorge, sous le pharynx, se trouve une bifurcation appelé « carrefour aéro-digestif » qui marque la séparation des voies respiratoires (trachée) et digestives (œsophage) :

– située en avant, la trachée conduit l'air jusqu'aux poumons ;

– situé en arrière, l'œsophage conduit les aliments jusque dans l'estomac.

On parle de fausse route lorsqu'une particule avalée est mal orientée au niveau du carrefour aéro-digestif et bascule dans les voies respiratoires.

Le corps étranger peut alors :

– glisser jusque dans les poumons s'il est de petite taille ;

– rester coincé au niveau du larynx ou de la trachée s'il est de grande taille : il peut alors être obstructif (voir chapitre précédent).

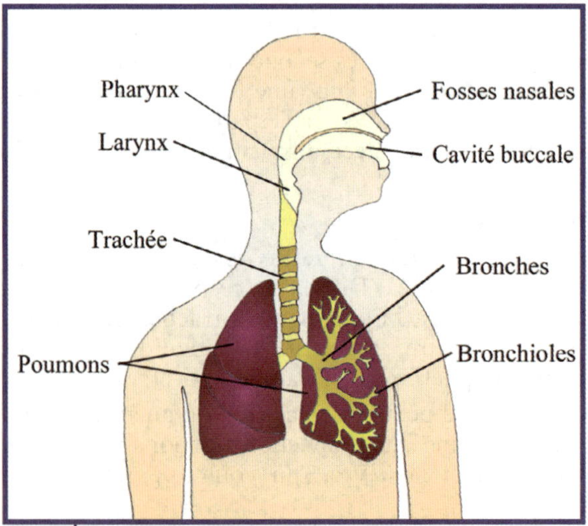

FIG. 1 | Anatomie de l'appareil respiratoire

RÉAGISSEZ !

ATTENTION ! Après un « syndrome de pénétration », si une difficulté respiratoire, même minime, apparaît et dure plus de quelques secondes, appelez immédiatement le SAMU (15).

Le corps étranger intra-pulmonaire, non asphyxique, n'est pas une urgence mais ne doit pas passer inaperçu car il entraînera forcément des complications.

Apprenez donc à connaître les signes du « syndrome de pénétration » et, au moindre doute, consultez un médecin, qui pourra déceler une anomalie en auscultant l'enfant.

Surveillez attentivement la température et les signes d'infection pulmonaire (toux) dans les jours qui suivent.

Une radiographie pulmonaire précoce permettra de mettre rapidement en évidence un foyer d'infection débutant. Le corps étranger sera alors évoqué : il devra être retiré par bronchoscopie.

La bronchoscopie est un examen réalisé sous anesthésie générale. Une fibre optique est introduite par la bouche ou le nez jusque dans les poumons du patient. L'opérateur peut ainsi explorer les bronches et repérer un corps étranger qui sera enlevé grâce à une petite pince.

ÉVITEZ LE PROBLÈME

Quelques règles de conduite simples permettent de minimiser les risques de fausse route chez l'enfant :

- pas de morceaux ou de grains dans l'alimentation avant l'âge de 1 an ;
- pas de cacahuètes ou de pistaches avant l'âge de 4 ans ;
- incitez les enfants au calme pendant les repas, limitez le jeu et les rires ;
- évitez les déplacements « bouche pleine » ;
- encouragez la mastication ;
- rangez hors de portée d'un enfant tout ce qui peut être avalé ;
- prenez garde aux jouets inadaptés à son âge.

RETENEZ L'ESSENTIEL

- L'inhalation de corps étranger intra-pulmonaire se manifeste par un « syndrome de pénétration » très bref, suivi d'un retour rapide à l'état initial, sans aucun symptôme.
- Le corps étranger sera responsable d'une infection pulmonaire dans les jours suivants.

VOIR AUSSI

Difficultés respiratoires de l'enfant (page 53)
Fausses routes : corps étranger respiratoire obstructif (page 71)

Le cas de Lucile : *Lucile vient de présenter un syndrome de pénétration typique : vu le contexte, il est probable qu'une « fausse route » d'une cacahuète en est à l'origine. Si rien n'est fait, l'enfant va développer dans les jours suivants une infection pulmonaire résistante aux traitements. Il faut donc montrer rapidement l'enfant à un médecin qui l'auscultera et proposera une radiographie pulmonaire.*

SCÉNARIO

DOULEURS ABDOMINALES

Julien, 4 ans, se plaint depuis plusieurs jours de douleurs abdominales qui sont très violentes à présent. Il est chaud, abattu. Vous constatez une température à 39 °C...

À SAVOIR

Les douleurs abdominales sont fréquentes chez l'enfant. Isolées ou associées à d'autres symptômes, elles sont bien souvent bénignes mais peuvent parfois révéler une véritable urgence chirurgicale.

Il peut être difficile de détecter la douleur abdominale chez le nourrisson ou le petit enfant, qui exprime mal ses plaintes. Rappelez-vous qu'un bébé qui a mal au ventre aura tendance à replier ses genoux sur son thorax.

Les douleurs abdominales de l'enfant peuvent être associées à d'autres signes, qu'il est important de repérer et de décrire au médecin. Il peut s'agir :

- de fièvre ;
- de vomissements ;
- de constipation ;
- de diarrhée.

Les signes inquiétants

- La fièvre est élevée, supérieure à 38,5 °C.
- La douleur abdominale est violente, permanente.
- Il y a du sang dans les selles ou dans la couche.
- L'enfant présente des vomissements ou refuse de s'alimenter.
- L'enfant est abattu, ou somnolent.

Les causes de douleurs abdominales

- Les douleurs sont parfois simplement liées à une erreur de régime : un excès de féculents, de confiseries, de boissons gazeuses...
- Le stress, l'anxiété peuvent aussi être responsables de douleurs

abdominales. Elles se manifestent alors le plus souvent chez l'enfant scolarisé, lors de la séparation matinale, ou lors d'événements particuliers.

• **Les coliques** sont la cause la plus fréquente des douleurs abdominales du nourrisson avant l'âge de 3 mois. Elles sont banales, en rapport avec des spasmes intestinaux ou liées à un excès de production de gaz dans l'intestin. Elles surviennent le plus souvent en soirée, et l'enfant et souvent calmé par la mise en position verticale.

• **Les gastro-entérites de l'enfant** sont également des causes fréquentes (voir chapitre « Diarrhées »).

• **Les hernies étranglées** sont des causes rares (voir chapitre « Hernies »).

• **L'appendicite** et **l'invagination intestinale** sont deux **urgences chirurgicales** (voir « Pour en savoir plus ») classiquement responsables de douleurs abdominales importantes chez l'enfant. Leur fréquence impose de montrer tout enfant qui souffre du ventre à un médecin dans les 24 heures pour éliminer ces diagnostics qui peuvent avoir des conséquences graves s'ils sont négligés.

POUR EN SAVOIR PLUS
Deux urgences chirurgicales

↘ L'invagination intestinale aiguë

Cette pathologie touche le nourrisson, en général avant 18 mois. Une partie de l'intestin s'emboîte sur lui-même *(Fig. 1)*, comme un doigt de gant se retournant à l'envers. La partie invaginée se retrouve comprimée. Elle est mal vascularisée et peut souffrir de cette situation. Une réaction inflammatoire se développe à ce niveau, à l'origine de la douleur.

La crise douloureuse est brutale, le bébé présente des pleurs, des vomissements, il est pâle, parfois en sueurs. Une accalmie survient en général après la crise, qui se reproduira à un rythme de plus en plus rapide. Du sang peut être retrouvé dans la couche, témoin de la souffrance intestinale.

L'intervention chirurgicale sera bien souvent nécessaire, permettant de faire le bilan des lésions intestinales et de remettre en place le segment intestinal.

↘ L'appendicite aiguë

A la jonction de l'intestin grêle et du gros intestin se trouve le caecum. A ce niveau, on retrouve une formation appelée l'appendice *(Fig. 2)*, qui a la forme d'un doigt de 4 à 8 cm de long. L'appendice est un cul-de-sac, qui s'ouvre d'un seul côté dans l'intestin. Il peut être le siège d'une prolifération microbienne qui va entraîner une réaction inflammatoire : c'est l'appendicite. •••

L'enfant présente des douleurs spontanées, localisées dans la partie basse de l'abdomen, à droite (zone appelée la fosse iliaque droite). Ces douleurs sont accompagnées d'une fièvre modérée, de nausées et de troubles du transit, à type de diarrhée ou de constipation.

Si on laisse évoluer cette inflammation, l'appendice va gonfler, puis finalement se rompre et son contenu va infecter toute la cavité abdominale, provoquant une péritonite. Le traitement de l'appendicite est donc chirurgical, c'est une intervention banale qui consiste à enlever l'appendice.

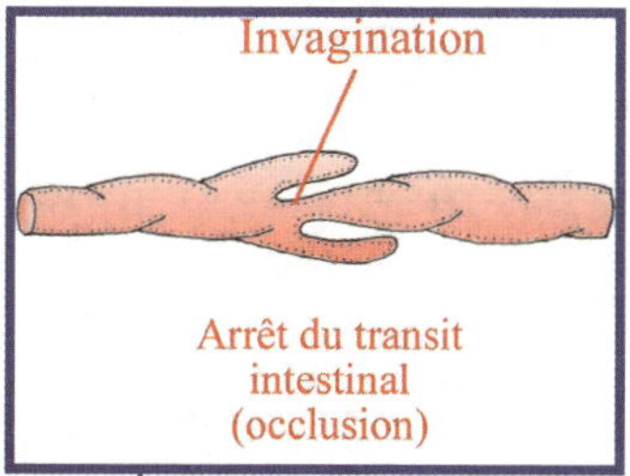

FIG. 1 | Invagination

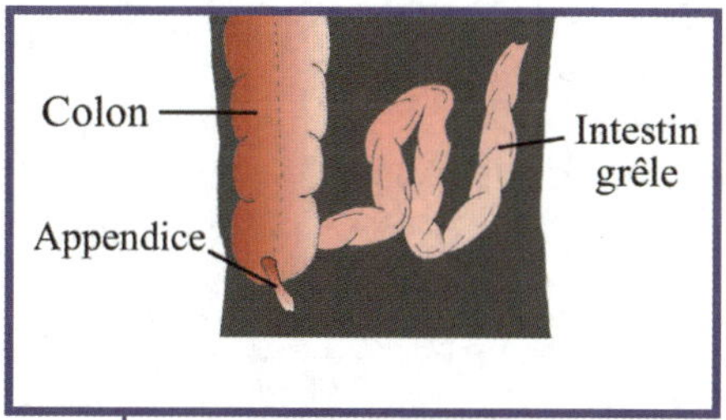

FIG. 2 | Position de l'appendice

RÉAGISSEZ !

• Prenez la température de l'enfant.

ATTENTION ! Tout enfant présentant une douleur abdominale doit être examiné dans les 24 heures par un médecin. Cette consultation doit avoir lieu en urgence si l'enfant a moins de deux ans ou s'il existe au moins un des signes inquiétants cités plus haut.

• Notez l'heure du dernier repas.

• Laissez l'enfant à jeun jusqu'à l'examen du médecin.

• Allongez l'enfant au calme, rassurez-le.

• Évitez de lui donner des médicaments, pas de glace sur le ventre avant l'examen par le médecin.

RETENEZ L'ESSENTIEL

• Les douleurs abdominales sont fréquentes chez l'enfant, le plus souvent bénignes.

• Tout enfant présentant une douleur abdominale doit être montré dans les 24 heures à un médecin.

VOIR AUSSI

Hernies *(page 91)*
Diarrhées *(page 95)*
Intoxications alimentaires *(page 233)*
Calmer la douleur chez l'enfant *(page 315)*

> ***Le cas de Julien :*** *Julien présente plusieurs signes inquiétants (fièvre élevée, douleur violente...). Laissez-le à jeun et consultez en urgence un médecin.*

SCÉNARIO

VOMISSEMENTS

La petite Maïté, 6 ans, est grincheuse et fatiguée. Elle se plaint de vagues douleurs abdominales depuis ce matin et n'a presque rien mangé à midi. Elle vomit à plusieurs reprises dans l'après-midi. Vous retrouvez une température à 38 °C...

À SAVOIR

Les **vomissements** sont le rejet brutal par la bouche, avec effort, des aliments contenus dans l'estomac.

Ils ne doivent pas être confondus avec les renvois, aussi appelés *régurgitations*, que présentent régulièrement les bébés après la tétée. Le renvoi d'une petite quantité de lait est un phénomène normal. Il est donc inutile de s'inquiéter tant que l'enfant prend du poids.

Les vomissements du nourrisson ne sont pas forcément liés à une pathologie. Ils peuvent survenir à cause d'une simple erreur de régime :

- si la diversification du régime est trop précoce ;
- si les repas sont trop importants, ou trop fréquents ;
- si la prise du biberon est trop rapide, ou entraîne une aérophagie par ingestion d'air ;
- si une erreur de dosage a été faite dans la préparation du biberon.

Par contre, si les vomissements sont réguliers, répétitifs chez un nouveau-né, un bilan approfondi sera nécessaire pour éliminer une anomalie anatomique du tube digestif.

Un grand nombre de pathologies peut par ailleurs être à l'origine de vomissements occasionnels (voir « Pour en savoir plus »). A part quelques cas particuliers, où la cause est évidente (mal des transport...), une consultation médicale sera nécessaire pour découvrir et traiter la cause.

Les vomissements sont la plupart du temps sans gravité. Ils peuvent cependant dans quelques cas devenir une réelle urgence. Il est important de bien connaître les signes inquiétants qui doivent motiver une consultation rapide, voire immédiate chez votre médecin ou dans un service d'urgence.

Les deux complications les plus graves sont :

- **la déshydratation**, parfois rapide et catastrophique chez le nourrisson (voir chapitre « Diarrhée ») ;

• **l'étouffement par inhalation** de vomissements, chez le petit enfant, surtout en cas de troubles de la conscience.

Ces deux complications peuvent facilement être évitées si vous savez observer votre enfant, réagir rapidement en cas d'apparition de signes inquiétants, et faire preuve de bon sens en appliquant systématiquement quelques règles simples qui sont détaillées plus loin.

Les signes inquiétants

• Les vomissements sont répétitifs, avec impossibilité d'alimentation, chez un enfant de moins de deux ans, surtout si des diarrhées sont associées.
• Vous avez un doute sur une intoxication.
• L'enfant a reçu un choc sur la tête ou sur le ventre dans les heures précédentes.
• Il y a du sang dans les vomissements.
• Le nourrisson est somnolent, mou, moins réactif que d'habitude.
• Les vomissements sont associés à des douleurs abdominales.
• Les vomissements sont accompagnés de maux de tête.

POUR EN SAVOIR PLUS
Causes des vomissements

De nombreuses pathologies, pour la plupart bénignes, peuvent provoquer des vomissements.

↘ ***Des causes digestives***

– **Les gastro-entérites** (voir chapitre « Diarrhée ») sont la cause la plus fréquente de vomissements. Elles sont liées à une infection du tube digestif, par un virus ou par une bactérie. Les vomissements précèdent en général la diarrhée de quelques heures. Il existe la plupart du temps des douleurs abdominales associées et une fièvre modérée.

– **L'appendicite** (voir chapitre « Douleurs abdominales »).

↘ ***Certaines maladies infectieuses***

Quelques maladies infantiles, comme la scarlatine ou la coqueluche, peuvent être à l'origine de vomissements.

↘ ***Des causes ORL***

Parfois, les otites ou les rhinopharyngites provoquent des vomissement par irritation ou par des écoulements dans la gorge qui déclenchent un réflexe vomitif.

↘ ***Des causes neurologiques***

Migraines, méningites et tumeurs cérébrales (voir chapitre « Maux

•••

de tête ») sont des causes possibles de vomissements, qui sont alors la plupart du temps accompagnées de maux de tête et d'autres troubles neurologiques.

↘ *Les traumatismes crâniens*

L'apparition de vomissements répétés après un choc sur la tête est un signe de gravité qui doit faire redouter une complication (présence d'un hématome intra-crânien). Dans ces circonstances, tout vomissement doit motiver une consultation en urgence.

↘ *Les intoxications*

Les vomissements sont un des premiers symptômes d'un grand nombre d'intoxications : intoxications alimentaires, par champignons ou plantes toxiques, intoxication au monoxyde de carbone, etc.

↘ *Des causes bénignes diverses*

Le mal des transport, mais aussi une vision dégoûtante, une odeur désagréable ou une simple contrariété peuvent dans certaines circonstances déclencher des vomissements.

RÉAGISSEZ

• Pendant les vomissements :

– les vomissements sont une expérience angoissante pour le petit enfant, qui ne comprend pas ce qui lui arrive. Gardez votre calme pour ne pas l'affoler... Rassurez-le en lui parlant doucement ;

– placez-vous derrière lui, un bras autour de sa taille, l'autre main sur son front afin d'éviter qu'il ne se cogne la tête en vomissant *(Fig. 1)*. Dégagez son visage si ses cheveux sont longs ;

– ne laissez jamais un nourrisson qui vomit ou qui vient de vomir sur le dos : si vous le recouchez, allongez-le sur le côté et calez-le avec un oreiller. Ainsi, s'il vomit à nouveau, il ne risque pas de s'étouffer ;

– chez le grand enfant qui vient de vomir : laissez une bassine, une serviette à proximité pour éviter les déplacements précipités qui peuvent être source de chute. Donnez-lui une pastille de menthe ou faites-lui brosser ses dents pour éliminer l'arrière-goût désagréable que laissent les vomissements.

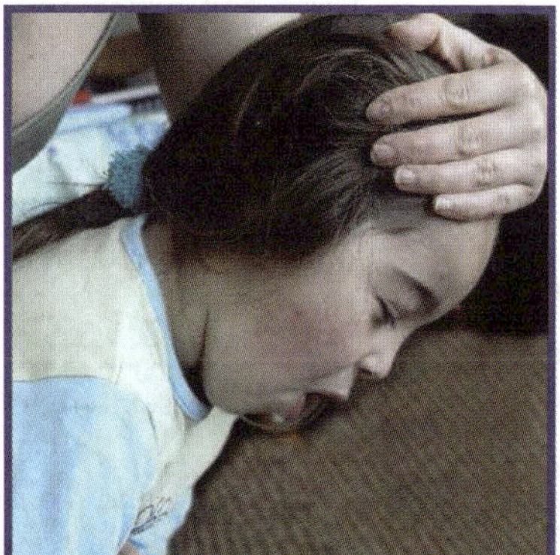

FIG. 1 | Maintien de la tête durant les vomissements

• **Après les vomissements :**

– observez attentivement votre enfant, recherchez des signes inquiétants, demandez-lui s'il a mal au ventre, à la tête... ;

– si un seul signe inquiétant est retrouvé, consultez un médecin en urgence. Si les vomissements surviennent après un traumatisme ou si votre enfant présente des troubles de la conscience, composez le 15 et décrivez précisément la situation... Dans les autres cas, si les vomissements durent plus d'une demi-journée, prenez rendez-vous, sans urgence, chez votre médecin traitant pour retrouver leur cause ;

– vérifiez fréquemment l'absence de diarrhée associée chez le nourrisson ;

– contrôlez la température de l'enfant ;

– menez une enquête rapide sur la cause possible : pensez systématiquement à une intoxication chez le petit enfant, vérifiez les aliments qu'il a consommés dans les dernières heures. Existe-t-il une notion d'épidémie ?

– notez systématiquement chaque épisode de vomissement. Vous devez être capable de décrire précisément au médecin leur nombre, leur horaire, la distance par rapport aux repas et leur aspect ;

– chez le petit enfant, notez également la quantité de boisson qui a pu être absorbée dans la journée afin de pouvoir prévenir efficacement une déshydratation. Pesez le nourrisson deux fois par jour si les vomissements sont fréquents ou s'ils sont associés à des diarrhées ;

– encouragez fréquemment l'enfant à boire, proposez au nourrisson une solution de réhydratation orale (voir chapitre « Diarrhée ») dans son biberon ;

– essayez de réalimenter rapidement l'enfant, surtout s'il a moins de deux ans, afin d'éviter une perte de calories. Proposez des repas fractionnés, plus nombreux mais en petite quantité. Privilégiez une alimentation liquide ou semi-liquide à base de bouillon, purée... ;

– la ré-alimentation progressive du nourrisson après une gastro-entérite est détaillée dans le chapitre « Diarrhée ».

RETENEZ L'ESSENTIEL

• Les vomissements du nourrisson peuvent être liés à une erreur de régime.

• Associés à une diarrhée, les vomissements peuvent conduire rapidement à la déshydratation du nourrisson, qui devient une urgence médicale.

• Réagissez rapidement s'il existe des signes inquiétants associés aux vomissements.

VOIR AUSSI

Douleurs abdominales (page 81)
Diarrhées (page 95)
Intoxications (pages 205 à 236)
Maux de tête (page 15)
Traumatisme crânien (page 171)

Le cas de Maïté : *Prenez rendez-vous chez votre médecin sans urgence, proposez régulièrement à l'enfant de l'eau, du bouillon et surveillez attentivement l'apparition de signes inquiétants. Si des signes de gravité surviennent, laissez-le à jeun et consultez en urgence. Il s'agit probablement d'une simple gastro-entérite mais rien ne permet encore d'affirmer le diagnostic.*

S C É N A R I O

HERNIES

Pendant le bain du petit Hercule, 4 mois, vous êtes soudain affolée par l'apparition d'une tuméfaction, de la taille d'une noix, à l'emplacement de son nombril. L'enfant ne semble pas s'en plaindre et gazouille comme d'habitude. Vous palpez du bout des doigts cette grosseur qui paraît molle et gargouillante.

À SAVOIR

On parle de hernie lorsqu'un organe, ou une partie d'un organe normalement contenu dans la cavité abdominale, sort de cette cavité à travers une zone de faiblesse musculaire.

Les deux hernies les plus fréquentes chez l'enfant sont :

- la hernie ombilicale, au niveau du nombril ;
- la hernie inguinale, au niveau de l'aine.

Le plus souvent, c'est un morceau d'intestin (que l'on appelle une *anse*) qui va se retrouver dans la hernie *(Fig. 1)*, directement palpable sous la peau. On percevra alors une petite tuméfaction, molle et gargouillante. Elle peut être permanente, ou apparaître seulement lors des cris ou des efforts, qui entraînent une augmentation de la pression à l'intérieur de l'abdomen.

Les symptômes de la hernie simple sont minimes. A part la tuméfaction, que vous découvrirez la plupart du temps par hasard, l'enfant décrira parfois une sensation de pesanteur, de gêne, sans douleur réelle.

Attention à la hernie étranglée ! La hernie est une pathologie banale et courante. Mais le risque de toute hernie est l'évolution vers **l'étranglement** *(Fig. 2)*. On parle de hernie étranglée lorsque l'anse intestinale se

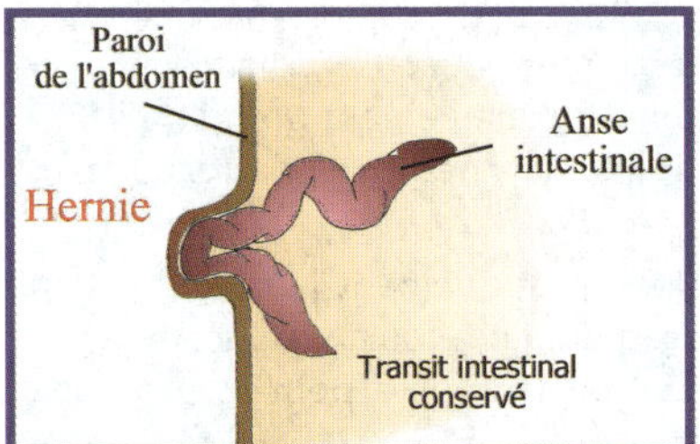

FIG. 1 | Hernie non compliquée

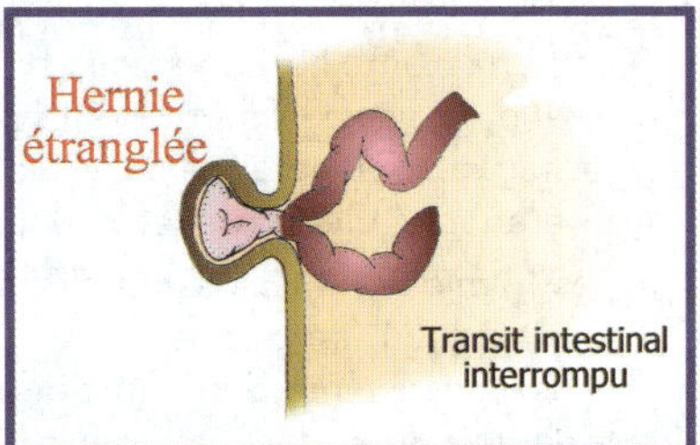

FIG. 2 | Hernie étranglée

retrouve coincée, serrée dans la hernie.

Cette complication est une urgence chirurgicale car :

• l'étranglement crée un obstacle, interdisant la progression des matières. C'est **l'occlusion intestinale** : l'enfant souffre et vomit, son état s'aggrave rapidement ;

• l'étranglement gêne l'irrigation sanguine de l'intestin. Des dégâts irréversibles surviendront en quelques heures si l'anse intestinale n'est pas libérée rapidement ;

• l'étranglement provoque une réaction inflammatoire qui se manifeste par une douleur très importante.

Les signes inquiétants

Vous devez penser à une hernie étranglée si :

• la hernie est douloureuse ;

• l'enfant présente des vomissements ;

• la hernie devient dure ;

• elle augmente de volume ;

• la tuméfaction change de couleur, devient rouge, ou au contraire bleue.

Plus généralement, toute modification d'aspect ou de volume de la hernie justifie une consultation médicale rapide.

POUR EN SAVOIR PLUS
Deux types de hernies

La hernie ombilicale

Dans la hernie ombilicale, l'intestin pousse à travers la paroi musculaire abdominale au niveau d'une zone de faiblesse : le nombril. Cette hernie est plus fréquente chez le prématuré et chez les bébés antillais et africains. Elles est favorisée par une pression abdominale élevée et surviendra ainsi plus souvent en cas de constipation.

La hernie ombilicale ne pose habituellement aucun problème. Elle a tendance à se réduire spontanément lorsque l'enfant grandit. Elle disparaît en général vers l'âge de 4 ans mais nécessite parfois une opération si elle persiste au-delà.

Les hernies ombilicales ne s'étranglent pratiquement jamais. Il est la plupart du temps possible de les réduire en refoulant doucement l'anse prisonnière avec un doigt. Cette manœuvre peut être réalisée au calme, dans un bain chaud.

•••

↘ La hernie inguinale

Dans le cas de la hernie inguinale, une partie de l'intestin peut passer à travers un orifice appelé le canal inguinal. Il apparaît alors un renflement au niveau de l'aine.

Cette hernie, qui peut être bilatérale, est plus fréquente chez le garçon. Elle doit être surveillée attentivement car l'étranglement peut survenir à tout moment. La hernie inguinale du garçon peut en général être réduite facilement. Par contre, chez la petite fille, il est strictement interdit de tenter de réduire une hernie inguinale.

En effet, chez la petite fille, il arrive que l'ovaire traverse le canal inguinal et soit responsable de la hernie. La tuméfaction est alors dure, en forme d'amande. Il s'agit d'une urgence chirurgicale car l'ovaire peut souffrir de façon irréversible de cette situation.

RÉAGISSEZ !

Vérifiez calmement l'absence de signe de gravité.

Si vous retrouvez un signe de gravité :

- laissez l'enfant à jeun ;
- vérifiez sa température ;
- consultez un médecin en urgence.

S'il n'y a pas de signe de gravité :

- il est inutile de consulter en urgence ;
- prenez rendez-vous avec votre médecin traitant pour confirmation du diagnostic ;
- **ne tentez jamais de réduire une hernie inguinale chez une petite fille.**

Dans le cas d'une hernie ombilicale, il sera très rarement nécessaire d'intervenir chirurgicalement. Votre médecin vous conseillera certainement une simple surveillance. Elle disparaîtra le plus souvent avant l'âge de 4 ans.

Les hernies inguinales seront systématiquement opérées chez la petite fille. Chez le garçon, on choisit parfois de repousser l'intervention si l'enfant a moins de 6 mois. Des bandages seront alors mis en place et la hernie devra être étroitement surveillée.

RETENEZ L'ESSENTIEL

- La hernie ombilicale est bénigne, elle disparaît en général spontanément avant l'âge de 4 ans.
- La hernie inguinale risque d'évoluer vers l'étranglement, qui est une urgence chirurgicale.
- Ne tentez jamais de réduire une hernie inguinale chez une petite fille.

VOIR AUSSI

Douleurs abdominales (page 81)

> **Le cas d'Hercule :** *L'enfant présente apparemment une hernie ombilicale, banale et bénigne à cet âge. Ne cédez pas à la panique, il est inutile de vous précipiter aux Urgences. Assurez-vous simplement que la hernie est molle au toucher, indolore. Puis prenez calmement rendez-vous chez votre médecin traitant qui vous rassurera et vous confirmera le diagnostic.*

SCÉNARIO

DIARRHÉES DE L'ENFANT

Cédric, 6 mois, a présenté depuis ce matin 5 épisodes de selles liquides. Ce soir, vous le trouvez mou et geignard, ses yeux sont cernés. Il refuse son biberon du soir.

À SAVOIR

La diarrhée est définie comme une modification du nombre et de la qualité des selles, qui deviennent molles, ou carrément liquides.

Les symptômes pouvant être associés à la diarrhée sont :

- **les vomissements** : ils peuvent précéder ou accompagner la diarrhée. La présence de vomissements rend difficile l'alimentation et peut être à l'origine chez le nourrisson et le petit enfant d'une déshydratation rapide ;
- **les douleurs abdominales ;**
- **le ballonnement** : le ventre de l'enfant est gonflé, tendu, résonne comme un tambour à la percussion ;
- **la fièvre**, qu'il faudra rechercher systématiquement ;
- **la perte de poids :** elle résulte d'une perte de selles insuffisamment compensée par l'apport de liquide. C'est donc un signe de déshydratation.

Les signes inquiétants

• Vous devez consulter rapidement si :

– l'enfant a moins de trois mois ;

– il présente une fièvre élevée supérieure à 38 °C ;

– il y a du sang dans les selles ;

– il refuse toute boisson.

• Vous retrouvez des signes de déshydratation :

– yeux cernés, creux ;

– enfant mou, geignard, ou somnolent ;

– langue sèche ;

– une perte de poids de plus de 5 % du poids initial.

Attention à la déshydratation ! La diarrhée est un phénomène relativement banal et fréquent chez l'enfant. La seule complication à craindre est la déshydratation, qui peut être redoutable. Elle peut survenir rapidement chez le nourrisson et le petit enfant, surtout s'il existe de la fièvre et des vomissements.

Si la perte de poids atteint 5 % du poids initial de l'enfant, il doit en général être hospitalisé. Lorsqu'elle atteint 10 %, une réhydratation par perfusions en service de réanimation doit être décidée.

Il est primordial de savoir reconnaître les premiers symptômes de la déshydratation et de maîtriser quelques règles simples qui vous permettront de la prévenir.

POUR EN SAVOIR PLUS

Les causes de diarrhée

Un épisode de diarrhée chez l'enfant n'est pas forcément en rapport avec une pathologie. Il peut être causé par :

– un changement d'habitude alimentaire ;

– un coup de froid ;

– une simple crise d'anxiété ;

– une erreur dans la préparation du biberon ;

– une diversification trop précoce de l'alimentation chez le nourrisson, comme par exemple l'introduction de jus de fruits sucré ;

– certains antibiotiques et d'autres médicaments courants peuvent également être responsables de la diarrhée.

Parmi les **pathologies responsables** de diarrhée, on retrouve :

– **les gastro-entérites** : C'est la cause principale de diarrhée chez l'enfant. Elles sont d'origine infectieuse, causées par un virus ou une bactérie qui se multiplie dans le tube digestif. Elles se manifestent d'abord par des vomissements ; puis apparaissent les douleurs abdominales et la diarrhée, en général associées à une élévation de température ;

– **certaines affections non digestives**, comme une otite, ou une simple poussée dentaire sont des causes classiques des diarrhées de l'enfant ;

– enfin, chez le nourrisson, la diarrhée peut être en rapport avec **une allergie ou une intolérance alimentaire**. La plus fréquente est l'intolérance aux protéines du lait de vache.

Le traitement de la diarrhée

Dans certains cas, une prescription médicamenteuse sera utile, mais en général limitée. Les principales familles de médicaments pouvant être prescrites sont les suivantes :

•••

– la flore intestinale peut être rééquilibrée par des produits appelés **flores de complément** (Lactéol®, Ultralevure®, Lyobifidus®...) ;

– les pansements intestinaux (Smecta®...) diminuent la douleur et améliorent le transit, ils sont sans danger ;

– les antiseptiques intestinaux (Ercéfuryl®...) peuvent être prescrits. Ils sont actifs sur certaines bactéries, mais sont inefficaces sur la majorité des diarrhées qui sont d'origine virale ;

– les médicaments anti-diarrhéiques doivent être utilisés avec beaucoup de précaution chez l'enfant (un certain nombre est d'ailleurs contre-indiqué avant l'âge de 24 mois).

Si l'épisode se prolonge au-delà de quelques jours, votre médecin vous prescrira certainement une analyse des selles.

RÉAGISSEZ !

• Tout épisode de diarrhée prolongé plus de 24 heures justifiera une consultation médicale, qui n'est pas urgente en l'absence de signes de gravité. Une hydratation suffisante et quelques règles diététiques simples peuvent suffire à améliorer la situation.

• Vérifiez l'aspect des selles : sont elles molles, carrément liquides, sanglantes ? Il est important de pouvoir les décrire à votre médecin.

• Consultez très rapidement votre médecin si vous retrouvez un des signes inquiétants cités plus haut. Vous devez également consulter si une diarrhée isolée, sans signe de gravité, dure plus de 48 heures.

• Chez le nourrisson, notez précisément le nombre de selles quotidiennes.

• Pesez le nourrisson dès le premier épisode de diarrhée. Puis pesez-le deux fois par jour, matin et soir, pour détecter et chiffrer la perte de poids.

• **Appliquez systématiquement deux règles de base face à une diarrhée :**

– réhydratez précocément un enfant diarrhéique,

– réalimentez-le précocément avec des aliments adaptés.

Comment réhydrater l'enfant ?

Il est important de faire boire très fréquemment un enfant diarrhéique pour éviter la déshydratation.

Un nourrisson ne doit pas être réhydraté avec de l'eau pure mais avec des **solutions de réhydratation** spécialement conçues à cet effet, en vente en pharmacie. Les principales solutions de réhydratation actuellement sur le marché sont présentées ci-dessous.

Solution de réhydratation	Fabricant	Préparation
ADIARIL	Gallia	1 sachet dans 200 mL d'eau
ALHYDRATE	Nestlé	
BLEDILAIT	Bledina	
FANOLITE	Bioprojet	
GES45	Gallia	
HYDRIGUOZ	Guigoz	
LYTREN	Mead-Johnson	
PICOLITE	Picot	

Proposez toutes les 30 minutes au nourrisson un biberon préparé avec 200 mL d'eau minérale et un sachet d'une de ces solutions.

Comment le réalimenter ?

• **Chez le nourrisson**, la conduite à tenir en cas de diarrhée est aujourd'hui bien codifiée, selon l'âge de l'enfant. Les grands principes sont résumés dans le tableau ci-dessous.

Âge de l'enfant	Conduite à tenir	Produits à utiliser
Moins de 1 mois	Reprendre l'alimentation le jour même Utilisez un lait de régime pendant une dizaine de jours, puis reprenez progressivement le lait habituel	*Lait de régime :* Galliagène Progress Alfaré Pepti Junior
1 à 4 mois	Reprendre l'alimentation immédiatement Lait de régime pendant 6 à 8 jours Puis réintroduire progressivement le lait antérieur	*Lait de régime :* ALL 110 Blédilait AD Diargal Picot AD
Plus de 5 mois	Reprise du lait habituel après 24 h Aliments anti-diarrhéiques classiques	Riz, banane, pomme crue, coing

• **Chez l'enfant plus grand :** débutez précocement la réalimentation par des aliments anti-diarrhéiques : riz, banane, pomme crue, coing...

RETENEZ L'ESSENTIEL

• Un épisode de diarrhée peut conduire rapidement à une déshydratation, catastrophique chez le petit nourrisson.

• Surveillez plusieurs fois par jour le poids de l'enfant.

• Réhydratez-le régulièrement avec une solution adaptée et reprenez rapidement l'alimentation.

TRUCS/ASTUCES/INFOS DIVERSES

Pour réhydrater un enfant efficacement lorsque vous n'avez pas sous la main les produits commerciaux prévus à cet effet, une solution de réhydratation particulièrement adaptée aux diarrhées de l'enfant peut être artisanalement préparée avec 40 g de sucre ordinaire (4 cuillères à soupe), 3,5 g de sel de cuisine (une demi-cuillère à café) dans 1 L d'eau. Si l'âge de l'enfant le permet, l'absorption de bananes apporte le potassium indispensable pour compléter cette formule.

Le cas de Cédric : *Il est préoccupant car il associe une perte de selles importante et une difficulté d'alimentation. Les yeux cernés et le manque de tonus sont des signes de déshydratation. Pesez l'enfant. Montrez-le en urgence à un médecin. Il est probable qu'une hospitalisation sera nécessaire, vu le jeune âge de l'enfant.*

SCÉNARIO

CONSTIPATION

En vacances au bord de la mer depuis 4 jours, la petite Loannah, âgée de quatre ans, n'a toujours pas eu de selles. Elle décrit ce matin une vague douleur abdominale et refuse de manger…

À SAVOIR

La constipation se définit comme une difficulté à évacuer les selles, qui deviennent rares et dures. En pratique, on parle de constipation lorsque :

- un enfant a moins de trois selles par semaine ;
- un nourrisson a moins d'une selle par jour.

La constipation peut être isolée ou accompagnée d'autres signes, anodins ou plus inquiétants, qu'il est important de connaître :

- la défécation est rendue douloureuse par les selles dures. Si cette situation persiste, on pourra voir apparaître des microfissures au niveau de l'anus, qui sont très douloureuses et peuvent même saigner, laissant des traces de sang dans les selles ;
- l'enfant peut être ballonné, son abdomen est distendu par l'air emprisonné dans l'intestin ;
- parfois, le petit enfant, propre depuis peu, peut refaire pipi au lit à l'occasion d'un épisode de constipation. En effet, l'intestin rempli de matières comprime la vessie et rend difficile le contrôle des urines.

Les signes inquiétants

- L'enfant se plaint de douleurs abdominales.
- La constipation s'accompagne d'une perte d'appétit.
- Il existe des nausées ou des vomissements.
- Le nourrisson cesse de prendre du poids.

Consultez rapidement un médecin en cas de constipation chez un nouveau-né.

Les causes de constipation

La plupart du temps, la constipation n'est pas en rapport avec une pathologie. Elle résulte le plus souvent d'une mauvaise hygiène alimentaire ou d'une changement de mode de vie. Chez le nourrisson, elle peut être déclenchée par une simple tension psychologique, une anxiété, ou un conflit entre la mère et l'enfant.

Certaines pathologies, dont certaines sont des urgences chirurgicales, peuvent néanmoins être responsables de constipation.

Ainsi, chez le nouveau-né, l'absence ou la rareté des selles doit motiver une consultation rapide car il peut s'agir d'une malformation anatomique ou d'une anomalie congénitale du tube digestif.

L'absence de selles peut aussi être un signe d'occlusion intestinale (voir chapitre « Douleurs abdominales »), qui est une urgence chirurgicale. **Dans ce cas, la constipation n'est jamais isolée, le tableau est en général dominé par les douleurs abdominales.**

Enfin, certains médicaments peuvent occasionner des constipations. C'est le cas de certains médicaments contre la toux, ou des médicaments anti-diarrhéiques (qui n'ont que peu d'indications chez l'enfant).

··→ *RÉAGISSEZ !*

• Tout d'abord, assurez-vous de la réalité de la constipation. Notez avec précision la fréquence des selles, leur aspect.

• Recherchez la présence des signes inquiétants cités plus haut :

– vérifiez l'absence de douleurs abdominales en palpant doucement, avec des mains chaudes, le ventre de l'enfant ;

– existe-t-il une perte d'appétit ?

– présente-t-il des nausées ou des vomissements ?

– s'il s'agit d'un nourrisson, continue-t-il à prendre du poids ?

• Si vous retrouvez au moins un signe inquiétant, prenez rapidement rendez-vous chez votre médecin traitant.

• Si la constipation est isolée, sans signe inquiétant, mettez en place quelques règles diététiques simples qui devraient arranger la situation en quelques jours :

– **chez le bébé :** modifiez la préparation du biberon. Utilisez pour moitié de l'eau Hépar®, et pour moitié votre eau minérale habituelle. Un biberon sur deux sera préparé ainsi pendant quelques jours. N'utilisez jamais l'eau Hépar® de façon systématique pendant plus d'une semaine, elle risque de perturber l'équilibre en sels minéraux de l'enfant. Proposez-lui régulièrement un biberon d'eau pure entre les repas ;

– **à partir de trois mois :** proposez fréquemment à l'enfant des jus de fruit et des compotes (en évitant coings et bananes), des légumes verts mixés ;
– **chez l'enfant plus grand :** interdisez temporairement le chocolat. Évitez les pâtes, le riz, les sucreries, la semoule, les bananes, la pomme crue, les coings. Réduisez la consommation de sucre, qui peut être remplacé par du miel. Augmentez la consommation de laitages, de légumes verts et de fruits. Donnez-lui une fois par semaine des légumes secs, très riches en fibres (lentilles, haricots secs). Faites boire l'enfant régulièrement, surtout de l'eau, ou des jus d'orange **sans sucre**. Deux à trois fois par semaine, donnez-lui du pain complet au son.

Surveillez l'hygiène de vie de votre enfant, encouragez l'activité physique, quelques heures de marche par semaine ne peuvent qu'améliorer son transit intestinal.

Enfin, chez le petit enfant, dédramatisez la situation. Veillez à ne pas laisser s'installer une véritable « phobie du pot ». La défécation ne doit pas devenir la source d'intérêt de toute la famille.

En cas de persistance de la constipation, votre médecin vous prescrira certainement un médicament à base d'huile de paraffine.

ATTENTION ! Ne donnez jamais un laxatif à un enfant sans prescription médicale.

ÉVITEZ LE PROBLÈME

• Adoptez chez le petit enfant une attitude simple et naturelle, sans interdits ni tabous, vis-à-vis des selles et de la défécation. L'enfant ne doit jamais détecter de dégoût de votre part.

• Quand il commence à devenir propre, installez toujours l'enfant confortablement pour aller à la selle. Son pot doit être placé dans un endroit calme, au chaud.

• Lorsqu'il grandit, installez une lunette de siège adaptée à sa taille pour éviter toute appréhension.

• Évitez de le stresser, laissez-lui le temps suffisant, ne le pressez pas pour aller à la selle.

• Veillez à son hygiène alimentaire : pas d'abus de chocolat ni de féculents, diversifiez son alimentation en lui proposant des légumes verts plusieurs fois par semaine et au moins un fruit par jour.

RETENEZ L'ESSENTIEL

- La constipation, lorsqu'elle est isolée, est le plus souvent le reflet d'une mauvaise hygiène alimentaire.
- Toute constipation chez le nouveau-né (moins d'une selle par jour) doit motiver une consultation médicale rapide.
- Toute constipation associée à des douleurs abdominales ou à des vomissements peut être une urgence. Consultez rapidement votre médecin.
- Ne donnez jamais de médicament laxatif à un enfant sans prescription médicale.

VOIR AUSSI

Vomissements (page 85)
Diarrhées (page 95)
Douleurs abdominales (page 81)

Le cas de Loannah : *Il est probable que l'épisode actuel de constipation soit en rapport avec le changement de mode de vie et d'habitudes alimentaires pendant le séjour en vacances. Cependant, la perte d'appétit et l'apparition de douleurs abdominales sont des signes d'alerte qui doivent motiver une consultation chez le médecin pour éliminer une autre cause.*

SCÉNARIO

CORPS ÉTRANGERS AVALÉS

Aurélien, 5 ans, joue avec le porte-monnaie de sa maman.
Sa mère le surprend alors qu'il porte une pièce de deux centimes à sa bouche. Elle pousse un cri. L'enfant a un mouvement de recul et avale la pièce. Effrayé, il éclate en sanglot mais ne présente aucun symptôme particulier...

À SAVOIR

Il est fréquent qu'un enfant avale involontairement un petit objet non comestible. Cailloux, boutons, morceaux de jouets, perles, petites pièces de monnaie, noyaux, barrettes, épingles... la liste des objets déglutis est sans fin. Dans plus de 95 % des cas, cet incident restera sans conséquence. L'objet indésirable va cheminer normalement le long du tube digestif *(Fig. 1)* et sera éliminé dans les selles, 1 à 4 jours plus tard.

Quelques situations méritent néanmoins une attention particulière :

• **les objets pointus ou coupants (épingles, clous, vis...)** : ils traverseront souvent sans problème le tube digestif. Cependant, il arrive que ce type de corps étranger soit à l'origine d'une perforation digestive : la paroi de l'intestin, transpercée par l'objet, va alors laisser suinter son contenu à l'intérieur de la cavité abdominale. Une infection appelée **péritonite**, entraînant fièvre et douleurs, risque alors de se déclarer dans les jours qui suivent ;

• l'absorption de ces corps étrangers nécessite donc une consultation médicale rapide. Bien souvent, on choisira par sécurité de réaliser une *fibroscopie gastrique* pour aller chercher l'objet dans l'estomac ;

• **les objets de gros calibre avec des arêtes vives et les pièces de monnaie crantées sur leur tranche** : ils peuvent rester bloqués dans la partie supérieure de l'œsophage. L'enfant présentera alors immédiatement une sensation de gêne, des troubles de déglutition, une hypersalivation, et des vomissements à chaque tentative d'alimentation. Une hospitalisation de 24 heures en milieu spécialisé sera indispensable pour réaliser l'extraction du corps étranger sous anesthésie générale ;

• **les micropiles** : ces petits objets (appelés aussi piles-boutons) sont aujourd'hui présents dans la plupart des jouets électroniques. Leur ingestion peut être à l'origine d'une grave intoxication. En effet, ces piles contiennent des substances très toxiques (acide, mercure, argent...). Si le joint en plastique qui entoure la pile devient perméable, ces produits sont capables d'attaquer la paroi du tube digestif et de provoquer de graves lésions (voir chapitre « Intoxication par les jouets »).

Les signes inquiétants

- L'enfant a des difficultés respiratoires.
- L'enfant présente de violents vomissements.
- L'enfant présente du sang dans les selles.

POUR EN SAVOIR PLUS
Anatomie du tube digestif *(Fig. 1)*

Les différents segments du tube digestif, d'une longueur totale d'environ 10 mètres chez l'adulte, s'étendent de la bouche à l'anus. Poussés par les contractions musculaires des parois digestives, les aliments cheminent et sont transformés tout au long de leur parcours, qui dure de 8 à 24 heures. Ils vont successivement traverser :

– **l'œsophage :** tube d'environ 25 cm chez l'adulte, il part du pharynx, traverse le thorax, et s'abouche avec l'estomac,

– **l'estomac :** poche musculaire où les aliments sont brassés et transformés, il est situé entre l'œsophage et l'intestin grêle,

– **l'intestin grêle :** tube musculaire d'environ 3 cm de diamètre chez l'adulte, long de 7 à 8 mètres, qui part de l'estomac, et débouche dans le gros intestin,

– **le gros intestin :** tube musculaire de plus gros calibre, il comprend le caecum (où on trouve l'appendice...), le colon et le rectum, qui débouche sur l'anus.

TECHNIQUE MÉDICALE
La fibroscopie gastrique

LE FIBROSCOPE *(Fig. 2)* EST UN PETIT TUYAU, MUNI D'UNE FIBRE OPTIQUE, QUI EST INTRODUIT PAR LA BOUCHE JUSQUE DANS L'ESTOMAC. CETTE TECHNIQUE PERMET DE VISUALISER LE CONTENU ET LES PAROIS DE L'ŒSOPHAGE ET DE L'ESTOMAC. LE FIBROSCOPE EST ÉGALEMENT ÉQUIPÉ D'UNE PINCE POUR SAISIR UN ÉVENTUEL CORPS ÉTRANGER. L'EXAMEN PEUT ÊTRE RÉALISÉ SANS ANESTHÉSIE CHEZ UN ADULTE COOPÉRANT, MAIS IL NÉCESSITERA UNE ANESTHÉSIE GÉNÉRALE CHEZ L'ENFANT.

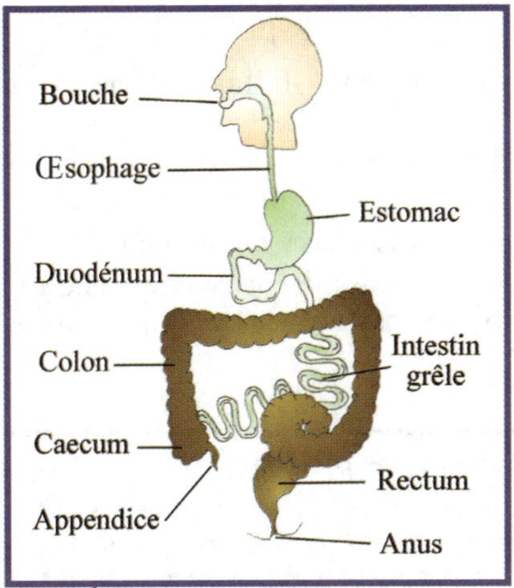

FIG. 1 | Anatomie du système digestif

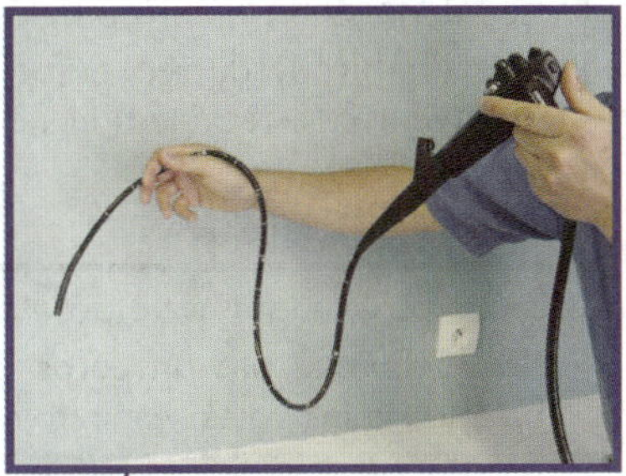

FIG. 2 | Fibroscope

RÉAGISSEZ !

- Vérifiez l'absence de trouble respiratoire.
- Pas de panique... il n'y a pas de danger immédiat.
- Laissez votre enfant à jeun jusqu'à avis médical.
- Conduisez tranquillement votre enfant dans un service d'urgence pour réaliser une radiographie qui permettra de localiser le corps étranger s'il est radio-opaque (métal..).
- Selon la nature de l'objet et sa localisation, on vous proposera une fibroscopie avec hospitalisation de 24 heures dans un service spécialisé, ou une simple surveillance à domicile.
- Pour accélérer l'élimination, faites absorber à l'enfant dans les jours qui suivent de la mie de pain, des légumes verts, et de la confiture de rhubarbe qui facilite l'enrobement et la progression de l'objet.
- Surveillez les selles pour détecter l'élimination du corps étranger.
- Consultez rapidement un médecin en cas de survenue de douleurs abdominales.
- Une radiographie de contrôle à 48 heures peut être réalisée pour surveiller la progression de l'objet indésirable.

ATTENTION ! Faites la différence entre un corps étranger dégluti, sans symptômes et sans danger immédiat et un corps étranger pulmonaire (voir chapitre « inhalation de corps étrangers ») qui peut être une urgence vitale... Au moindre doute, si l'enfant est gêné pour respirer, faites le 15.

ÉVITEZ L'ACCIDENT

• Avant trois ans, n'autorisez jamais un jouet de taille inférieure à 3 cm.

• Ne laissez pas l'enfant jouer seul dans la chambre de ses grands frères et sœurs.

• Évitez de laisser traîner épingles, bijoux et pièces de monnaie.

• Prenez l'habitude de récupérer les micropiles des jeux électroniques. Elles peuvent être recyclées et ne doivent pas traîner dans la poubelle.

RETENEZ L'ESSENTIEL

• Un corps étranger avalé pose rarement des problèmes.

• Ne confondez pas un corps étranger avalé et un corps étranger inhalé (dans les voies respiratoires), qui peut être une urgence vitale.

VOIR AUSSI

Fausses routes (pages 71 à 80)
Intoxications par jouets (page 209)

Le cas d'Aurélien : *Le petit Aurélien ne présente pas de troubles respiratoires. La petite pièce de monnaie a donc certainement été avalée. Il n'y a pas d'urgence. Consultez par principe un médecin. Une radiographie vous sera peut-être prescrite pour vérifier la position de la pièce... qui sera normalement éliminée en quelques jours dans les selles.*

SCÉNARIO

INFECTIONS URINAIRES

Marine, 6 ans, se plaint depuis 48 heures de légères brûlures lorsqu'elle urine. Ce matin vous la trouvez irritable et fatiguée. Sa température est à 38 °C, elle a fréquemment envie d'uriner et décrit des douleurs dans le bas du ventre...

À SAVOIR

Une infection survient lorsque des bactéries, qui viennent le plus souvent du rectum et de l'anus, pénètrent et se développent dans les voies urinaires. Les infections urinaires sont assez fréquentes chez le nourrisson. Plus tard, elles prédominent chez les petites filles.

Les symptômes évocateurs d'infection urinaire sont :

- des douleurs, le plus souvent à type de brûlures, lors de l'émission d'urine ;
- un besoin fréquent d'uriner, avec parfois émission de quelques gouttes seulement ;
- des pertes d'urines, inhabituelles, chez un enfant déjà propre ;
- des douleurs dans le bas de l'abdomen, irradiant parfois dans le dos ;
- de la fièvre, modérée le plus souvent ;
- des urines troubles et malodorantes.

Chez le bébé et le petit enfant, les symptômes sont bien souvent moins évidents. Il faudra savoir penser à une infection urinaire si vous constatez :

- une fièvre inexpliquée ;
- une irritabilité ou une apathie anormale ;
- une stagnation de la courbe de poids ;
- parfois même une diarrhée ou des vomissements.

N'oubliez jamais, quel que soit l'âge de votre enfant, qu'il est très important de savoir détecter précocément une infection urinaire. En effet, si on la néglige, l'infection qui touche initialement la vessie, risque de s'étendre à tout l'arbre urinaire, et notamment d'atteindre et d'endommager les reins (voir « Pour en savoir plus »).

Le diagnostic d'infection urinaire sera confirmé par l'analyse d'urine, qui doit être réalisée dans de bonnes conditions (voir « Technique »).

En cas d'infections récidivantes, un bilan plus complet sera certainement demandé par votre médecin. Un spécialiste pourra réaliser une échographie et une cystographie (réalisation de clichés après opacification des voies urinaires), afin d'éliminer une malformation, qui favorise la survenue des infections.

Le traitement comprendra seulement la prise d'antibiotiques par la bouche si l'infection reste localisée à la vessie (on parle alors de **cystite**). Par contre, en cas d'infection urinaire haute, touchant le rein, une hospitalisation et un traitement antibiotique par voie intra-veineuse seront nécessaires.

POUR EN SAVOIR PLUS

Les reins sont des glandes en forme de haricot dont le rôle est de filtrer le sang, et d'éliminer les déchets toxiques sous forme d'urine. L'urine part donc du rein et s'écoule ensuite à travers des conduits appelés **uretères**, qui débouchent dans **la vessie** *(Fig. 1)*. Au point de jonction entre les uretères et la vessie, il existe une valve qui empêche le reflux de l'urine vers le haut.

Les reins déversent dans la vessie un filet presque continu d'urine. Lorsque la vessie est pleine, on ressent une envie d'uriner. L'urine est alors évacuée volontairement ou involontairement selon l'âge, à travers un conduit appelé **l'urètre**.

L'urètre d'un garçon est environ 5 fois plus long que l'urètre d'une fille. Ceci explique que les infections urinaires sont plus fréquentes chez la petite fille, puisque les bactéries ont moins de chemin à parcourir pour atteindre la vessie.

RÉAGISSEZ !

• Pensez à l'infection urinaire devant une fièvre sans raison apparente, ou un autre des symptômes évoqués plus haut.

• Consultez votre médecin assez rapidement (dans la journée de préférence). Plus l'infection sera traitée tôt, plus vite elle sera guérie.

• En attendant la consultation médicale, faites boire beaucoup d'eau à l'enfant.

• Vous pouvez, en cas de fièvre ou de douleur, lui donner des médicaments à base de paracétamol (Doliprane®, Efferalgan®, Dafalgan®...) aux doses prescrites habituellement par votre médecin traitant.

• Sachez réaliser correctement le prélèvement d'urines, qui vous sera certainement prescrit (voir « Technique »).

• Respectez la durée du traitement antibiotique. Ne l'écourtez surtout pas, même si l'enfant ne se plaint plus.

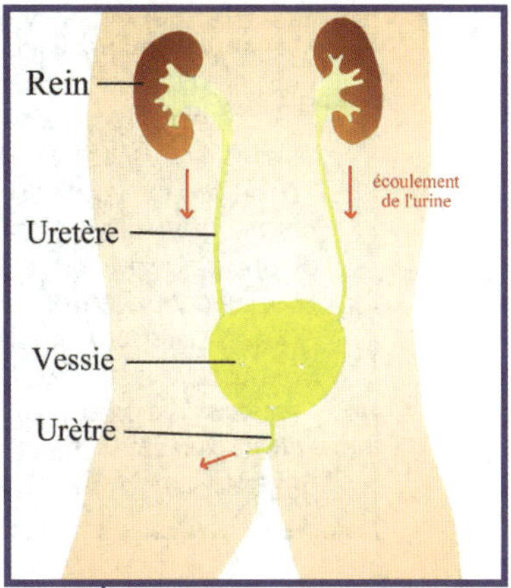

FIG. 1 | Anatomie du système urinaire

ÉVITEZ LE PROBLÈME

Un certain nombre de précautions peut permettre de réduire la fréquence des infections urinaires.

• Donnez-lui l'habitude :

– de boire beaucoup d'eau au cours de la journée ;

– d'uriner à intervalles réguliers ;

– de bien vider sa vessie lorsqu'il urine. Par exemple, demandez-lui de rester aux toilettes, de compter jusqu'à 20 après avoir uriné et d'essayer à nouveau.

• Apprenez-lui à s'essuyer d'avant en arrière après être allé à la selle. Ceci évite de contaminer les voies urinaires avec des bactéries contenues dans les selles.

• Baignez-le ou douchez-le tous les jours.

• Utilisez un savon hypoallergénique pour la toilette des organes génitaux.

• Portez de préférence des sous-vêtements de coton.

Malgré ces précautions, si votre enfant présente des infections urinaires fréquentes, un bilan spécialisé simple, à la recherche d'une malformation, doit être entrepris.

TECHNIQUE
Le prélèvement d'urines

- L'ANALYSE D'URINES VA PERMETTRE DE DÉTECTER LES BACTÉRIES, DE DIAGNOSTIQUER UNE INFECTION, PUIS DE SURVEILLER L'EFFICACITÉ DU TRAITEMENT. IL EST IMPORTANT QUE LE PRÉLÈVEMENT D'URINES SOIT BIEN RÉALISÉ POUR NE PAS FAUSSER LES RÉSULTATS DE L'ANALYSE.
- SI VOTRE MÉDECIN PRESCRIT UNE ANALYSE D'URINES, IL VOUS REMETTRA CERTAINEMENT UN TUBE À PRÉLÈVEMENT ET CE SERA À VOUS DE RECUEILLIR LES URINES : RESPECTEZ LES CONSIGNES QUI SUIVENT :

• SI L'ENFANT EST GRAND ET URINE À LA DEMANDE, LA TECHNIQUE EST SIMPLE. IL SUFFIT DE NETTOYER PRÉALABLEMENT LES ORGANES GÉNITAUX AVEC UNE COMPRESSE STÉRILE ET UNE SOLUTION ANTISEPTIQUE (AMUKINE®). LE PÉNIS DOIT ÊTRE DÉCALOTTÉ CHEZ LE GARÇON. PRATIQUEZ AVEC DES GESTES DOUX, AFIN D'ÉVITER UNE ÉMISSION INVOLONTAIRE D'URINE ;

• CHEZ LE PETIT ENFANT QUI NE PEUT URINER À VOLONTÉ, ON DOIT UTILISER UN COLLECTEUR D'URINES *(FIG. 2)*. CE DISPOSITIF À USAGE UNIQUE, EN VENTE EN PHARMACIE, VOUS SERA PRESCRIT PAR VOTRE MÉDECIN. IL EST TRÈS SIMPLE D'UTILISATION *(Fig. 3)* :

- ALLONGEZ L'ENFANT SUR LE DOS, JAMBES ÉCARTÉES ET REPLIÉES ;
- RÉALISEZ UNE TOILETTE SOIGNÉE DES FESSES ET DES ORGANES GÉNITAUX, SUIVIE D'UN SÉCHAGE MÉTICULEUX ;
- RETIREZ LA PASTILLE CENTRALE DE LA POCHE, DONNEZ-LUI DU VOLUME EN LA TIRANT PAR L'EXTÉRIEUR ;
- POSEZ LA POCHE AUTOUR DU SEXE DE L'ENFANT. VÉRIFIEZ L'ÉTANCHÉITÉ ;
- HABILLEZ L'ENFANT, EN LAISSANT DÉPASSER UN COIN DE LA POCHE POUR VÉRIFIER L'ÉMISSION D'URINES ;
- ENLEVEZ LA POCHE DÈS QUE POSSIBLE POUR ÉVITER L'IRRITATION DE LA PEAU. LES URINES DE LA POCHE SONT ENSUITE TRANSVASÉES DANS UN FLACON À PRÉLÈVEMENT STÉRILE.

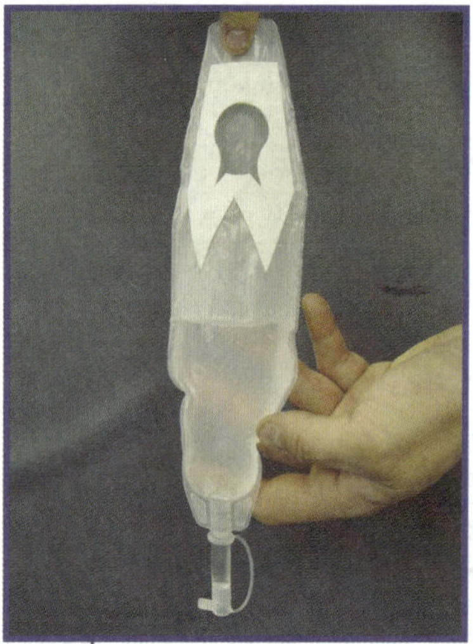

FIG. 2 | Collecteur d'urines

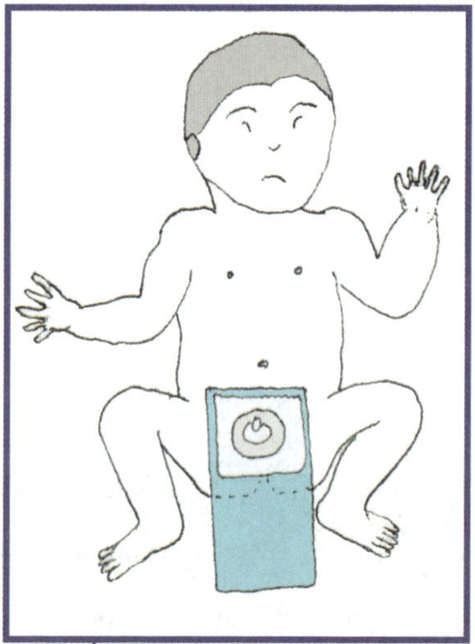

FIG. 3 | Pose d'un collecteur d'urines

RETENEZ L'ESSENTIEL

- Les infections urinaires sont courantes et bénignes chez l'enfant.
- Les brûlures urinaires sont le symptôme le plus fréquent.
- Recherchez une infection urinaire pour toute fièvre inexpliquée chez un bébé.

***Le cas de Marine**: Marine présente les symptômes d'une infection urinaire débutante. Consultez rapidement un médecin, qui confirmera le diagnostic par une analyse d'urines et débutera un traitement antibiotique. Par la suite, respectez les précautions exposées plus haut, afin de minimiser le risque de récidive.*

SCÉNARIO

PROBLÈMES DE PÉNIS : PHIMOSIS ET PARAPHIMOSIS

Lors de la toilette d'Ernest, 4 ans, vous parvenez, avec difficulté, à décalotter son pénis. Malheureusement, il vous est impossible de remettre le prépuce en place. Pensant que la situation se réglera d'elle-même, vous rhabillez l'enfant. Une heure plus tard, Ernest hurle de douleur et vous découvrez un gland rouge et très augmenté de volume...

À SAVOIR

L'extrémité du pénis, que l'on appelle le gland, est normalement recouvert par un repli de peau mobile, le **prépuce**. Chez le nourrisson, le prépuce est accolé au gland mais, chez le grand enfant et l'adulte, il peut coulisser et être ramené en arrière pour permettre le décalottage *(Fig. 1)*. Cette manœuvre devient habituellement possible entre deux et quatre ans.

Chez certains enfants, le prépuce est trop serré et reste adhérent. Le gland ne peut pas être décalotté. On parle alors de **phimosis**. Il est fréquent, banal, mais source d'irritations et d'infections locales à répétition car le gland ne peut pas être nettoyé correctement.

Si le décalottage reste impossible après l'âge de 5 ans, une intervention chirurgicale, pratiquée sous anesthésie générale, sera probablement nécessaire. Le prépuce sera soit simplement libéré de ses adhérences, soit élargi, soit enlevé totalement (c'est la **circoncision**).

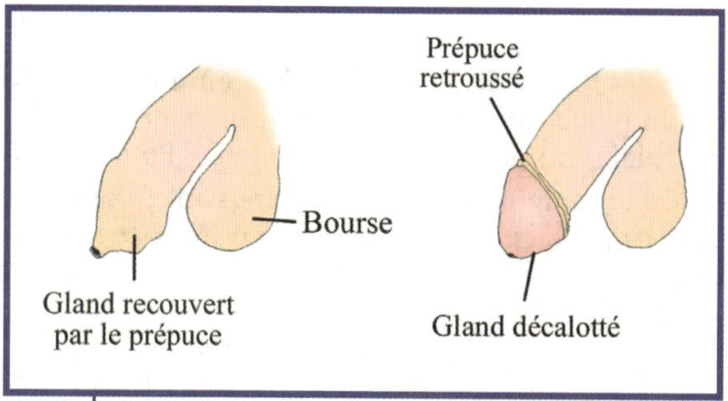

FIG. 1 | Décalottage du pénis

POUR EN SAVOIR PLUS
Le paraphimosis, une urgence vraie

Le paraphimosis est une complication possible du phimosis. Parfois les parents, voulant bien faire, essaient de décalotter en forçant sur le gland de l'enfant. Il arrive alors que le prépuce trop serré, une fois ramené en arrière, ne puisse plus revenir en place. Le prépuce retroussé forme alors un anneau de peau qui fait l'effet d'un garrot et empêche le sang de circuler dans le gland *(Fig. 2)*.

Rapidement, le gland va gonfler et devenir douloureux. Le prépuce doit alors être remis en place rapidement. Le paraphimosis est une véritable urgence qui nécessite une intervention rapide sous peine de voir apparaître des lésions irréversibles.

Le prépuce pourra souvent être remis en place par une manœuvre manuelle du médecin mais, parfois, une intervention chirurgicale en urgence sera nécessaire.

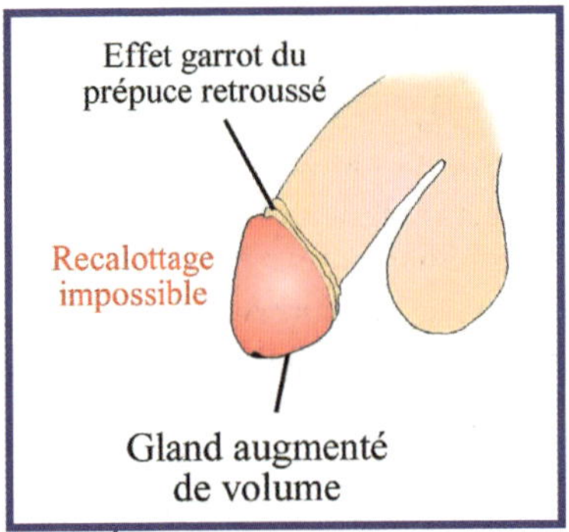

FIG. 2 | Paraphimosis

RÉAGISSEZ !

Au cours de la toilette du petit enfant, à partir de l'âge de deux ans, essayez régulièrement, **sans forcer**, de ramener le prépuce en arrière en le faisant glisser sur le gland. Cette manœuvre doit être tentée dans un bain chaud, sur un enfant détendu. Si le décalottage est toujours impossible lorsque l'enfant approche des 4 ans, vous devez en parler à votre médecin.

ATTENTION ! Quel que soit l'âge de l'enfant, n'essayez jamais de décalotter le gland en forçant. Vous risquez de provoquer un saignement, une plaie, ou un paraphimosis (voir « Pour en savoir plus »)

Si, une fois décalotté, le recalottage est impossible, vous êtes face à un **paraphimosis** : ce problème doit être réglé en urgence ! Appelez rapidement le médecin de garde ou conduisez votre enfant au service d'urgence le plus proche.

RETENEZ L'ESSENTIEL

- On parle de phimosis lorsque le décalottage du gland est toujours impossible vers l'âge de 4 ans.
- Un phimosis n'est pas une urgence mais peut provoquer des infections locales à répétition.
- Le paraphimosis est une impossibilité à recalotter le gland. C'est une véritable urgence qui ne doit pas être négligée.

VOIR AUSSI

Infections locales du prépuce : balanites *(page 107)*

Le cas d'Ernest : *Ernest présente un paraphimosis. Sa maman, mal conseillée, a eu tort de forcer pour décalotter le gland. Le prépuce joue maintenant le rôle d'un garrot et gêne la circulation sanguine dans le pénis. Il faut appeler rapidement un médecin ou conduire l'enfant dans un service d'urgence pour remettre le prépuce en bonne position. Surtout, n'attendez pas le lendemain en espérant que la situation va s'arranger...*

SCÉNARIO

DOULEURS DU TESTICULE : LA TORSION DU TESTICULE

Un dimanche soir, le petit Louis, 9 ans, se plaint soudain d'une violente douleur au niveau du testicule droit. Il hurle et ne peut plus marcher. Un examen rapide vous permet de déceler un testicule rouge et augmenté de volume. Votre médecin traitant n'est pas joignable...

À SAVOIR

Devant une douleur du testicule chez l'enfant, quel que soit son âge, il faut avant tout penser à **la torsion du testicule**, qui est une urgence immédiate, pouvant détruire en quelques heures la vitalité testiculaire. Il est donc très important de bien connaître le mécanisme et les signes de cette pathologie.

À l'intérieur des bourses, les testicules sont suspendus au bout d'un cordon appelé le cordon spermatique. Ce cordon contient les vaisseaux sanguins nourrissant le testicule et un conduit appelé canal spermatique par où remonteront plus tard les spermatozoïdes *(Fig. 1)*.

Parfois, le testicule est mal fixé... il peut alors pivoter de plusieurs tours sur lui-même et tordre le cordon nourricier *(Fig. 2)*. L'apport sanguin n'est alors plus assuré. En quelques heures, le tissu testiculaire va souffrir irrémédiablement de ce défaut de vascularisation.

Cette torsion survient brutalement, la plupart du temps sans facteur

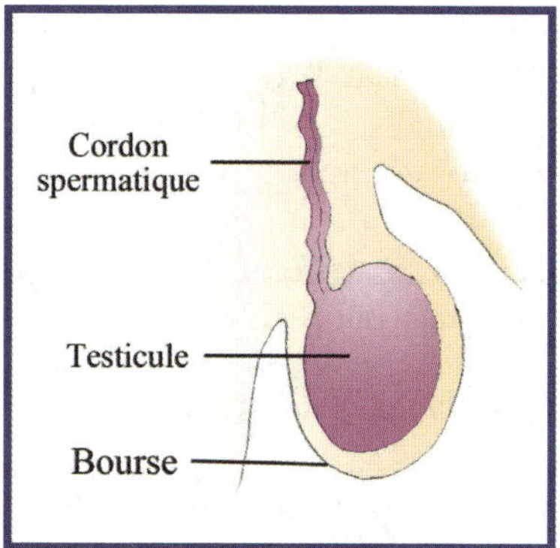

FIG. 1 | Testicule normal

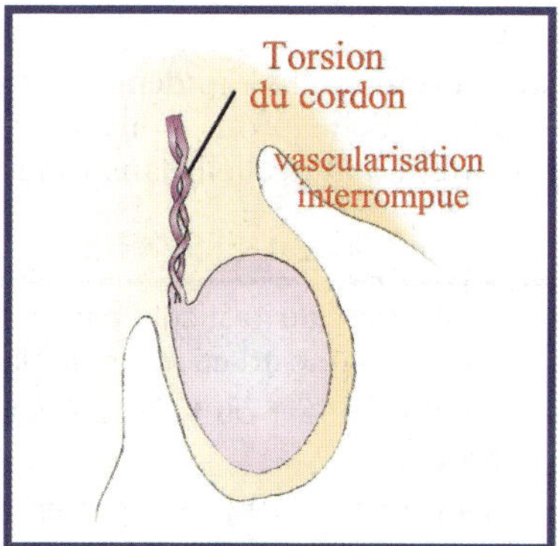

FIG. 2 | Torsion du testicule

déclenchant, parfois même la nuit. Rarement, elle peut être provoquée par un traumatisme.

Les symptômes de la torsion de testicule sont :

- une douleur soudaine, très violente ;
- parfois accompagnée de vomissements ;
- un testicule rouge, chaud, augmenté de volume ;
- une absence de fièvre.

Une torsion du testicule doit absolument être opérée dans les six heures. Sous anesthésie générale, le chirurgien détord le cordon et le fixe à l'intérieur de la bourse. La plupart du temps, l'autre testicule est également fixé, dans un but préventif.

POUR EN SAVOIR PLUS
Autres causes de douleurs du testicule

D'autres pathologies peuvent être à l'origine de douleurs du testicule. On peut citer :

- la hernie inguinale étranglée (voir chapitre « Hernie »). Il s'agit également d'une urgence chirurgicale ;
- les infections du testicule (appelées **orchites**). Elles sont très rares chez l'enfant, généralement accompagnées de fièvre. Ce diagnostic ne doit jamais être évoqué en premier.

RÉAGISSEZ !

ATTENTION ! Souvenez-vous avant tout que toute douleur du testicule doit être considérée jusqu'à preuve du contraire comme une torsion.

Examinez rapidement les bourses de l'enfant. Vérifiez la présence d'un testicule rouge et augmenté de volume. Vérifiez également sa température.

Conduisez le plus rapidement possible l'enfant vers le service d'urgence le plus proche. Vous pouvez également composer le 15 : un médecin préparera son accueil dans le service le plus adapté.

RETENEZ L'ESSENTIEL

- La torsion du testicule est une urgence vraie qui peut entraîner en 6 heures la destruction de la glande.
- Toute douleur du testicule doit être considérée *a priori* comme une torsion.
- La vie de l'enfant n'est pas en jeu mais toute perte de temps peut lui faire perdre la vitalité de son testicule.

VOIR AUSSI

Hernies *(page 79)*

Le cas du petit Louis : *Vous devez penser immédiatement au risque de torsion du testicule. Restez calme et appelez le 15 : un médecin vous conseillera et vous indiquera l'hôpital le plus proche susceptible d'accueillir votre bambin. Il sera examiné en urgence par un chirurgien. Au moindre doute, il bénéficiera d'une petite intervention chirurgicale pour vérifier l'état du cordon.*

SCÉNARIO

INFECTIONS LOCALES DU PRÉPUCE : BALANITES

Le petit Saturnin, 5 ans, se plaint depuis deux jours de démangeaisons à la pointe de son zizi. Ce matin, il se met à hurler lorsqu'il essaye d'uriner. Vous constatez avec stupeur que son pénis a doublé de volume. Le prépuce est rouge, boursouflé, et une goutte de pus suinte à l'orifice.

À SAVOIR

Le prépuce est le repli de peau qui recouvre le gland, à l'extrémité du pénis. Il devient mobile quand l'enfant grandit et peut, normalement vers l'âge de 4 ans, être ramené en arrière pour permettre le décalottage du gland (voir chapitre « Problèmes de pénis »).

L'accumulation de sécrétions et de gouttelettes d'urines entre le gland et le prépuce peut provoquer une infection appelée **balanite** *(Fig. 1 et 2)*. Le manque d'hygiène, les irritations liées à l'utilisation de certains savons ou textiles, le manque de mobilité du prépuce (phimosis) sont des facteurs favorisant ces balanites.

Les symptômes de la balanite sont :

• une **douleur**, augmentée lors de l'émission d'urines, qui est parfois tellement intense que l'enfant n'ose plus uriner (voir chapitre « Rétention aiguë d'urines ») ;

• une **rougeur** ;

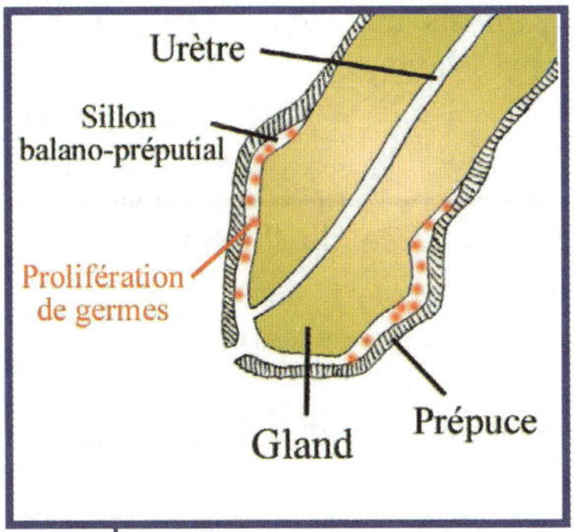

FIG. 1 | Prolifération de germes sous le prépuce

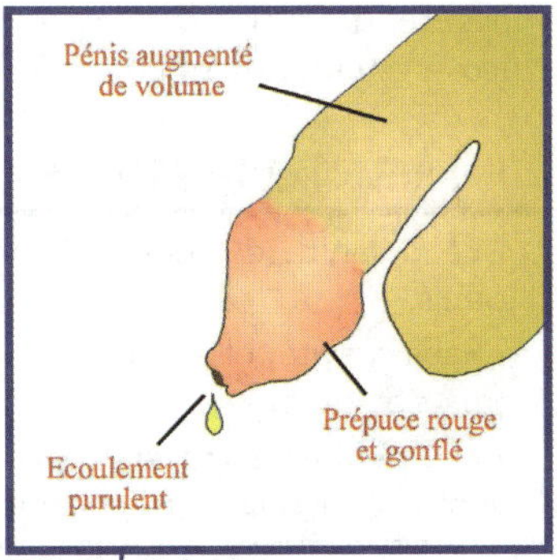

FIG. 2 | Balanite

- une **augmentation de volume**, parfois impressionnante, du pénis ;
- des **démangeaisons** ;
- un **écoulement** blanchâtre ou purulent.

Les balanites sont plus fréquentes chez le petit enfant car le gland, toujours recouvert par le prépuce, est difficile à nettoyer. Elles peuvent cependant survenir plus tard si l'enfant n'a pas l'habitude de laver chaque jour son pénis après décalottage.

RÉAGISSEZ !

- La balanite est sans gravité mais, souvent très douloureuse, elle doit être traitée rapidement.
- Appelez votre médecin dès la constatation des premiers symptômes.
- Vérifiez la température de l'enfant.
- Votre médecin prescrira certainement une crème antibiotique, et des antibiotiques à prendre par voie orale. Ce traitement permettra en général une amélioration nette de la situation dans les 48 heures.
- En attendant, vous pouvez lui donner un médicament à base de paracétamol (Doliprane®, Efferalgan®, Dafalgan®...) pour calmer la douleur, aux doses habituellement prescrites par votre médecin.

ÉVITEZ LE PROBLÈME

- Dès l'âge de 3 ans, tentez de décalotter quotidiennement le pénis de l'enfant, sans forcer, et lavez soigneusement l'extrémité avec un savon neutre.
- Plus tard, donnez l'habitude de ce geste à votre enfant. Il doit devenir systématique.
- Évitez les gels-douches et les bains moussants. Préférez un savon doux et neutre pour la toilette.
- Préférez les sous-vêtements en coton, moins irritants. Il doivent être rincés systématiquement à l'eau pure après lavage.

RETENEZ L'ESSENTIEL

- La balanite est une inflammation douloureuse de l'extrémité du pénis.
- Sans gravité, elle doit néanmoins être traitée rapidement car elle est très douloureuse.
- Elle peut être prévenue par de bonnes habitudes d'hygiène qui doivent être acquises précocément.

VOIR AUSSI

Problèmes de pénis : phimosis et paraphimosis *(page 115)*
Rétention aiguë d'urines *(page 129)*

***Le cas de Saturnin** : Il présente une balanite typique. Vérifiez sa température et appelez rapidement votre médecin. L'enfant doit être vu dans la journée. Donnez-lui en attendant un médicament à base de paracétamol pour soulager la douleur.*

SCÉNARIO

PERTES VAGINALES CHEZ LA PETITE FILLE

Émilie, 6 ans, décrit depuis quelques jours des brûlures et une sensation de démangeaison au niveau du sexe. Ce soir, vous constatez un écoulement blanchâtre et une irritation locale importante.

À SAVOIR

Les infections locales sont fréquentes au niveau du sexe de la petite fille. Elles se manifestent par :

- une douleur ;
- une rougeur ;
- des sensations de démangeaison ;
- parfois des brûlures lors de l'émission d'urines ;
- un écoulement blanchâtre, parfois malodorant.

Dans 50 à 70 % des cas, l'incident s'explique par une hygiène insuffisante. Des bactéries prolifèrent localement, provoquant une infection de la vulve, et parfois du vagin de l'enfant.

Il faut également penser systématiquement au corps étranger introduit par jeu dans le vagin. Il déclenchera en quelques jours les symptômes décrits ci-dessus. C'est d'ailleurs la principale cause des infections vaginales entre 3 et 8 ans.

Enfin, l'utilisation de papier toilette parfumé, de gels ou de savons agressifs peut déclencher une irritation locale importante qui va favoriser l'infection. Il suffira alors souvent de supprimer le produit en cause pour obtenir une guérison rapide.

Le traitement sera local. Après un prélèvement des sécrétions, le médecin prescrira en général des antiseptiques locaux et une crème antibiotique qui permettront une guérison rapide. L'absence de corps étranger dans le vagin devra systématiquement être vérifiée.

RÉAGISSEZ !

• Si vous constatez une irritation ou des pertes locales, consultez votre médecin. Il n'y a pas d'urgence mais vous ne devez pas laisser évoluer la situation pendant plusieurs jours sans agir.

• Suivez rigoureusement les conseils d'hygiène et de prévention exposés ci-dessous.

• Utilisez du linge de toilette (serviette, gants...) spécifiques pour l'enfant infectée. L'infection peut en effet être contagieuse par contact.

ÉVITEZ LE PROBLÈME

• Éduquez précocément votre enfant à une toilette intime soignée.

• Utilisez un savon doux et neutre pour la toilette.

• Évitez les gels-douches et les bains moussants.

• Préférez le papier toilette neutre.

• Faites porter à l'enfant des sous-vêtements en coton, moins irritants. Il doivent être lavés au savon de Marseille et rincés systématiquement à l'eau pure après lavage.

• Apprenez-lui à s'essuyer d'avant en arrière, en évitant de frotter les organes génitaux.

RETENEZ L'ESSENTIEL

• Les infections de la vulve et du vagin sont le plus souvent en rapport avec un manque d'hygiène.

• Le corps étranger intra-vaginal doit être systématiquement évoqué devant des pertes vaginales chez l'enfant.

VOIR AUSSI

Infections urinaires (page 109)

Le cas d'Emilie *: Elle présente certainement une infection vaginale. Il est important de la montrer rapidement à un médecin. Après avoir éliminé un corps étranger, il réalisera un prélèvement local et lui prescrira une crème antibiotique et un traitement antiseptique.*

SCÉNARIO

RÉTENTION AIGUË D'URINES (IMPOSSIBILITÉ D'URINER)

Le petit Gaspard, 7 ans, se plaint depuis ce matin d'une douloureuse envie d'uriner. Pourtant, il est incapable d'émettre la moindre goutte de liquide. En fin de journée, il décrit une douleur du bas-ventre, de plus en plus importante. Vous constatez une distension impressionnante de la partie basse de son abdomen.

À SAVOIR

Habituellement, la vessie est vidangée régulièrement. À un certain niveau de remplissage, l'enfant perçoit une envie d'uriner et vide sa vessie par un conduit appelé l'urètre.

La rétention aiguë est une accumulation d'urines dans la vessie qui ne peut se vider. La vessie, de plus en plus distendue, devient douloureuse. Elle est perçue, à la palpation de l'abdomen, comme une masse sensible. L'enfant ressent l'envie d'uriner.

Les causes de rétention sont multiples :

- la fièvre ;
- les infections locales (balanites), les phimosis infectés ou les paraphimosis : l'enfant se retient alors d'uriner par peur des brûlures ;
- les traumatismes de l'urètre, du bassin ou de la colonne vertébrale ;
- des malformations congénitales (chez le nourrisson) ;
- les corps étrangers de l'urètre, parfois retrouvés chez le grand enfant ;
- certains médicaments enfin, qui sont prescrits chez le grand enfant : c'est notamment le cas des médicaments antihistaminiques, prescrits en cas de manifestations allergiques.

Face à une rétention, les urines devront être vidangées rapidement. Le médecin mettra en place dans l'urètre un fin tuyau appelé sonde urinaire qui règlera temporairement le problème.

Si la cause de la rétention n'est pas évidente, votre enfant devra certainement être hospitalisé pour un bilan plus approfondi.

RÉAGISSEZ !

La rétention aiguë d'urines est une urgence vraie, car la vessie n'est pas extensible à l'infini. Si on laisse évoluer trop longtemps une rétention d'urines, on peut aboutir à des lésions graves.

Sachez reconnaître une rétention d'urines et appelez rapidement le médecin.

En attendant le médecin, vous pouvez essayer de petits moyens, qui peuvent être ou non efficaces, selon la cause de la rétention :

- calmez l'enfant ;
- faites-lui prendre un bain chaud ;
- faites couler un robinet à côté de lui ;
- donnez-lui un médicament à base de paracétamol (Doliprane®, Efferalgan®, Dafalgan®...) qui calmera la douleur (aux doses habituellement prescrites par votre médecin traitant).

RETENEZ L'ESSENTIEL

- La rétention d'urines est l'impossibilité d'uriner, malgré une envie douloureuse.
- De nombreuses pathologies bénignes, locales ou générales peuvent en être la cause.
- On ne doit jamais négliger une rétention d'urines.

VOIR AUSSI

Infections urinaires (page 109)
Infections locales du prépuce : balanites (page 123)
Problème de pénis : phimosis et paraphimosis (page 115)

Le cas de Gaspard : *Gaspard présente typiquement une rétention d'urines. Nous manquons ici d'éléments pour en déterminer la cause. Vous devez conduire cet enfant dès ce soir dans un service d'urgence pour évacuer ses urines.*

SCÉNARIO

URINES ANORMALES

Antonin, 7 ans, sort des toilettes et vous annonce d'un air amusé que ses urines sont toutes rouges. Affolée, vous constatez effectivement la couleur inhabituelle et inquiétante des urines...

À SAVOIR

Les reins, en produisant l'urine, maintiennent en permanence l'équilibre des composants chimiques du sang et en éliminent les substances toxiques. L'urine contient environ 95 % d'eau ; le reste est composé de sels minéraux et de diverses substances toxiques (urée, créatinine, acide urique).

Les urines sont habituellement limpides, de couleur jaune clair. Cette couleur varie normalement en fonction de l'hydratation : elles seront plus claires en cas de boissons abondantes, plus foncées en cas de déshydratation.

Dans certains cas, les urines peuvent prendre une couleur ou un aspect franchement anormal, source d'inquiétude, voire même d'affolement pour l'entourage. Il est donc intéressant de connaître les causes possibles des anomalies qui sont résumées dans le tableau ci-dessous.

Anomalies	Causes possibles	Remarques
Urines mousseuses	Présence de protéines	Dans certaines pathologies rénales
Urines malodorantes	Infection urinaire	Voir chapitre « Infections urinaires »
Urines troubles	Infection urinaire	
Urines rouges	**Voir « Pour en savoir plus »**	
Urines bleues ou vertes	Absorption de bleu de méthylène	Contenu dans certains médicaments
Urines blanches	Présence de phosphates Présence de pus	D'origine alimentaire Témoin d'une infection urinaire
Urines noires	Maladie rare : l'Ochronose	

POUR EN SAVOIR PLUS
Les urines rouges

La couleur rouge des urines peut être liée à la présence de sang, mais elle peut aussi être en rapport avec la présence de multiples colorants contenus dans divers produits alimentaires ou dans certains médicaments. Il n'existe aucun moyen, à part l'analyse d'urines, pour faire la différence. Pourtant, une enquête succincte permet bien souvent de retrouver le produit responsable.

Les causes des urines rouges sont détaillées ci-dessous.

1. Présence de sang dans l'urine : on parle alors d'**hématurie**

Le sang dans les urines peut être en rapport avec :

• un traumatisme récent de l'abdomen, qui a occasionné une hémorragie du rein ou des voies urinaires ;

• une pathologie du rein ;

• une pathologie des voies urinaires (calculs, tumeurs bénignes ou malignes, infections).

2. Présence de colorants divers

• Certains produits alimentaires, comme la betterave, le paprika, l'aniline (contenue dans certains bonbons) peuvent donner des urines de couleur rouge.

• Certains médicaments colorent également les urines en rouge (certains antibiotiques : Rifadine®, Furadantine®, Flagyl®, la vitamine B12, certains laxatifs : Purganol®).

3. Autres causes : des causes plus rares, comme des souffrances musculaires par écrasement, ou des brûlures étendues, peuvent également être responsables de la coloration rouge des urines, par libération de pigments spécifiques.

→ *RÉAGISSEZ !*

• Il est toujours affolant de constater des urines anormales, en particulier rouges, chez un enfant… Pourtant, rappelez-vous avant tout que **des urines anormales, sans autre symptôme, ne sont jamais une urgence vraie.**

• Si elles sont troubles, malodorantes, pensez à une infection urinaire. Vérifiez sa température.

• Si elles sont rouges, réfléchissez d'abord à la survenue chez l'enfant d'un choc récent au niveau de l'abdomen ou du dos.

• Essayez ensuite de retrouver un produit responsable : prend-il des médicaments en ce moment ? A-t-il mangé des betteraves rouges au cours des dernières 24 heures ?

• Prenez ensuite rendez-vous, rapidement mais sans urgence, avec votre médecin traitant pour un bilan plus approfondi. Il prescrira notamment une analyse d'urines qui confirmera certainement l'origine de l'anomalie.

RETENEZ L'ESSENTIEL

• L'aspect des urines peut permettre de déceler certaines pathologies.

• Les colorants alimentaires sont fréquemment la cause d'urines rouges.

• Une simple analyse d'urines permet le plus souvent d'expliquer l'aspect anormal observé.

VOIR AUSSI

Infections urinaires (page 109)
Traumatismes de l'abdomen (page 163)

Le cas d'Antonin : *Si Antonin ne présente pas d'autres symptômes, rien ne justifie une consultation en urgence. Menez une enquête alimentaire sur la journée écoulée, recherchez notamment la présence de betteraves lors des derniers repas. Interrogez l'enfant sur un éventuel traumatisme récent du dos ou de l'abdomen. Prenez ensuite rendez-vous, sans urgence, chez votre médecin traitant.*

SCÉNARIO

PROBLÈMES OCULAIRES

Kida, 8 ans, se réveille un matin avec un petit renflement de la paupière supérieure. La tuméfaction semble inflammatoire sans pour autant la gêner...

À SAVOIR

Les problèmes oculaires inopinés chez l'enfant (comme chez l'adulte) sont nombreux.

Parmi eux, on retrouve le plus fréquemment :

- **la conjonctivite :** c'est la pathologie ophtalmique la plus courante chez l'enfant. Il s'agit d'une inflammation de la conjonctive, membrane tapissant le blanc de l'œil. La cause peut être une infection par un germe, une allergie, un corps étranger, un éblouissement excessif (soleil, neige) ou une projection d'un produit irritant. Une partie ou l'ensemble de la conjonctive est rouge, avec sensation de sable dans les yeux. Une suppuration de couleur jaunâtre peut être présente sur le coin de l'œil ou coller les deux paupières entres elles, surtout au réveil ;
- **l'orgelet :** c'est une infection de la base du cil. La paupière supérieure ou inférieure présente une tuméfaction douloureuse prenant l'apparence d'un petit abcès. Il peut parfois éclater et laisser s'écouler du pus ;
- **le chalazion :** il s'agit d'une obstruction de glandes (les glandes de Meibomius) situées dans la paupière. La tuméfaction a l'aspect d'un nodule ferme et gênant pour la vision ;
- **la blépharite :** c'est l'inflammation du bord des paupières, à l'endroit de l'implantation des cils. Les paupières démangent et sont douloureuses. Elle peut être provoquée par une infection bactérienne.

Les signes inquiétants

- Un œil rouge, douloureux, limité dans ses mouvements.
- Un gonflement des paupières douloureux.
- Contexte infectieux (sinusite, etc.).

Ces signes doivent faire suspecter une cellulite péri-orbitaire, maladie infectieuse grave pouvant mettre en jeu la vue de l'enfant.

POUR EN SAVOIR PLUS
Anatomie de l'œil *(Fig. 1)*

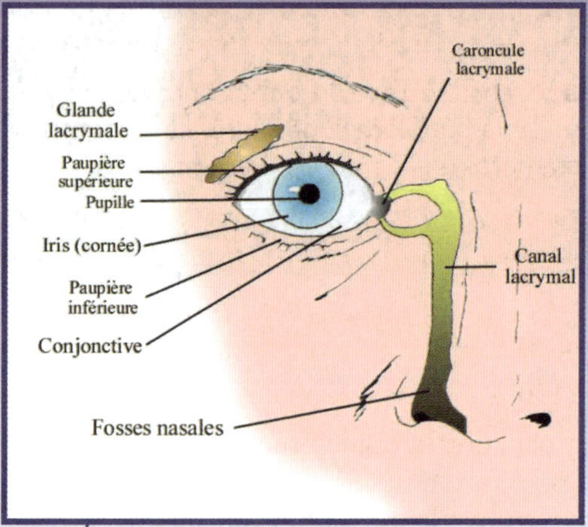

FIG. 1 | Anatomie de l'œil

RÉAGISSEZ !

- Nettoyez soigneusement l'œil atteint : si les paupières sont collées, utilisez une compresse (pas de coton !) imbibée d'eau tiède pour ramollir les croûtes et dégagez délicatement les cils. Otez les mucosités dans le coin interne de l'œil. Puis nettoyez l'œil avec une compresse imbibée de sérum physiologique, du coin interne vers le coin externe.
- Si la conjonctive ou les paupières vous paraissent inflammatoires, consultez un médecin. Celui-ci prescrira habituellement un collyre antibiotique que vous devrez administrer vous-même à l'enfant (voir « Technique »).
- En présence de signes inquiétants, consultez en urgence.

TECHNIQUE
Comment instiller un collyre ?

- EXPLIQUEZ À L'ENFANT QUE LE GESTE NE SERA PAS DOULOUREUX. INSTALLEZ-LE DANS LA POSITION QU'IL PRÉFÈRE (ASSIS OU COUCHÉ).
- L'INSTILLATION DE COLLYRE NE DOIT ÊTRE FAITE QUE SUR UN ŒIL PRÉALABLEMENT NETTOYÉ.
- FAITES-LE REGARDER VERS LE PLAFOND

- OU EN ARRIÈRE. TIREZ DOUCEMENT LA PAUPIÈRE INFÉRIEURE VERS LE BAS ET DÉPOSEZ LES GOUTTES DE COLLYRE ENTRE LA PAUPIÈRE ET L'ŒIL *(FIG. 2)*. LE FLACON DOIT ÊTRE PROCHE DE L'ŒIL SANS LE TOUCHER.
- ESSUYEZ L'EXCÉDENT AVEC UNE COMPRESSE.
- NOTEZ LA DATE DE PÉREMPTION DU COLLYRE (EN GÉNÉRAL 15 À 30 JOURS).
- LAVEZ-VOUS CORRECTEMENT LES MAINS CAR CES PATHOLOGIES INFECTIEUSES SONT CONTAGIEUSES.

TRUCS/ASTUCES/INFOS DIVERSES

• Dans le cas d'un traumatisme du globe oculaire (brûlure, plaie), il faut recouvrir l'œil d'une coque improvisée *(Fig. 3)* ou d'une compresse, et l'accompagner en urgence vers un service spécialisé.

• En cas de projection toxique (acides, produits ménagers...), il faut immédiatement laver l'œil à grande eau. Ce lavage doit être prolongé (1/2 heure) et peut s'effectuer sous l'eau tiède du robinet. Une consultation ophtalmologique doit systématiquement suivre.

• Dans le cas d'un corps étranger simple (poussière, moucheron), des gestes sont facilement réalisables à domicile :

– la paupière inférieure peut être abaissée manuellement en demandant à l'enfant de regarder vers le haut *(Fig. 4)*. Le corps étranger peut être enlevé grâce à un coton-tige ;

– la paupière supérieure peut être éversée en tirant légèrement sur son bord libre ou en prenant appui sur un coton-tige *(Fig. 5)*.

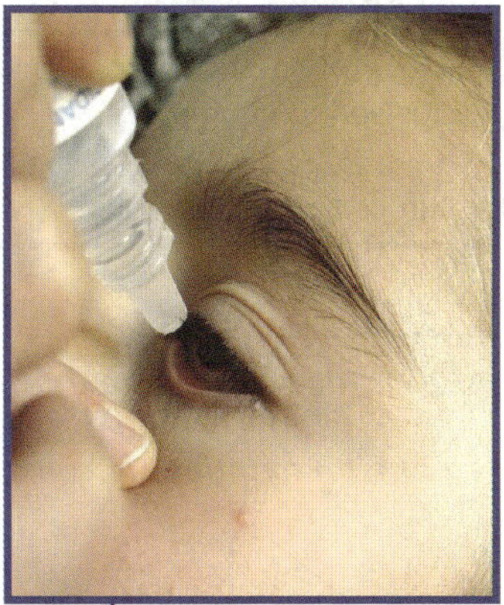

FIG. 2 | Instillation d'un collyre

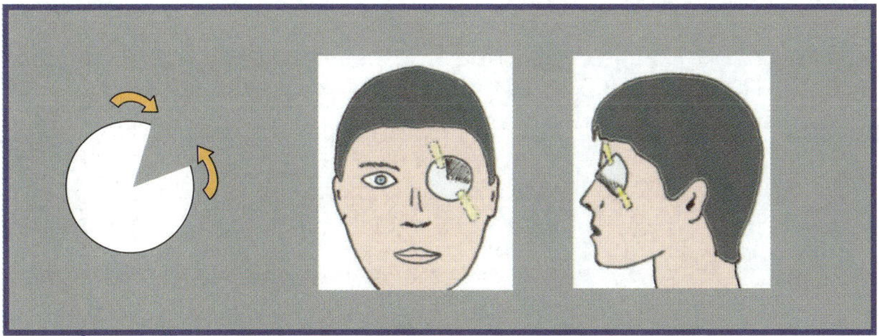

FIG. 3 | Coque oculaire improvisée avec du carton et de l'adhésif

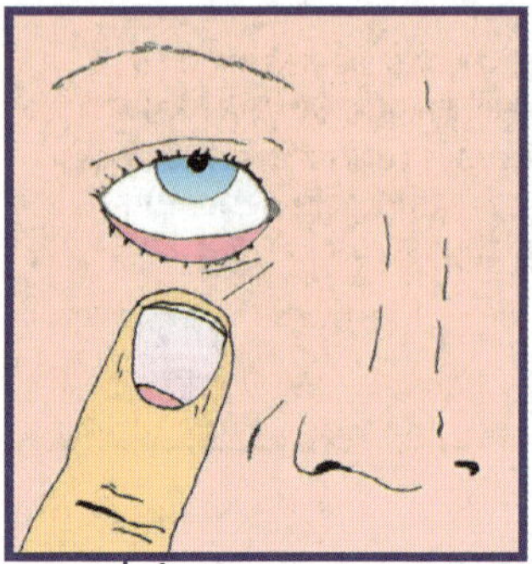

FIG. 4 | Éversion de la paupière inférieure

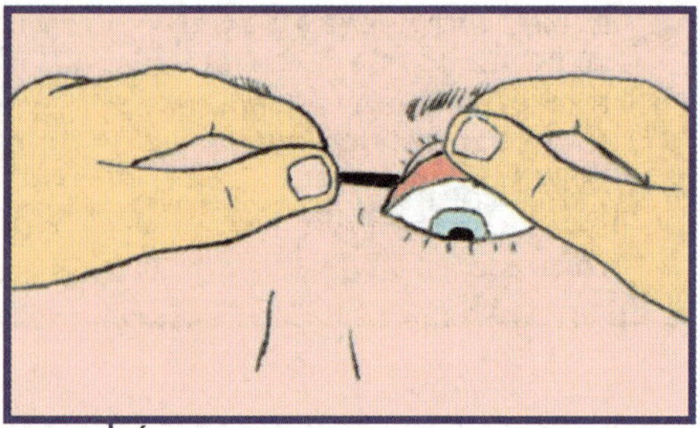

FIG. 5 | Éversion de la paupière supérieure

• Si le corps étranger se trouve sur la cornée ou s'il est incrusté, il ne faut pas insister. L'enfant devra être conduit vers un service d'urgences adapté.

RETENEZ L'ESSENTIEL

• Les conjonctivites sont des pathologies fréquentes chez l'enfant. Elles sont contagieuses.

• traitement passe par un nettoyage soigneux de l'œil et l'application d'un collyre antibiotique.

Le cas de Kida : *Cette tuméfaction ressemble fortement à un orgelet. Après nettoyage de l'œil, vous devrez consulter un médecin en vue d'une prescription de collyre.*

SCÉNARIO

DOULEURS DE L'OREILLE

Après avoir passé la journée à la piscine, Milo, 7 ans, se plaint d'une douleur aiguë de l'oreille droite.
Il présente une fièvre à 38,5 °C...

À SAVOIR

La majorité des douleurs de l'oreille chez l'enfant provient des otites. L'otite est une atteinte de l'oreille moyenne (voir « Pour en savoir plus »). Elle survient souvent à la suite d'un contexte infectieux (rhinopharyngite, angine) ; les germes peuvent gagner alors la trompe d'Eustache et viennent coloniser l'oreille moyenne.

L'enfant se plaint de douleurs au niveau de l'oreille (qui peuvent être très intenses, particulièrement la nuit), révélées par des cris incessants chez les nourrissons.

La fièvre est souvent élevée mais non systématique, de même que les maux de tête et les vomissements. Une surdité du côté touché est fréquente.

Lorsque l'infection est importante, une poche de pus peut s'accumuler derrière le tympan puis provoquer sa rupture. Le liquide s'écoule alors dans le conduit auditif externe, soulageant l'enfant (c'est ce qu'on appelle communément l'otite « percée »).

Les autres causes de douleur de l'oreille sont les corps étrangers (voir « Trucs/Astuces/Infos diverses »), les angines, les poussées de dents de sagesse, les traumatismes par hyperpression (plongée, avion), les mastoïdites (infection de l'os mastoïde).

Les signes inquiétants

- Une fièvre élevée.
- Une douleur insupportable.
- Un écoulement purulent ou sanglant par le conduit auditif.
- Des maux de tête importants (notamment derrière l'oreille en cause).

POUR EN SAVOIR PLUS
Anatomie de l'oreille *(Fig. 1)*

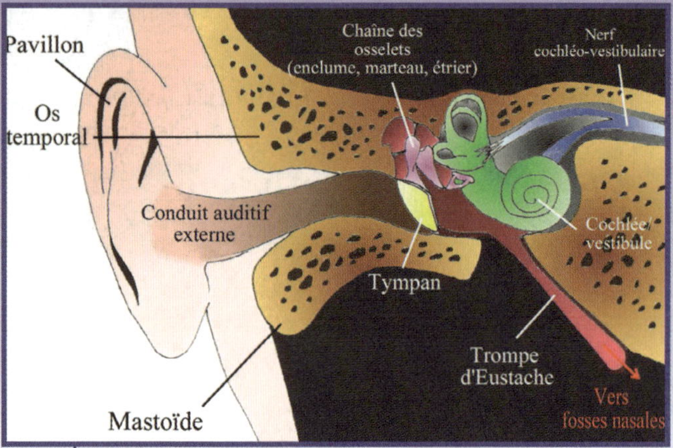

FIG. 1 | Anatomie de l'oreille

RÉAGISSEZ !

• En premier lieu, vous devez calmer la douleur de l'enfant (qu'il perçoit généralement comme très intense). Utilisez les antalgiques classiques (paracétamol) aux doses habituelles.

• N'administrez jamais de gouttes auriculaires sans avis médical. Si le tympan est percé, le produit risque de causer des dégâts au niveau de l'oreille moyenne (chaîne des osselets).

• Contactez un médecin. Il prescrira la plupart du temps des antibiotiques, des calmants ainsi que des gouttes sédatives à instiller dans l'oreille (voir « Technique »).

• Veillez, le temps du traitement, à dispenser l'enfant de piscine. De même, évitez de faire pénétrer de l'eau dans l'oreille durant la douche (au besoin, utilisez un bonnet).

TECHNIQUE
Comment instiller des gouttes auriculaires chez un enfant ?

- PRÉCHAUFFEZ LE FLACON DE GOUTTES AVEC DE L'EAU TIÈDE, DE MANIÈRE À ÉVITER UNE TROP GRANDE DIFFÉRENCE DE TEMPÉRATURE ENTRE L'OREILLE (SURTOUT SI LA FIÈVRE EST ÉLEVÉE) ET LE PRODUIT. CELA RISQUERAIT D'ÊTRE SOURCE DE MALAISE OU DE VERTIGE.
- RASSUREZ L'ENFANT ET FAITES-LUI

PENCHER LA TÊTE DU CÔTÉ OPPOSÉ À L'OREILLE VISÉE.

- DÉGAGEZ LE CONDUIT AUDITIF EXTERNE EN TIRANT SUR LE PAVILLON DE L'OREILLE *(FIG. 2)* VERS LE HAUT, PUIS INSTILLEZ LE NOMBRE DE GOUTTES PRESCRITES.
- LAISSEZ LA TÊTE PENCHÉE UN COURT MOMENT PUIS ESSUYEZ L'EXCÉDENT DE PRODUIT.
- NE METTEZ PAS DE COTON OU DE COMPRESSE DANS LE CONDUIT AUDITIF.

TRUCS/ASTUCES/INFOS DIVERSES

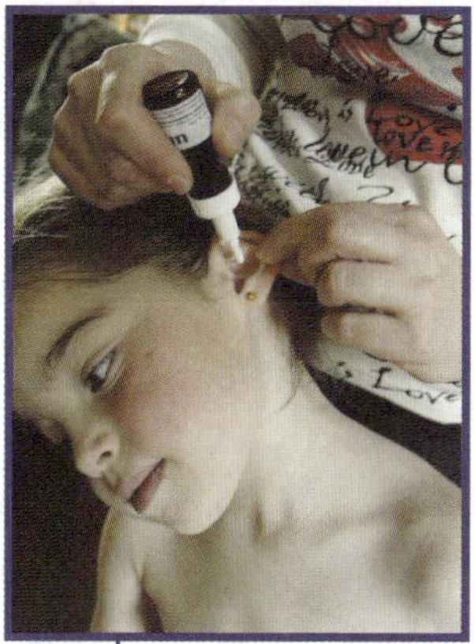

FIG. 2 | Instillation de gouttes auriculaires

• Le tympan est une membrane. Lorsqu'il se perce, il ne reste pas définitivement ouvert mais se reconstitue en quelques semaines.

• Dans les otites sévères ou à répétition, un médecin spécialiste (ORL) peut proposer des aérateurs trans-tympaniques, communément appelés yoyos ou diabolos, qui permettent une aération de l'oreille moyenne ainsi qu'une diminution des récidives d'otites.

• Des corps étrangers peuvent pénétrer dans le conduit auditif (petites pièces de jouets, insectes, végétaux). L'enfant se plaint d'une gêne ou de moins bien entendre. Des techniques simples, comme instiller de grande quantité d'eau tiède dans le conduit grâce à une poire ou une seringue, peuvent évacuer l'objet indésirable. Mais parfois le corps étranger est inextirpable et il ne faudra surtout pas tenter d'introduire un instrument effilé, sous peine de léser le tympan. Une consultation médicale sera plus sage.

RETENEZ L'ESSENTIEL

• Les otites sont généralement très douloureuses. Il faut veiller à soulager l'enfant et à le traiter par antibiotiques.

• N'administrez jamais de gouttes dans l'oreille de l'enfant sans avis médical.

• Une otite « percée » ne dispense pas d'un avis médical.

VOIR AUSSI

Calmer la douleur chez l'enfant (page 315)
Fièvre (page 21)
Annexe 2 : trousse de secours (page 341)

Le cas de Milo : *La journée de piscine n'est probablement pas étrangère à ce début d'otite. Après lui avoir administré un antalgique, vous devrez appeler un médecin et proscrire la piscine pendant quelques jours...*

SCÉNARIO

SAIGNEMENT DE NEZ

Anicette, 8 ans, vient de tomber de vélo. Elle présente immédiatement un saignement de nez...

À SAVOIR

Le saignement de nez (épistaxis est le terme médical approprié) est le plus souvent bénin chez l'enfant et survient la plupart du temps à la suite d'un traumatisme nasal (chute, coup de poing) ou d'un mouchage un peu violent.

L'écoulement de sang peut avoir lieu soit par les narines, soit dans l'arrière-gorge.

Lorsque les saignements sont très fréquents, il convient de consulter un spécialiste ORL. L'épistaxis peut, en effet, être l'expression d'une pathologie au niveau des fosses nasales, voire d'un problème plus grave.

Les signes inquiétants

- Épistaxis d'emblée très abondante.
- Épistaxis non stoppée au bout d'une demi-heure.
- Épistaxis faisant suite à un traumatisme crânien.
- Épistaxis due à un corps étranger dans la narine.

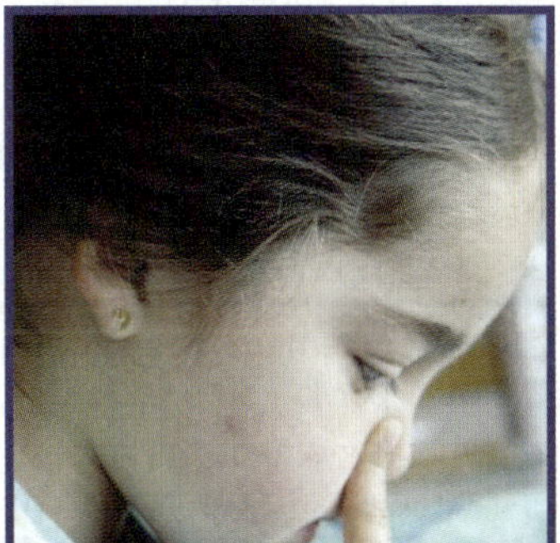

FIG. 1 | Compression digitale de la narine

RÉAGISSEZ !

- Ne paniquez pas. L'hémorragie nasale est toujours impressionnante mais rarement grave.
- Rassurez l'enfant. Asseyez-le, la tête penchée en avant afin d'éviter l'écou-

lement de sang dans l'arrière-gorge (source de vomissements voire d'inhalation).

• Si l'hémorragie est abondante, mouchez-le de façon à évacuer les caillots.

• Pincez sa cloison nasale entre votre pouce et votre index pendant 10 minutes, de manière à comprimer l'hémorragie. Si l'enfant est plus grand, il peut lui-même comprimer sa narine *(Fig. 1)*.

• Si, au bout de 10 minutes, il persiste un saignement, vous pouvez introduire dans la narine une compresse tordue en mèche et imbibée d'eau oxygénée, de manière douce et peu profonde. Il existe dans le commerce des tampons hémostatiques (coagulant le sang) qui permettent d'enrayer rapidement les épistaxis des enfants saignant facilement (Coalgan®).

• Laissez ainsi le tampon en place pendant 2 à 3 heures, puis ôtez-le doucement en l'humidifiant éventuellement, de manière à ne pas arracher le caillot formé.

• Appelez rapidement un médecin en présence de signes inquiétants.

ÉVITEZ LE PROBLÈME

Les mouchages agressifs et les doigts dans le nez doivent être proscrits.

TRUCS/ASTUCES/INFOS DIVERSES

• L'hémorragie nasale peut faire suite à un objet enfoncé dans les fosses nasales par l'enfant. Celui-ci peut parfois passer inaperçu si l'enfant ne s'en plaint pas et simuler une sinusite chronique au long court.

• Si le corps étranger est enfoncé trop profondément, ne tentez pas de l'ôter vous-même. L'objet sera enlevé en milieu spécialisé.

RETENEZ L'ESSENTIEL

• Le saignement de nez (épistaxis) est un incident bénin, rapidement jugulé par la compression et la tête penchée en avant.

• Un saignement important, récidivant ou survenant à la suite d'un traumatisme crânien, doit être vu par un médecin.

VOIR AUSSI

Plaies hémorragiques (page 189)
Traumatisme crânien (page 171)

Le cas d'Anicette : *Assurez-vous qu'elle n'a pas présenté une perte de connaissance ou un traumatisme de la face important. Concernant l'hémorragie nasale, la position penchée en avant, la compression digitale pendant 10 minutes, voire la mise en place d'un tampon coagulant devraient suffire.*
Si l'hémorragie persiste au bout d'une demi-heure, que le nez présente une déformation ou qu'un traumatisme de la face est en cause, consultez rapidement un médecin.
Si Anicette présente des signes de traumatisme crânien important (somnolence, maux de tête, vomissements), composez immédiatement le 15 (SAMU).

SCÉNARIO

DOULEURS DENTAIRES DU NOURRISSON : LA POUSSÉE DENTAIRE

Dimanche après-midi... Le petit Matthias, 6 mois, est fatigué, grincheux depuis ce matin. Voilà maintenant une heure qu'il hurle et porte sans cesse ses doigts à sa bouche. Ses joues sont rouges et vous retrouvez une fièvre à 38 °C. Le médecin de garde, débordé, ne peut se déplacer avant plusieurs heures...

À SAVOIR

La poussée dentaire est un événement souvent douloureux de la vie du nourrisson. Elle débute entre 4 et 8 mois et peut se poursuivre jusqu'à 30 mois (voir « Pour en savoir plus »).

L'éruption des dents de lait est à l'origine d'un cortège de symptômes qui inquiète, parfois à tort, les parents :

- l'enfant salive et bave plus que d'ordinaire ;
- il est fatigué, irritable, et manque souvent d'appétit ;
- il porte fréquemment ses doigts à sa bouche ;
- ses joues sont rouges ;
- il présente une fièvre modérée, aux alentours de 38 °C ;
- sa gencive est rouge, congestionnée ;
- on peut parfois observer une rougeur des fesses ;
- il présente de petits troubles digestifs, avec souvent une tendance à la diarrhée.

Tous ces symptômes sont la conséquence d'une réaction inflammatoire qui accompagne la poussée dentaire. Elle est douloureuse, désagréable, mais sans aucune gravité. Tout rentrera dans l'ordre en quelques jours mais il est important de connaître quelques recettes simples qui permettent de soulager l'enfant dans ces moments difficiles.

Les signes inquiétants

- La fièvre est supérieure à 38,5 °C.
- La fièvre persiste plusieurs jours.
- L'enfant refuse de s'alimenter.

POUR EN SAVOIR PLUS
La dentition de l'enfant *(Fig. 1)*

- Les dents de lait apparaissent dans un ordre précis mais l'âge d'apparition de chaque dent est très variable selon l'enfant. La première dent apparaît en général entre 4 et 6 mois, mais il est inutile de s'alarmer en cas de retard.
- Les premières à sortir sont les incisives (4 en bas et 4 en haut). L'enfant aura normalement 8 dents à l'âge de un an. Puis, entre 12 et 18 mois apparaissent les 4 premières molaires, puis les 4 canines vers l'âge de deux ans. Enfin, entre 24 et 30 mois poussent les 4 deuxièmes molaires.
- Vers l'âge de deux ans et demi, l'enfant a donc normalement 20 dents. Ces dents resteront en place jusque vers 6 ans, puis seront progressivement remplacées par les dents définitives.
- La vie des dents de lait est courte mais il est important de bien les entretenir. Un mauvais état des dents de lait peut en effet perturber l'implantation des dents définitives.

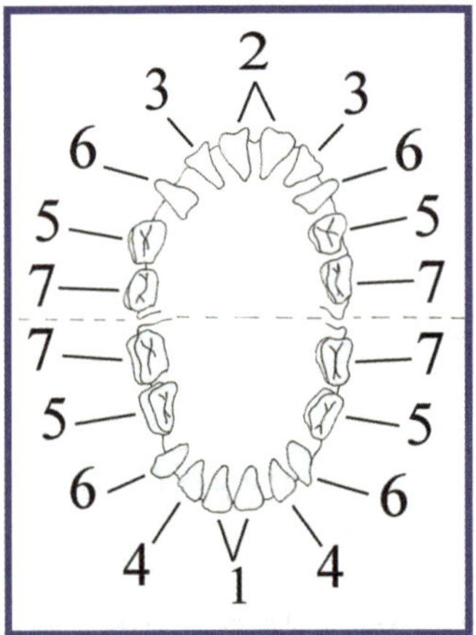

FIG. 1 | Ordre d'apparition des dents de lait

RÉAGISSEZ !

• Si vous suspectez une poussée dentaire, passez doucement un doigt propre sur les gencives de l'enfant. Si une dent est en train de percer, vous la sentirez sans problème.

• En l'absence de signe inquiétant, il est inutile d'appeler le médecin en urgence. Essayez de calmer la douleur de l'enfant par de petits moyens...

• Massez doucement sa gencive avec un doigt propre trempé dans l'eau froide.

• Proposez-lui un anneau de dentition à mordiller. Ces anneaux, en vente en pharmacie, peuvent être passés au réfrigérateur : le froid a un pouvoir anesthésiant sur la douleur de l'enfant.

ATTENTION ! Ne passez pas les anneaux de dentition au congélateur, un froid trop intense risque de brûler l'enfant.

• Un médicament à base de paracétamol (Dafalgan®, Doliprane®, Efferalgan®) aux doses prescrites habituellement par votre médecin apaisera au moins partiellement la douleur.

• Procurez-vous un gel anesthésiant, spécialement conçu pour les poussées dentaires, que vous pourrez passer sur les gencives de l'enfant. Parlez-en à votre médecin car certains de ces produits ont des contre-indications.

• Enfin, certains produits homéopathiques (Chamomilla, par exemple) sont régulièrement prescrits dans cette indication. Parlez-en à votre médecin traitant.

• Appliquez toutes ces recettes, surveillez la température de l'enfant, et consultez un médecin en cas de signes inquiétants.

RETENEZ L'ESSENTIEL

• La poussée dentaire peut être à l'origine d'un cortège de symptômes variés qu'il faut savoir reconnaître.

• De petits moyens peuvent soulager la douleur.

• Tout rentrera dans l'ordre en quelques jours, il est inutile de consulter en urgence.

VOIR AUSSI

Douleurs dentaires de l'enfant : la carie (page 131)

Le cas de Matthias : *Il est fort probable que la première dent du bambin est en train de percer. Lavez-vous soigneusement les mains et passez doucement un doigt sur ses gencives : vous devriez sentir la dent naissante. Massez alors doucement sa gencive avec votre doigt trempé dans l'eau froide et donnez-lui un médicament à base de paracétamol. Si la douleur ne cède pas, donnez-lui une tétine ou un anneau de dentition passé au réfrigérateur. Faites-vous prescrire par la suite un gel anesthésiant que vous garderez à domicile pendant toute la durée de la poussée dentaire. Surveillez sa température... Si elle reste modérée et si l'enfant se calme, l'appel au médecin de garde est inutile.*

SCÉNARIO

DOULEURS DENTAIRES DE L'ENFANT : LA CARIE

Arnold, 5 ans, pleurniche depuis plusieurs jours, le matin en buvant son chocolat. Il prétend que le lait chaud lui fait mal aux dents. Aujourd'hui il revient de l'école en pleurs et se tient la joue. La douleur s'accentue dans la soirée. Il semble même que sa joue soit un peu enflée. Vous découvrez une fièvre à 38 °C...

POUR EN SAVOIR PLUS
Anatomie de la dent *(Fig. 1)*

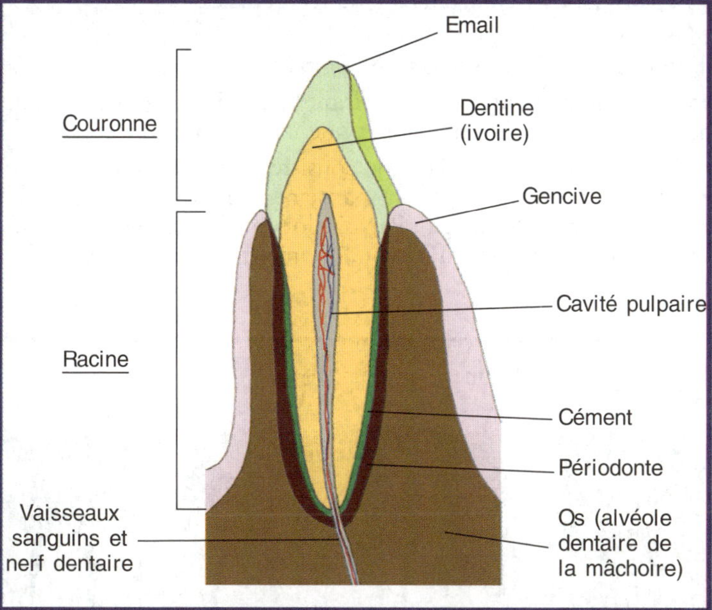

FIG. 1 | Anatomie d'une incisive

La dent est recouverte d'une couche d'émail, très dure, qui la protège des agressions. Sous l'émail, on trouve la dentine, aussi appelée ivoire. Plus profondément, au centre de la dent, la pulpe s'enfonce dans la racine : elle contient le nerf responsable de la sensibilité de la dent.

À SAVOIR

• La carie dentaire

En permanence, des débris alimentaires et des bactéries s'agglutinent contre la dent, au contact de l'émail. S'ils ne sont pas éliminés régulièrement par un brossage efficace, ces débris vont s'organiser pour former **la plaque dentaire.**

Au fil des semaines, la plaque dentaire, très difficile à éliminer par un simple brossage, va durcir et former **le tartre.** C'est bientôt la naissance de la carie, processus évoluant en plusieurs étapes *(Fig. 2)*, qui aboutira à la destruction complète de la dent.

– Dans un premier temps, l'émail est attaqué par les acides fabriqués dans la plaque dentaire. Une tache blanchâtre, indolore, apparaît à la surface de la dent.

– Puis les couches plus profondes de la dent sont touchées. Une cavité brunâtre, plus ou moins comblée par des débris alimentaires, commence à se creuser. À ce stade, la dent est douloureuse, particulièrement sensible aux changements de température.

– Enfin, la partie centrale, contenant le nerf, est attaquée. C'est le stade final, aboutissant à la destruction complète.

Les deux principaux facteurs favorisant l'apparition des caries sont une alimentation trop riche en sucre et une insuffisance de brossage.

Le traitement principal de la carie consiste à obturer la cavité. L'obturation sera d'abord faite par un pansement provisoire, relayé ensuite par un amalgame (plombage). Parfois, lorsque la destruction de la dent est trop avancée, une dévitalisation, ou même une extraction de la dent sera nécessaire.

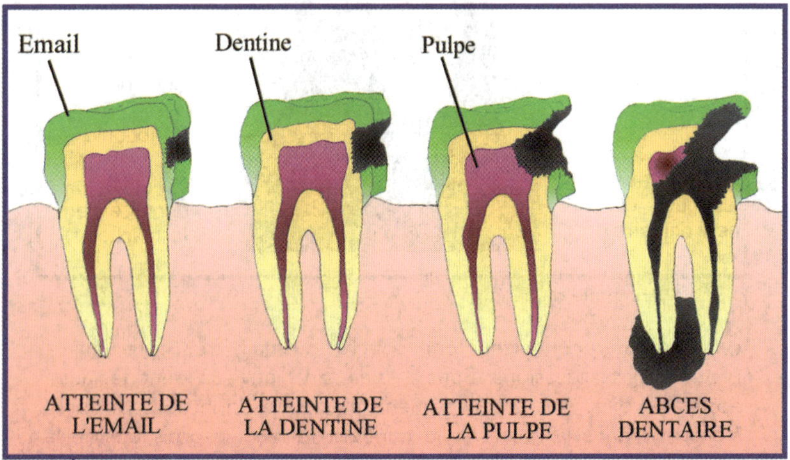

FIG. 2 | Stades de la carie dentaire

• **L'abcès dentaire**

Des bactéries peuvent proliférer au sein de la carie. Une infection se développe alors au centre de la dent, jusque dans la racine. Un amas de pus se forme, entraînant une importante réaction inflammatoire, de la fièvre, un gonflement de la gencive et une douleur vive : c'est l'abcès dentaire, qui est une complication des caries négligées.

L'abcès dentaire est une urgence. Le traitement comporte l'évacuation du pus, associé à une prise d'antibiotiques pour éviter une extension de l'infection.

Les signes inquiétants

- La douleur devient permanente.
- L'enfant a de la fièvre.
- Sa gencive ou son visage sont enflés.

RÉAGISSEZ !

- Dès que l'enfant signale une douleur dentaire, ou une sensibilité dentaire anormale au chaud ou au froid, prenez rendez-vous chez le dentiste.
- La carie n'est pas une urgence... mais la douleur qu'elle déclenche peut en être une, car une rage de dent peut être réellement insupportable, chez l'enfant comme chez l'adulte.
- Donnez à l'enfant un médicament à base de paracétamol (Dafalgan®, Doliprane®, Efferalgan®) aux doses habituellement prescrites par votre médecin traitant.
- Vous pouvez appliquer un glaçon contre la gencive douloureuse. Le froid a un effet anesthésiant qui soulage la douleur.
- Préférez la position assise ou demi-assise. La douleur est moins aiguë qu'en position couchée.
- Vérifiez rapidement l'état de la dent douloureuse (l'examen est facile, à l'aide d'une petite cuillère et d'une lampe de poche). Si vous remarquez une gencive rouge et bombée, un abcès peut être en formation. Prenez alors rendez-vous dans la journée chez le dentiste.
- Enfin, profitez de cet épisode douloureux pour rééduquer votre enfant en lui expliquant l'importance d'une bonne hygiène dentaire.

En cas de signe inquiétant, consultez un dentiste dans les 24 heures.

ÉVITEZ LE PROBLÈME

- Le brossage doit commencer tôt, dès l'âge de deux ans.
- Donnez à votre enfant l'habitude de se brosser les dents après chaque

repas, deux à trois fois par jour. **Le brossage doit durer au moins trois minutes.**

• Utilisez une brosse souple, qui doit être changée tous les trois mois.

• Les premiers brossages doivent se faire sans dentifrice, pour ne pas dégoûter l'enfant. Puis, vers l'âge de trois ans, utilisez un dentifrice fluoré.

• Réduisez les sucreries dans l'alimentation, surtout en dehors des repas. Proscrivez formellement le bonbon ou le jus de fruit du soir.

• Montrez précocément votre enfant à un dentiste, pour dédramatiser cette visite. Puis prenez l'habitude de consulter tous les six mois pour un dépistage des caries.

RETENEZ L'ESSENTIEL

• L'excès de sucre et l'insuffisance de brossage sont les deux principaux facteurs favorisant la carie.

• La carie débutante n'est pas douloureuse.

• L'évolution d'une carie négligée aboutit à la destruction complète de la dent.

• L'abcès dentaire est une urgence qui justifie une consultation auprès d'un dentiste dans la journée.

TRUCS/ASTUCES/INFOS DIVERSES

Les dents de lait ne doivent pas être négligées. Un mauvais état des dents de lait peut avoir des conséquences sur l'implantation des dents définitives.

VOIR AUSSI

La poussée dentaire *(page 147)*
Calmer la douleur chez l'enfant *(page 315)*

Le cas d'Arnold : *Il est probable qu'Arnold présente un abcès dentaire... complication d'une carie évoluant depuis plusieurs mois. Il doit consulter rapidement un dentiste, dans la journée si possible. En attendant, vous pouvez tenter de diminuer la douleur en lui donnant un médicament à base de paracétamol, aux doses prescrites habituellement par votre médecin.*

SCÉNARIO

TRAUMATISME DENTAIRE

Émilie, 5 ans, vient de trébucher en vélo. La chute a été rude et la réception a eu lieu sur le visage. Émilie vient vous trouver en pleurs, son incisive à la main...

À SAVOIR

Les dents sont des organes vivants à part entière. Lors d'une luxation totale (c'est-à-dire l'arrachement complet de la dent hors de son alvéole), la dent est coupée des vaisseaux sanguins qui l'irriguent. La pulpe dentaire risque alors de mourir si elle n'est pas de nouveau vascularisée dans les meilleurs délais.

Lors de ces circonstances (chutes, bagarres, activités sportives), ce sont les incisives qui sont le plus souvent touchées.

Les dents de lait (dents provisoires) tombent vers 5-6 ans pour les incisives de la mâchoire inférieure, vers 7-8 ans pour les incisives de la mâchoire supérieure et vers 11-13 ans pour les molaires. Au-delà, elles sont remplacées par les dents adultes (dents définitives).

Il faut savoir que la réimplantation de la dent est un geste médical qui doit être réalisé par un professionnel (chirurgien-dentiste, médecin).

Les signes inquiétants

- Un traumatisme facial associé.
- Une hémorragie buccale importante.
- Des luxations dentaires multiples.

RÉAGISSEZ !

Dans le cas d'une dent de lait, il ne faut **en aucun cas tenter une réimplantation** (risque de compression du germe de la dent définitive). L'alvéole sera laissée telle quelle par le chirurgien-dentiste et la dent adulte prendra sa place en temps voulu.

Dans le cas d'une dent adulte, vous disposez **d'une heure tout au plus** pour réimplanter ou faire réimplanter la dent. Au-delà, les chances de survie de la dent sont très compromises.

Procédez comme suit :

• ramassez la dent luxée très soigneusement, en prenant garde de ne pas toucher la racine ;

• si la dent est sale, nettoyez-la à l'eau sans la frotter ;

• conservez la dent dans un récipient propre, rempli impérativement d'un liquide de conservation (lait entier, eau avec 3 pincées de sel). Si aucun de ces liquides n'est disponible, le meilleur milieu de conservation est la propre bouche de l'enfant, sous sa langue (attention au risque d'avalement !) ;

• contactez un chirurgien-dentiste, un service stomatologique ou d'urgences dans l'heure qui suit ;

• si cela est impossible, vous pouvez tenter une réimplantation vous-même :

– après nettoyage, replacez la dent dans son alvéole ;

– ce geste doit être effectué **très doucement, sans pression** excessive. L'effusion de sang est normale ;

– après réimplantation, l'enfant pourra maintenir la dent en place avec son pouce, tout en évitant d'appuyer dessus ;

– cela ne dispense en rien de la consultation chez un spécialiste mais augmente les chances de succès de la réimplantation définitive.

Pour lutter contre la douleur et l'œdème, vous pouvez appliquer sur la bouche de l'enfant une poche de glace.

TRUCS/ASTUCES/INFOS DIVERSES

• Un autre moyen simple, pour maintenir la dent réimplantée dans la bouche de l'enfant, consiste à appliquer directement sur la dent un chewing-gum mâché.

• Dans le cas d'une fracture de dent (dent coupée en deux), le fragment doit être conservé dans les mêmes conditions que précédemment. De même, une luxation partielle (dent encore en place mais mobile) doit justifier une consultation immédiate.

RETENEZ L'ESSENTIEL

• Une dent définitive luxée doit être réimplantée dans son logement dans l'heure qui suit.

• Une dent de lait luxée ne doit pas être réimplantée.

Le cas d'Emilie : *S'il s'agit d'une dent de lait (ce qui est probable), il ne faut pas chercher à réimplanter la dent. Vérifiez que l'alvéole mise à nu ne saigne pas trop. Au besoin, désinfectez-la avec de l'eau oxygénée. Consultez un dentiste rapidement pour qu'il puisse évaluer les lésions.*

SCÉNARIO

CORPS ÉTRANGERS DANS LA BOUCHE ET LA GORGE

Mylène, 8 ans, qui mangeait tranquillement un morceau de poisson, interrompt brutalement le repas familial par ses cris. Elle se racle la gorge, essaie de cracher, et vous explique difficilement qu'une arête reste coincée, quelque part derrière sa langue.

À SAVOIR

Il arrive fréquemment, chez l'enfant comme chez l'adulte, qu'un corps étranger pointu (arête ou petit os le plus souvent), reste planté dans la paroi de la cavité buccale ou du pharynx.

Le corps étranger sera visible à l'examen direct bouche ouverte s'il est situé au niveau du palais, de la luette ou des amygdales *(Fig. 1)*. Il sera par contre impossible à voir s'il est situé plus en arrière, à la base de la langue, ou sur les parois du pharynx.

L'enfant ressent alors immédiatement **une gêne, une irritation** et **des difficultés à déglutir.** Il **salive abondamment** et **se racle la gorge** pour se débarrasser de l'intrus.

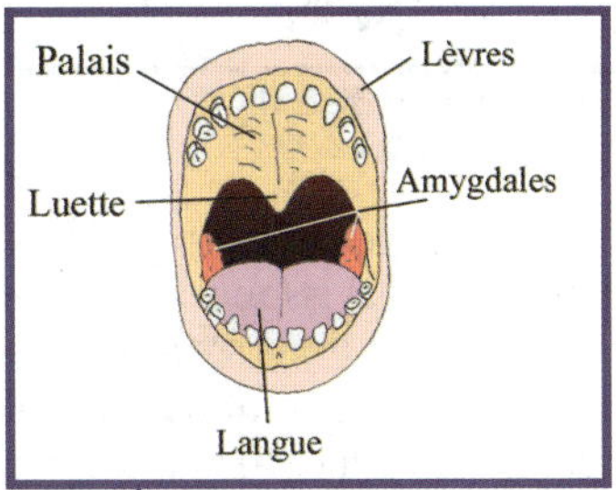

FIG. 1 | Cavité buccale

Cet incident est très désagréable mais ne présente aucun danger sérieux immédiat. Cependant le corps étranger en cause devra être retiré en consultation spécialisée et un traitement antibiotique sera souvent prescrit pour éviter la formation d'un abcès sous la paroi du pharynx.

Les signes inquiétants

- L'enfant a du mal à respirer.
- L'enfant perd connaissance.

POUR EN SAVOIR PLUS
(Fig. 1 et 2)

L'examen de la bouche ouverte permet d'examiner le palais, en haut, qui se termine par une membrane souple dont l'extrémité s'appelle la luette. En bas, de part et d'autre de la langue, les amygdales sont visibles.

Le pharynx, en arrière de la cavité buccale, se prolonge jusqu'au carrefour aéro-digestif où la voie aérienne (la trachée) se sépare de la voie digestive (l'œsophage).

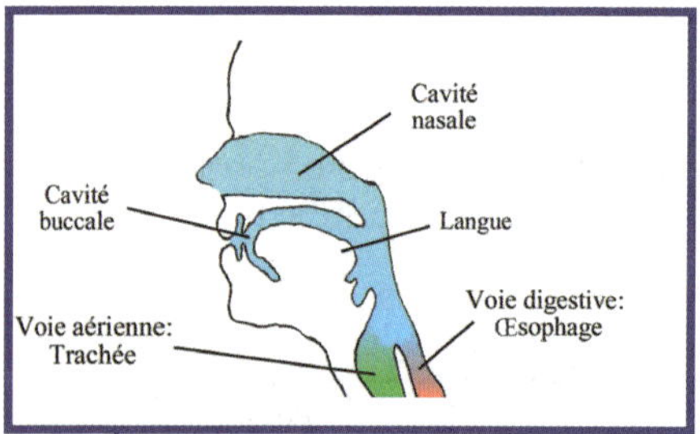

FIG. 2 | Carrefour aéro-digestif

RÉAGISSEZ !

• Sachez reconnaître les signes d'un corps étranger du pharynx (gêne, douleur, salivation...).

• **Vérifiez que l'enfant n'a aucun mal à respirer. Au moindre doute sur la possibilité d'un corps étranger respiratoire (voir chapitre « Fausses routes »), composez le 15.**

• Calmez l'enfant, laissez-le assis et rassurez-le.

• Ne cherchez pas à retirer vous-même le corps étranger, même s'il est visible. Vous risqueriez en effet de le faire basculer plus en arrière dans la gorge ou de provoquer des vomissements.

• Conduisez tranquillement l'enfant dans le service d'urgences le plus proche où une consultation ORL spécialisée sera certainement nécessaire pour retirer le corps étranger.

ÉVITEZ L'ACCIDENT

• Prenez le temps d'enlever toutes les arêtes et les petits os dans les assiettes qui sont proposées aux enfants.

• Prenez garde, lors de la découpe des lapins ou des volailles, à ne pas laisser d'esquilles osseuses.

RETENEZ L'ESSENTIEL

• Un corps étranger dans la bouche ou le pharynx est bénin mais très désagréable.

• Il peut être source d'infection et d'abcès s'il est négligé.

VOIR AUSSI

Corps étrangers avalés *(page 105)*
Fausses routes *(pages 71 à 80)*

Le cas de Mylène : *Assurez-vous en priorité que Mylène ne présente aucune gêne respiratoire. Vous pouvez observer prudemment sa cavité buccale pour tenter de repérer l'arête responsable. Ne tentez pas de l'enlever vous-même, sauf si elle est très superficielle. Conduisez tranquillement l'enfant, en position assise, vers un service d'urgences.*

SCÉNARIO

TRAUMATISMES DE L'ABDOMEN

Emilia, 7 ans, revient en pleurs du jardin. Elle vient de tomber de vélo et a reçu un violent coup de guidon dans le ventre. Elle est pâle, pliée en deux, et se plaint du côté gauche.

À SAVOIR

Les traumatismes de l'abdomen sont très fréquents chez l'enfant, survenant principalement au cours de jeux, d'accidents de sport ou d'accidents de la circulation.

L'abdomen de l'enfant est particulièrement exposé aux traumatismes car les dernières côtes, non ossifiées, n'offrent pas encore leur protection. De plus, la paroi musculaire de l'abdomen est encore très peu développée et ne peut absorber les chocs.

Les traumatismes abdominaux, qui peuvent être fermés ou associés à une plaie, sont potentiellement dangereux car ils peuvent léser un organe intra-abdominal et provoquer une hémorragie interne, parfois minime et insidieuse, qui passera inaperçue mais qui peut mettre en jeu, en quelques heures, le pronostic vital de l'enfant.

Les lésions internes les plus fréquentes et les plus redoutable sont les atteintes de la rate, qui est un organe fragile et très vascularisé, pouvant être à l'origine d'hémorragies internes gravissimes. **Vous devez connaître la position de la rate, située à gauche, sous les dernières côtes** *(Fig. 1)*.

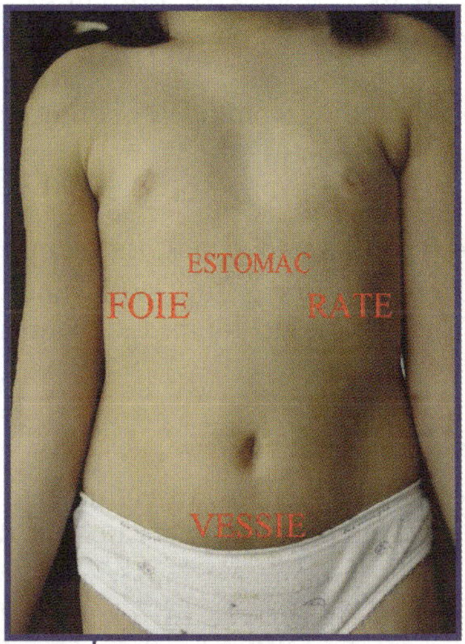

FIG. 1 | Position des principaux organes abdominaux

Tous les autres organes intra-abdominaux sont également susceptibles d'être atteints.

ATTENTION ! Tout trauma-

tisme abdominal avec un impact dans la zone de la rate nécessite une consultation médicale en urgence.

• Quels sont les signes d'un traumatisme abdominal ?

Le signe le plus constant est la douleur, qui peut être immédiate, ou apparaître et s'aggraver dans les minutes qui suivent l'impact.

Un traumatisme abdominal laisse parfois une trace : il est important de rechercher avec soin un hématome, une écorchure, une érosion de la peau qui témoigne de la localisation de l'impact.

D'autres signes apparaissent parfois dans les minutes ou les heures qui suivent un traumatisme abdominal. Ce sont des symptômes d'alerte, pouvant faire évoquer une lésion interne.

Les signes inquiétants

- L'enfant est pâle.
- Il décrit une sensation de malaise.
- Il est en sueurs.
- Il vomit.
- La douleur abdominale est très violente.
- Ses urines sont rouges.

Par ailleurs, consultez immédiatement un médecin si le traumatisme vous a semblé violent, ou si la région de la rate est douloureuse.

Après un choc au niveau de l'abdomen, même en l'absence de signe de gravité, n'hésitez pas à montrer l'enfant à un médecin. Quelques examens simples pourront être prescrits en cas de doute sur une lésion interne :

- une radiographie de l'abdomen ;
- une échographie ;
- un scanner ;
- une analyse d'urines, un bilan biologique.

L'enfant pourra être gardé une nuit en hospitalisation pour surveillance en cas de doute. Les examens seront répétés le lendemain matin.

••→ *RÉAGISSEZ !*

• Installez l'enfant au calme et examinez son ventre. Recherchez des traces de contusions permettant de localiser l'impact.

• Si la douleur est importante, **ou s'il existe au moins un signe de gravité,** appelez le 15, exposez calmement la situation. Le transport de votre enfant vers un service d'urgences pour bilan et surveillance sera organisé rapidement et en toute sécurité.

• Laissez l'enfant à jeun jusqu'à l'examen par un médecin.

• En attendant les secours, allongez-le dans la position d'attente « du transat » *(Fig. 2)*.

• Dans les jours qui suivent un traumatisme abdominal, même minime, surveillez les urines de l'enfant, vérifiez l'absence de sang.

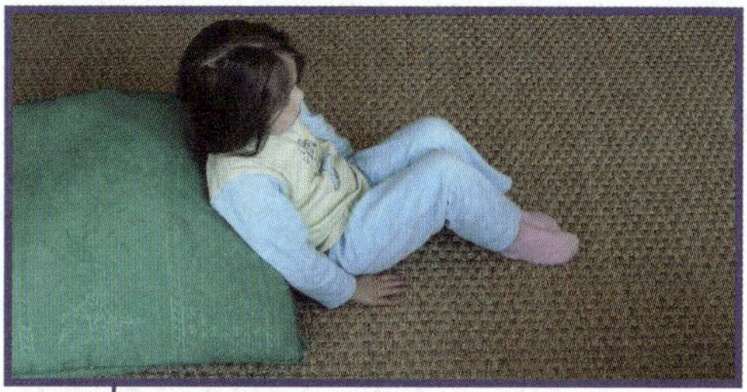

FIG. 2 | Position du transat

RETENEZ L'ESSENTIEL

• Tout traumatisme de l'abdomen, même peu important, peut entraîner chez l'enfant une lésion d'un organe intra-abdominal.

• La région la plus dangereuse se trouve sous les côtes, à gauche, là où est située la rate, qui est fragile et saigne facilement.

• N'hésitez pas à appeler le SAMU si des signes de gravité apparaissent.

VOIR AUSSI

Plaies (pages 189 à 195)
Urines anormales (page 131)

Le cas d'Emilia : *Emilia se plaint du côté gauche, sous les côtes : il y a donc un risque d'atteinte de la rate. De plus, l'enfant est pâle, la douleur est violente : ce sont des signes de gravité. Vous devez donc rapidement allonger l'enfant en position d'attente, examiner son abdomen à la recherche de contusions et appeler immédiatement le 15. À la description de la situation, une équipe médicale sera envoyée pour transporter l'enfant sous surveillance jusqu'au service d'urgences le plus proche. Elle bénéficiera d'un bilan, de radiographies, probablement d'une échographie et peut-être d'un scanner. Il est probable qu'elle sera gardée une nuit en observation.*

TRAUMATISMES DE LA COLONNE VERTÉBRALE

Maeva, âgée de 8 ans, tombe en arrière alors qu'elle tentait de grimper sur un escabeau. Elle chute à plat sur le dos, sous vos yeux, sur un sol en ciment. Immédiatement l'enfant hurle et se plaint du bas du dos...

À SAVOIR

La colonne vertébrale (que l'on appelle rachis, en langage médical) est formée de l'empilement de 33 vertèbres *(Fig. 1)*. Ces vertèbres forment un canal qui abrite la moelle épinière *(Fig. 2)*.

Les traumatismes de la colonne vertébrale sont surtout liés à des accidents de la route chez l'enfant. Parfois, les chutes et les accidents de sport sont également en cause.

Si une vertèbre est fracturée lors d'un traumatisme, un fragment d'os peut venir blesser la moelle épinière, parfois même la sectionner totalement *(Fig. 3)*.

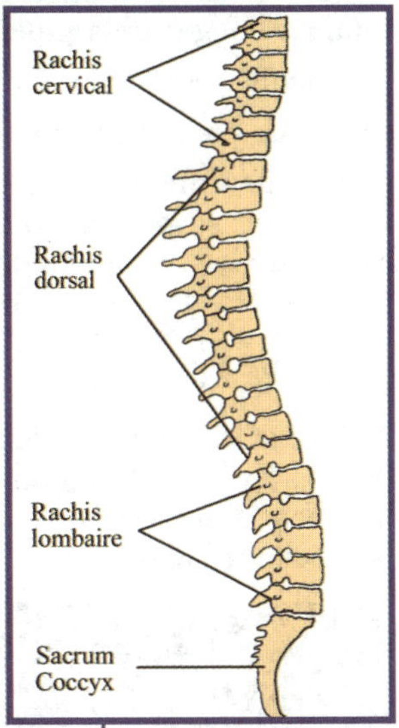

FIG. 1 | Colonne vertébrale

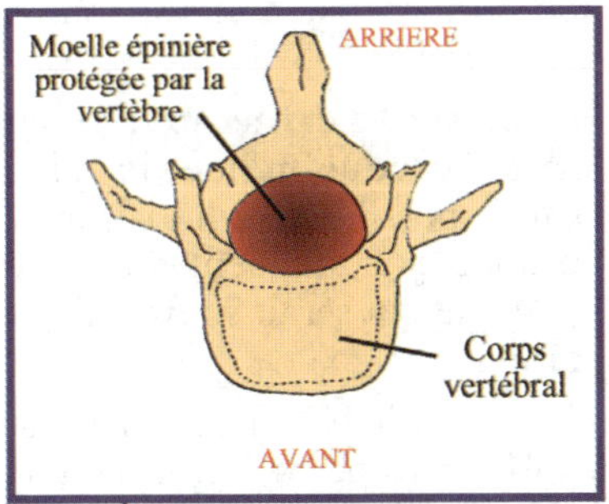

FIG. 2 | Vertèbre en coupe transversale (vue aérienne)

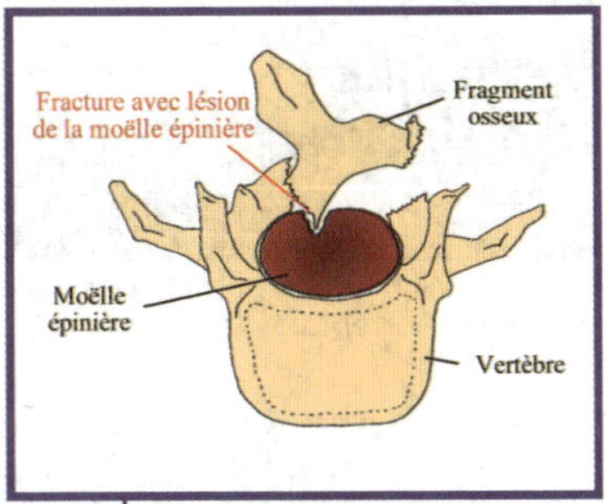

FIG. 3 | Fracture de vertèbre avec lésion de moelle

Toute atteinte de la moelle épinière peut se traduire par des lésions neurologiques à type de trouble de la sensibilité ou de la motricité (paralysie). Plus la lésion est haute, plus les déficits seront étendus. Par exemple, une section de la moelle épinière au niveau lombaire entraînera une **paraplégie** (paralysie des deux jambes), tandis qu'une lésion de la moelle épinière au niveau du cou pourra donner une **tétraplégie** (paralysie des quatre membres).

Les signes inquiétants

- Troubles de la sensibilité : sensations de fourmillements, d'endormissement d'un ou plusieurs membres, sensation de lourdeur ou perte totale de sensibilité.
- Troubles de la motricité : perte de force, difficulté ou impossibilité totale à bouger un segment de membre.
- Difficulté respiratoire.
- Perte de connaissance.

Dès qu'un enfant se plaint du dos ou du cou après un traumatisme, vous devez suspecter une atteinte de la colonne vertébrale et appliquer à la lettre les recommandations qui suivent.

→ *RÉAGISSEZ !*

ATTENTION ! Ne déplacez jamais vous-même un enfant qui se plaint du dos après un traumatisme ! Le moindre mouvement peut bouger le fragment d'une vertèbre cassée et provoquer des lésions irréversibles de la moelle épinière.

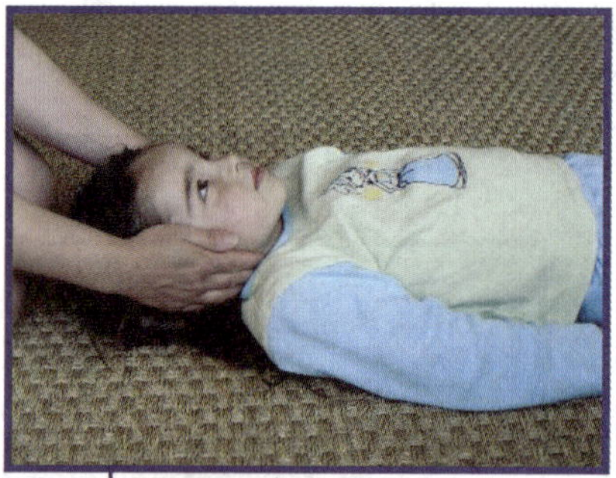

FIG. 4 | Maintien de la tête dans l'axe de la colonne vertébrale

- Laissez-le allongé, dans la position de la chute. Interdisez-lui tout mouvement.
- Maintenez doucement mais fermement sa tête dans l'axe de son corps, à deux mains *(Fig. 4)*.
- Calmez-le et rassurez-le en restant vous-même le plus calme possible. Ne lui communiquez pas un sentiment de panique qui serait source d'agitation.
- Demandez-lui de bouger doucement ses pieds ou ses orteils. Demandez-lui également s'il ressent des fourmillements ou un endormissement des bras ou des jambes. Ces informations seront précieuses pour le médecin du SAMU.

• Alertez ou faites alerter immédiatement les secours en composant le 15. Exposez calmement la situation au médecin du SAMU. Les secours adaptés vous seront envoyés rapidement.

• En attendant l'arrivée des secours, surveillez l'enfant, vérifiez régulièrement sa respiration et son état de conscience.

• L'enfant sera transporté par une équipe de secours, avec précaution, sur un plan dur pour éviter tout mouvement des vertèbres.

RETENEZ L'ESSENTIEL

• Ne sous-estimez jamais un traumatisme du dos ou du cou. Évoquez systématiquement une atteinte de la colonne vertébrale.

• Tout enfant qui se plaint du dos ou du cou doit être laissé immobile, dans la position de sa chute.

• Ne transportez pas l'enfant, ne le déplacez pas.

• Appelez systématiquement le 15 pour une douleur du dos après un traumatisme.

VOIR AUSSI

Traumatisme crânien *(page 171)*

Le cas de Maeva : *Laissez Maeva à plat sur le dos, calmez-la, maintenez sa tête dans l'axe de son corps et faites immédiatement composer le 15. Elle sera conduite dans le service d'urgences le plus proche pour réaliser des radiographies.*

S C É N A R I O

TRAUMATISME CRÂNIEN

Géraud, 7 ans, fait tranquillement du vélo dans la cour. Il se met soudain à hurler et vous le retrouvez allongé au sol, avec une grosse bosse au dessus de l'oreille droite. Après s'être calmé, l'enfant paraît normal mais il est incapable de vous expliquer clairement ce qu'il s'est passé...

À SAVOIR

Tout choc au niveau du crâne, qu'il soit minime ou violent, est appelé **traumatisme crânien**. Ce terme n'est donc pas forcément synonyme de gravité.

Les traumatismes du crâne sont très fréquents chez l'enfant. Il sont surtout liés, chez le tout petit, à des chutes d'une table à langer ou d'une chaise haute. Puis, plus tard, les chutes dans les escaliers, les accidents de la circulation et les accidents de sport en sont les principales causes.

Les traumatismes du crâne peuvent donner trois types de lésions :

• **des lésions de la peau** qui recouvre le crâne (le cuir chevelu) :

– de simples contusions, qui se traduisent par un hématome sous la peau, repérable sous la forme d'une banale « bosse », plus ou moins importante ;

– des plaies, plus ou moins grandes, qui saignent souvent beaucoup et doivent être suturées ;

• **des lésions des os du crâne :** selon la violence du traumatisme, les os du crâne peuvent être fissurés, parfois même déformés et enfoncés. Ces fractures du crâne ne sont pas forcément associées à une atteinte du cerveau ;

• **des lésions des vaisseaux et du cerveau,** contenus dans le crâne : ces atteintes sont les plus dangereuses. Il s'agit de contusions ou d'hémorragies à la surface du cerveau. Si un saignement débute à ce niveau, un hématome peut se former *(Fig. 1)*. Cet hématome va comprimer le cerveau dans sa boîte osseuse inextensible et provoquer de graves lésions.

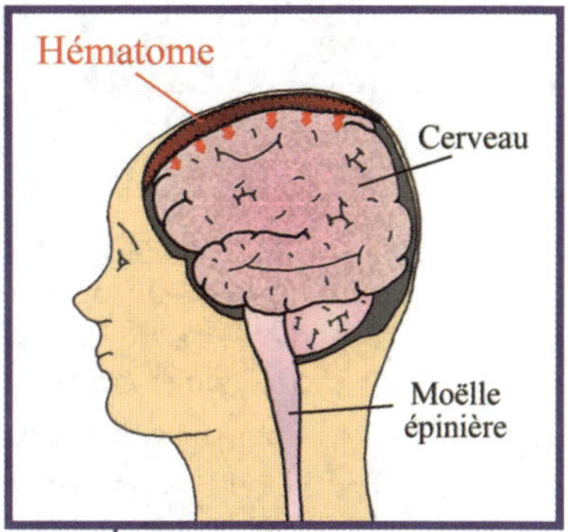

FIG. 1 | Hématome intra-crânien

Les symptômes apparaîtront parfois plusieurs heures après l'impact (temps de constitution de l'hématome).

Après un choc sur le crâne, l'enfant peut donc présenter :

- une bosse ;
- une plaie du cuir chevelu ;
- une douleur au niveau de l'impact.

Ce sont là des signes courants. D'autres symptômes, qui sont des signes de gravité, doivent être connus.

Les signes inquiétants

- Il a perdu connaissance, même quelques secondes, au moment de l'impact.
- Il vomit dans les minutes ou les heures qui suivent l'impact.
- Ses pupilles ne sont pas symétriques (voir « Pour en savoir plus »).
- Il est somnolent ou présente des troubles du comportement.
- Il a du mal à s'exprimer ou ses paroles sont confuses, ou incohérentes.
- Il ressent un malaise.
- Il a des troubles de l'équilibre.
- Il présente un saignement ou un écoulement du nez ou de l'oreille après le choc.
- Il a une plaie très hémorragique du cuir chevelu.
- Il se plaint du cou ou du dos.
- Il reste inconscient après le choc.
- Il présente des convulsions.

ATTENTION ! La perte de connaissance, même brève, au moment de l'impact traduit un choc violent qui rend obligatoire une surveillance d'au moins 12 heures en milieu hospitalier.

POUR EN SAVOIR PLUS
Sachez observer les pupilles

La pupille apparaît comme un cercle noir au milieu de l'œil. La taille de la pupille varie sous l'influence de multiples facteurs *(Fig. 2)* :

– **la lumière** : la pupille se dilate dans la pénombre et devient très grande. On parle de mydriase. En pleine lumière, au contraire, le diamètre de la pupille diminue. Elle n'apparaît plus que comme un petit point noir au centre de l'œil : c'est le myosis ;

– **certains toxiques** : l'alcool a tendance à agrandir la pupille. Certaines drogues comme la morphine provoquent au contraire un myosis ;

– **les émotions** ;

•••

– **la souffrance cérébrale** se traduira par une mydriase, qui peut toucher les deux yeux si l'ensemble du cerveau manque d'oxygène, comme dans le cas d'un arrêt cardiaque. Elle peut aussi être unilatérale (un seul œil) si la souffrance est localisée, comme dans le cas d'un hématome.

Chez un enfant normal, les deux pupilles sont symétriques (de même taille) et réagissent à la lumière.

ATTENTION ! Si une pupille est plus grande que l'autre, c'est un signe d'alerte qui peut signifier qu'un hématome est en train de se constituer à la surface du cerveau. La situation devient alors une urgence vitale... Chaque minute compte.

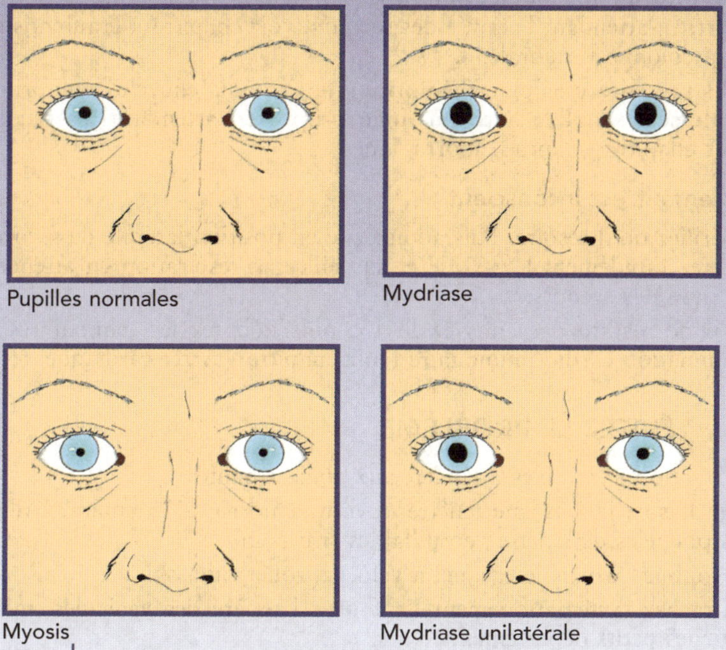

FIG. 2 | Observation de la taille des pupilles

:·→ *RÉAGISSEZ !*

Vérifiez immédiatement l'état de conscience de l'enfant :

- demandez-lui d'ouvrir les yeux ;
- demandez-lui de vous serrer la main ;
- posez-lui une question simple.

S'il ne le peut pas, c'est qu'il présente un **trouble de la conscience** :

appelez le 15, exposez la situation et surveillez étroitement l'enfant en attendant les secours.

S'il est conscient

• Calmez-le, rassurez-le, laissez-le allongé sur le dos et examinez-le calmement.

• **Recherchez s'il y a eu une perte de connaissance initiale** en demandant à l'enfant « Te rappelles-tu de **tout** ce qui s'est passé ? » : si la réponse est non, la perte de connaissance initiale est probable. Il devra être transporté vers un service d'urgences pour bilan et surveillance.

• Recherchez ensuite un signe de gravité (voir plus haut). **Appelez le 15 si au moins un signe inquiétant est retrouvé.**

• S'il présente une douleur du dos, maintenez son cou dans l'axe, sans effort, en attendant l'arrivée des secours (voir chapitre « Traumatismes de la colonne vertébrale »).

• S'il présente une plaie hémorragique du cuir chevelu, comprimez localement la plaie avec un linge propre en attendant les secours (voir chapitre « Plaies hémorragiques »).

Si l'enfant est inconscient

• Vérifiez qu'il respire. Puis allongez-le en position latérale de sécurité. Alertez rapidement le SAMU et surveillez sa respiration en attendant l'arrivée des secours.

• S'il ne respire pas : alertez le 15, puis débutez les manœuvres de réanimation cardio-pulmonaire (voir chapitre « Arrêt cardiaque »).

ÉVITEZ LE PROBLÈME

• Attention aux tables à langer, aux chaises hautes.

• Ne laissez jamais une fenêtre ouverte à portée d'un enfant. Utilisez des poignées de fenêtre verouillables si besoin.

• N'oubliez jamais le casque, à vélo, en roller ou à ski.

• Attachez systématiquement l'enfant à l'arrière des véhicules, même pour les petits déplacements.

RETENEZ L'ESSENTIEL

• Toute perte de connaissance, même très brève, après un choc sur la tête, impose une hospitalisation d'au moins 12 heures pour surveillance.

• L'apparition d'un signe inquiétant dans les heures qui suivent un choc sur la tête doit motiver une consultation médicale en urgence.

• Pensez systématiquement à un traumatisme de la colonne vertébrale associé au traumatisme crânien. Au moindre doute, laissez l'enfant immobile, maintenez sa tête dans l'axe et appelez les secours.

VOIR AUSSI

Traumatismes de la colonne vertébrale *(page 167)*
Plaies hémorragiques *(page 189)*
Arrêt cardio-respiratoire *(page 43)*

Le cas de Géraud : *L'enfant a subi un traumatisme crânien. Il a probablement perdu brièvement connaissance au moment de l'impact car il ne se rappelle pas ce qui s'est passé.*
Il est indispensable de conduire rapidement Géraud dans un service d'urgences. Une surveillance en hospitalisation sera certainement décidée.

SCÉNARIO

TRAUMATISME DES MEMBRES : FRACTURES, ENTORSES, LUXATIONS

Mylène, 8 ans, vient de chuter en roller skate. Elle se plaint du poignet gauche qui est gonflé et très douloureux au moindre mouvement.

À SAVOIR

Les traumatismes des membres peuvent occasionner de simples contusions, des plaies (voir chapitre « Plaies »), mais aussi **des entorses, des luxations**, ou **des fractures**.

Qu'est-ce qu'une entorse ? *(Fig. 1)*

Au niveau de chaque articulation des membres, les os sont maintenus en place par des « cordages » résistants appelés ligaments. Lors d'un traumatisme, ces ligaments peuvent être anormalement étirés, ou même déchirés partiellement ou totalement : on parle alors d'entorse.

L'entorse est dite bénigne si le ligament est seulement distendu, ou grave s'il est déchiré.

Les articulations des doigts, du poignet, du genou et de la cheville sont les plus souvent touchées.

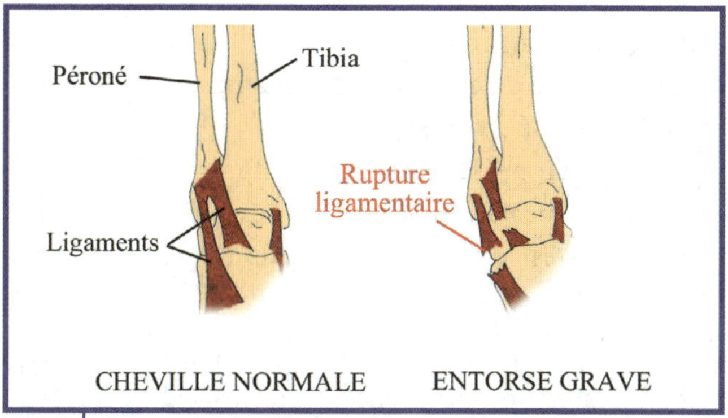

FIG. 1 | Entorse de cheville

Une entorse se manifeste par un **gonflement** et une **douleur** de l'articulation, plus ou moins importants selon la gravité de l'atteinte.

Toute entorse nécessitera une immobilisation de l'articulation touchée, pour laisser au ligament atteint le temps de cicatriser. Dans le cas des entorses graves, une intervention peut être nécessaire pour suturer le ligament déchiré.

Qu'est-ce qu'une luxation ? *(Fig. 2)*

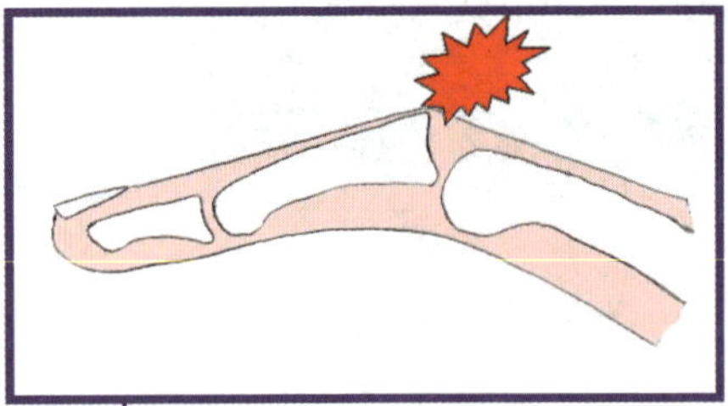

FIG. 2 | Luxation de doigt

On parle de luxation lorsque deux os d'une articulation perdent le contact : l'articulation est alors déboîtée et perd sa mobilité. Les articulations les plus souvent touchées sont l'épaule, le coude et les doigts.

Une luxation entraîne une douleur vive, une déformation de l'articulation (peu visible dans le cas de l'épaule), et surtout une impossibilité totale de bouger l'articulation touchée.

Le traitement des luxations consistera, dans un premier temps, à remettre les deux os de l'articulation en place : c'est ce que l'on appelle **réduire** une luxation. Une immobilisation sera ensuite nécessaire car les ligaments de l'articulation ont forcément été distendus lors de la luxation.

Qu'est-ce qu'une fracture ?

On parle de fracture lorsqu'un os est fêlé, fissuré, ou cassé en deux fragments ou plus.

Une fracture est dite « ouverte » s'il existe une plaie associée, au niveau de la fracture. C'est un facteur de gravité car les risques d'infection sont importants.

On doit soupçonner une fracture lorsque :

- un craquement a été perçu lors du traumatisme ;
- le membre touché est déformé ;
- tout mouvement du membre blessé est impossible, très douloureux ;
- un hématome se forme rapidement au niveau de la zone atteinte ;
- un fragment d'os est visible au niveau de la peau (dans le cas des fractures ouvertes).

Toute fracture devra être immobilisée, en général par un plâtre, pendant une durée variable selon l'os touché et le type de lésion. Selon le type de fracture, une intervention chirurgicale peut être nécessaire.

ATTENTION ! Les signes sont parfois trompeurs, notamment chez l'enfant. Il est impossible d'éliminer formellement une fracture sans réaliser une radiographie de la zone atteinte.

Les fragments d'os peuvent se déplacer si on transporte sans précaution une victime de fracture. Dans le doute, il est donc indispensable d'immobiliser tout membre traumatisé en attendant le bilan radiologique.

POUR EN SAVOIR PLUS
Anatomie osseuse du corps humain *(Fig. 3)*

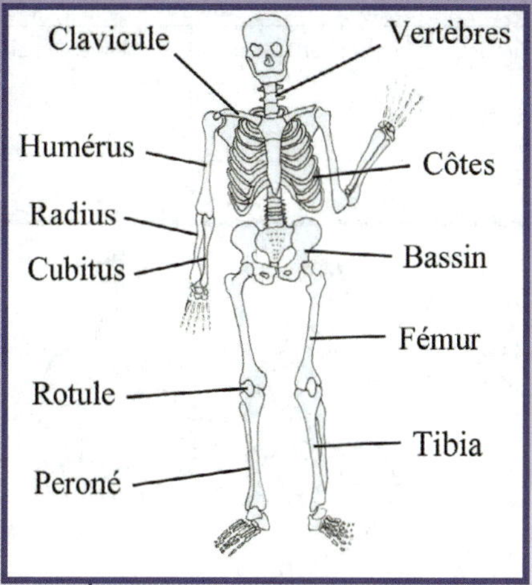

FIG. 3 | Anatomie osseuse

RÉAGISSEZ !

- Face à un traumatisme de membre, vous devez au moindre doute soupçonner une fracture et prendre toutes les précautions pour assurer un transport dans les meilleures conditions.
- N'hésitez pas à appeler le SAMU (15) pour exposer la situation. Des conseils sur le mode de transport vous seront donnés et une équipe de secours vous sera envoyée si nécessaire.
- S'il existe une plaie dans la zone du membre traumatisé, pensez à une fracture ouverte : une prise en charge médicalisée d'urgence est nécessaire. Composez le 15. En attendant les secours, mettez en place un pansement non compressif au niveau de la plaie.
- Si vous soupçonnez une fracture de la cuisse (fémur), appelez rapidement le SAMU. Il s'agit d'une urgence grave en raison de l'hémorragie interne souvent importante.

• Dans les autres cas, selon la localisation du traumatisme, suivez les consignes des tableaux ci-après.

TRAUMATISME DES MEMBRES SUPÉRIEURS				
	Bras	**Avant-bras**	**Poignet**	**Doigts**
Alerte	Composez le 15			
Transport	Le transport sera effectué par les pompiers.	Vous pouvez transporter vous-même l'enfant, à la condition d'immobiliser l'avant-bras.	Vous pouvez transporter vous-même l'enfant, à la condition d'immobiliser le poignet.	Vous pouvez transporter vous-même l'enfant.
Conduite à tenir	Laissez l'enfant immobile. Attendez les secours.	Immobilisez l'avant-bras *(Fig. 4)*	Immobilisez le poignet *(Fig. 5)*.	Immobilisez les doigts *(Fig. 6)*

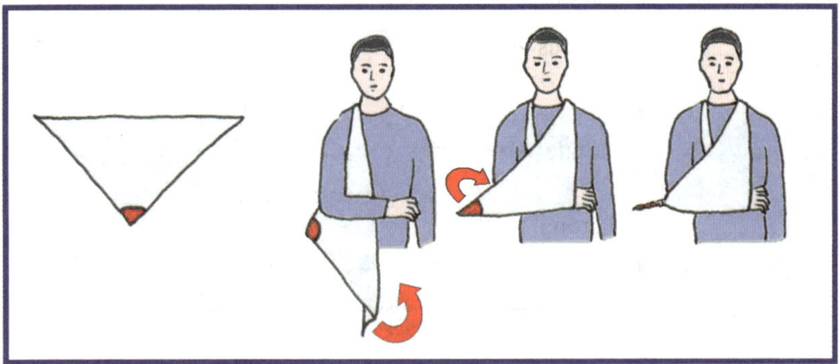

FIG. 4a | Écharpe simple

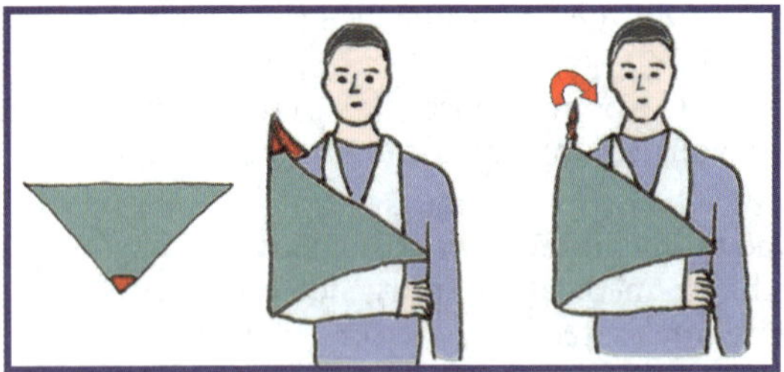

FIG. 4b | Contre-écharpe

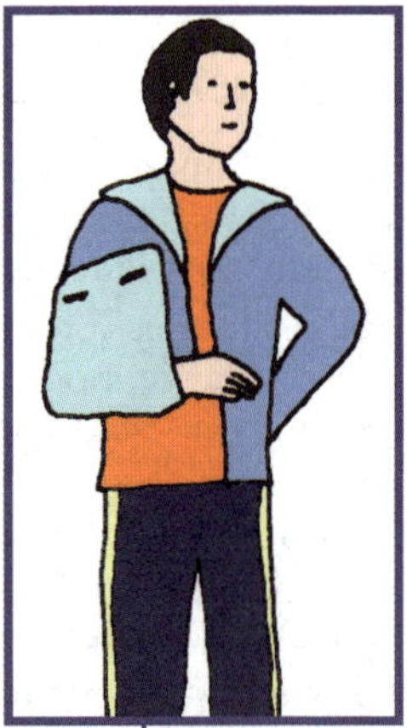

FIG. 4c | Immobilisation par rabat de veste

TRAUMATISME DES MEMBRES INFÉRIEURS				
	Cuisse	**Jambe**	**Cheville**	**Pied**
Alerte	Composez le 15 ou le 18	Composez le 15 ou le 18		
Transport	Le transport devra être effectué par une équipe SMUR.	Un transport par une équipe spécialisée (sapeurs-pompiers) est justifié.	Vous pouvez transporter vous-même l'enfant.	Vous pouvez transporter vous-même l'enfant.
À savoir	Le fémur cassé est responsable d'une importante hémorragie.	Risque de déplacement de la fracture	Il est impossible de prévoir sans radiographie s'il s'agit d'une entorse ou d'une fracture.	
Conduite à tenir	Laissez l'enfant immobile. Attendre les secours.	Laissez l'enfant immobile. Laissez-le à jeun. Immobilisez la jambe en attendant les secours *(Fig. 7)*.	Immobilisez la cheville. Interdisez la marche et l'appui. Mettez une poche de glace au contact de la cheville (voir « Technique »). Immobilisez la cheville *(Fig. 7)*	Interdisez l'appui. Immobilisez le pied *(Fig. 8)*.

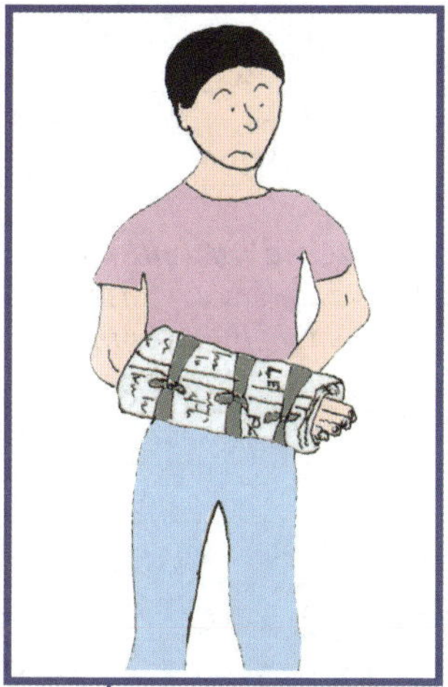

FIG. 5 | Immobilisation avec un journal

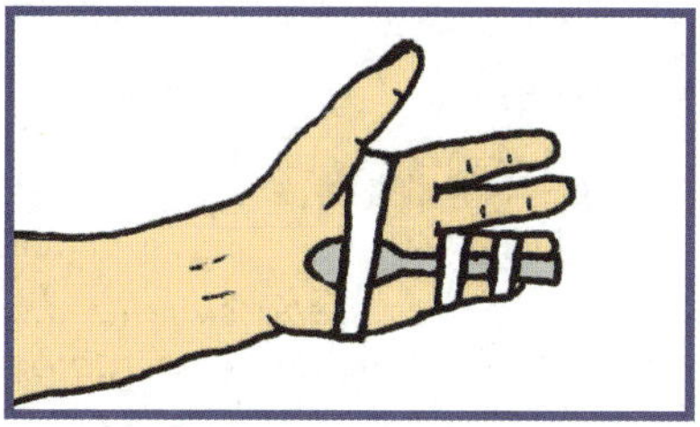

FIG. 6 | Immobilisation avec une cuillère

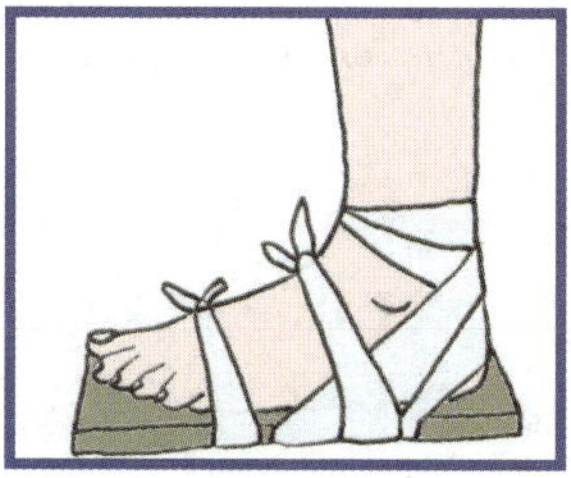

FIG. 8 | Immobilisation avec une planchette

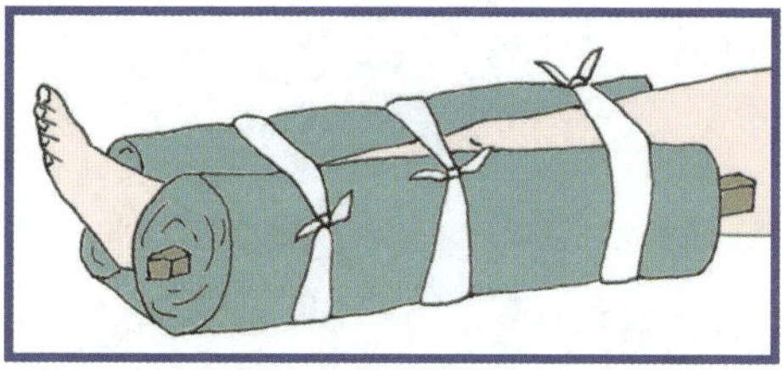

FIG. 7 | Immobilisation avec une couverture et 2 tiges de bois

TECHNIQUE
Mettre en place une vessie de glace

- ATTENTION ! LA GLACE NE DOIT JAMAIS ÊTRE DIRECTEMENT AU CONTACT DE LA PEAU ; ELLE PEUT ÊTRE RESPONSABLE DE BRÛLURES PAR LE FROID.
- PLACEZ DES GLAÇONS DANS UN SACHET DE PLASTIQUE HERMÉTIQUEMENT CLOS.
- ENROULEZ LE SAC PLASTIQUE DANS UN GANT DE TOILETTE OU UNE SERVIETTE ÉPONGE.
- PLACEZ LA VESSIE DE GLACE AINSI CONFECTIONNÉE AU CONTACT DE L'ARTICULATION TOUCHÉE.
- LA GLACE A POUR EFFET DE LIMITER L'ŒDÈME ET LA DOULEUR. ELLE DOIT ÊTRE APPLIQUÉE LE PLUS PRÉCOCEMENT POSSIBLE APRÈS UN TRAUMATISME ET RENOUVELÉE FRÉQUEMMENT PENDANT LES 24 PREMIÈRES HEURES.

RETENEZ L'ESSENTIEL

Face à un traumatisme de membre, agissez toujours comme s'il existait une fracture : immobilisez le membre en attendant le verdict radiologique.

VOIR AUSSI

Plaies hémorragiques (page 189)

Le cas de Mylène : *Il est impossible de dire s'il s'agit d'une entorse ou d'une fracture du poignet. Une radiographie doit être réalisée. Immobilisez le poignet de l'enfant à l'aide d'un magazine, comme le montre la* figure 5. *Transportez-la dans un service d'urgences. Laissez-la à jeun en attendant.*

SCÉNARIO

DÉBOÎTEMENT DU COUDE : LA PRONATION DOULOUREUSE

Valentin est un peu capricieux ce matin. À la sortie du supermarché, il pique une colère dantesque après votre refus de lui acheter des bonbons. Excédée, vous le tirez brutalement par l'avant-bras afin de le faire monter en voiture. C'est à ce moment que vous percevez un claquement au niveau de son coude. Le bras de Valentin pend maintenant le long de son corps, sans pouvoir bouger et ses pleurs ont redoublé d'intensité...

À SAVOIR

Également appelée pronation douloureuse du fait de l'attitude du bras blessé (paume de la main tournée vers l'arrière), cette pathologie est assez fréquente mais sans gravité.

La pronation douloureuse est un traumatisme assez fréquent chez l'enfant autour de 2 ans.

Les deux os de l'avant-bras (radius et ulna) sont maintenus au niveau du coude par le ligament annulaire *(Fig. 1)*. Chez le jeune enfant, ce ligament est encore très souple et peut laisser sortir le radius, à l'occasion d'une violente traction vers le haut de l'avant-bras.

L'enfant se retrouve alors avec l'articulation du coude bloquée, incapable de mouvoir son bras. Il s'agit en fait d'une luxation partielle ou subluxation.

Dans la très grande majorité des cas, elle est sans conséquence (ni

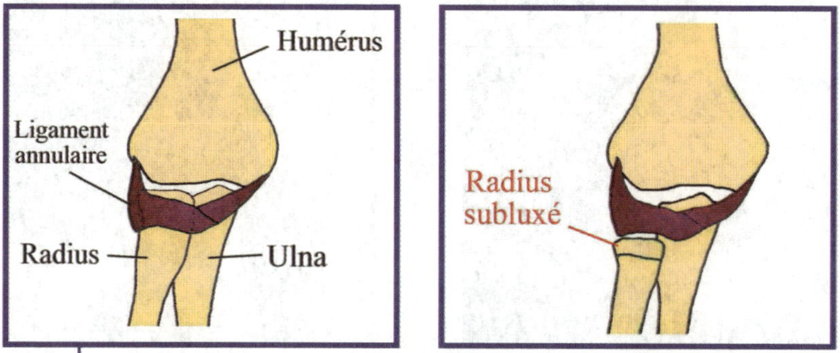

FIG. 1 | Coude normal — Pronation douloureuse

lésions osseuses, ni lésions nerveuses) et facile à remettre en place (réduction de luxation).

La plupart du temps, aucune radiographie n'est nécessaire, sauf si le type du traumatisme laisse un doute sur une éventuelle fracture.

Les signes inquiétants

Une déformation du bras, de l'avant-bras ou du poignet, faisant craindre une fracture.

RÉAGISSEZ !

La solution la plus raisonnable est d'aller consulter un médecin, soit en ville, soit aux urgences, afin que la subluxation soit réduite rapidement.

Toutefois, si vous êtes dans l'impossibilité de vous déplacer ou qu'aucun médecin n'est accessible rapidement, vous pouvez tenter à domicile la manœuvre de réduction qui est simple et sans danger (dans la mesure où il n'existe aucun doute sur une fracture, de par le type du traumatisme) :

- installez l'enfant sur une chaise ou, mieux, sur les genoux de la maman, et rassurez-le ;
- empoignez son coude et placez votre pouce au creux du pli du coude *(Fig. 2)* ;
- avec votre seconde main, tournez sa main, paume vers le haut et exercez une légère traction sur celle-ci ;
- alors que vous exercez avec votre pouce une pression franche au pli du coude *(Fig. 3)*, ramenez en flexion l'avant-bras sur le bras, afin de faire toucher à l'enfant son épaule avec sa main.

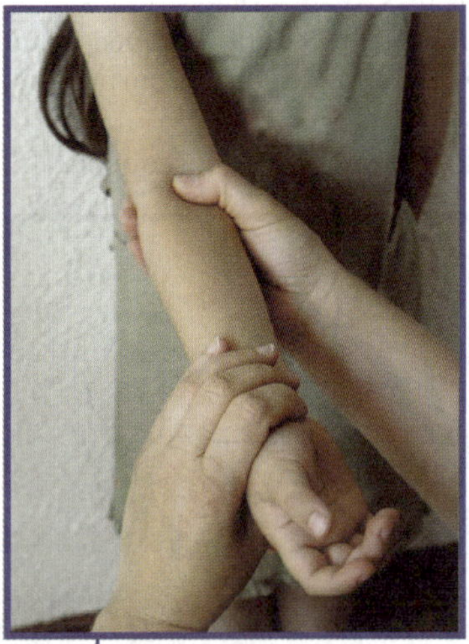

FIG. 2 | Position du pouce

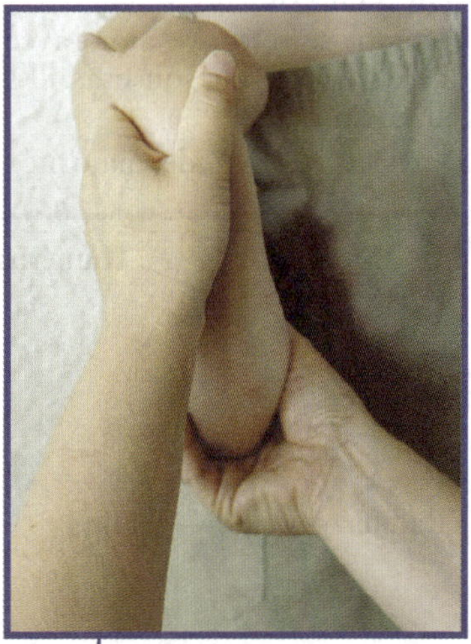

FIG. 3 | Flexion du coude

Cette combinaison suffit généralement à réduire la pronation douloureuse et peut être répétée plusieurs fois en cas d'échec.

On peut percevoir un ressaut au niveau du coude mais c'est surtout la mobilité retrouvée qui témoigne de la réussite du geste.

Malgré la guérison, l'enfant peut rester quelques heures sans se servir de son bras, bien souvent par appréhension.

ÉVITEZ LE PROBLÈME

La meilleure des préventions est d'éviter de tirer brutalement sur le bras des enfants, particulièrement vers l'âge des 2 ans, et ce, même en cas d'agacement majeur...

RETENEZ L'ESSENTIEL

- La pronation douloureuse est une pathologie bénigne pouvant se guérir facilement grâce à des manœuvres simples.
- Pour l'éviter, il faut proscrire la traction verticale brutale du bras de l'enfant.

VOIR AUSSI

Traumatismes des membres *(page 177)*

Le cas de Valentin : *Valentin présente manifestement une pronation douloureuse suite à votre traction intempestive. Vous devez l'emmener dans un service d'urgences ou, si vous êtes plus hardi, tenter une réduction vous-même grâce à la méthode décrite plus haut.*

SCÉNARIO

SECTION DE MEMBRE

Un simple instant d'inattention et la petite Zoé, 6 ans, restée seule dans la cuisine, a réussi à faire fonctionner le robot ménager de sa maman... en oubliant une main à l'intérieur. Elle hurle soudain et vous vous retrouvez face à une situation cauchemardesque : l'index gauche de l'enfant est totalement sectionné à sa base, la plaie saigne abondamment...

À SAVOIR

Doigts coincés violemment dans une porte ou une portière de voiture, accidents domestiques avec les lames des robots ménagers, démarrage accidentel d'une scie électrique par un apprenti bricoleur... les sections de membres, partielles ou complètes, sont rares mais non exceptionnelles chez l'enfant.

Un segment de membre sectionné peut conserver sa vitalité pendant 6 heures s'il est conservé dans les conditions adéquates. Une réimplantation chirurgicale pourra alors être tentée par une équipe spécialisée. Il est donc très important, face à un doigt coupé chez un enfant, de ne pas céder à la panique et de réagir de façon adaptée et rapide.

RÉAGISSEZ !

- Gardez votre calme, ne communiquez pas un sentiment de panique à l'enfant.
- Calmez l'enfant, allongez-le, jambes surélevées, et rassurez-le.
- Alertez les secours : composez le 15. Exposez calmement la situation au médecin régulateur. Des secours adaptés vous seront envoyés et l'accueil de votre enfant dans un service de chirurgie spécialisé sera préparé.
- Désinfectez la plaie avec une compresse stérile imbibée de solution antiseptique, puis réalisez un pansement légèrement compressif avec des compresses stériles à l'emplacement de la plaie, afin de limiter l'hémorragie (voir chapitre « Plaies »).
- Enveloppez le segment coupé dans un mouchoir propre ou dans une compresse, puis placez-le dans un sac plastique étanche. Placez ce sac sur un lit de glace, contenu dans un deuxième sac fermé hermétiquement *(Fig. 1)*. Renouvelez la glace si nécessaire.

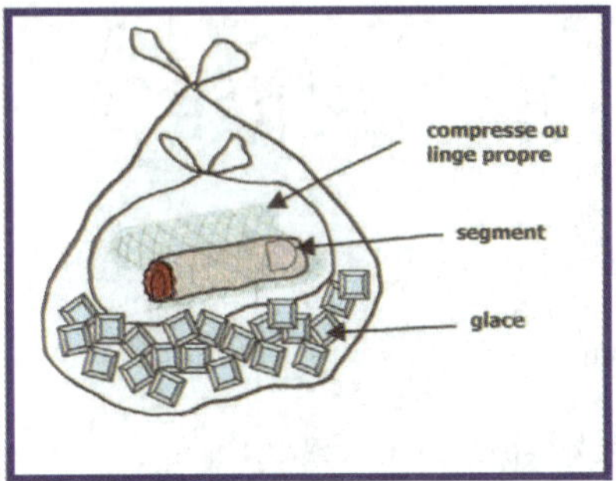

FIG. 1 | Technique de conservation d'un segment de membre sectionné

• Ne donnez rien à manger ni à boire à votre enfant. Il doit rester à jeun car une intervention chirurgicale peut être décidée.

• Vérifiez régulièrement que le pansement compressif sur la plaie est efficace et que l'enfant ne saigne pas trop.

POUR EN SAVOIR PLUS
Les Centres SOS Main

Il existe actuellement dans toutes les régions des équipes de chirurgiens spécialisés dans les interventions sur la main, en particulier dans les réimplantations de doigts sectionnés accidentellement.

Vous trouverez facilement en annexe 6 le service **SOS Main** le plus proche de votre domicile.

RETENEZ L'ESSENTIEL

Un segment de membre coupé peut conserver sa vitalité et être réimplanté pendant 6 heures s'il est conservé dans de bonnes conditions.

VOIR AUSSI

Plaies (pages 189 à 195)
Traumatisme des membres (page 177)

Le cas de Zoé: *Malgré la violence de la situation, une réaction adaptée pourra peut-être sauver le doigt de votre enfant. Restez donc le plus calme possible. Commencez par allonger l'enfant et confectionnez rapidement un pansement compressif avec une compresse stérile. Puis appelez les secours: composez le 15 et exposez la situation.*
N'oubliez pas de récupérer le doigt coupé et conditionnez-le selon la technique décrite plus haut. Attendez calmement les secours en rassurant Zoé et vérifiez l'absence d'hémorragie.

SCÉNARIO

PLAIES HÉMORRAGIQUES

Roselyne, 6 ans, joue avec un couteau de cuisine lorsqu'elle tombe de sa chaise. Elle se blesse au niveau de la cuisse et se met immédiatement à saigner énormément, en jet...

À SAVOIR

Une plaie est toujours responsable d'une perte de sang. Si cette perte de sang est importante, on parle d'**hémorragie.**

Une hémorragie prolongée peut provoquer une réelle détresse vitale si elle est importante : la victime présentera d'abord une chute de la tension, puis une perte de connaissance, enfin un arrêt cardiaque par désamorçage du cœur si rien n'est fait pour stopper le saignement.

Il est donc vital de savoir réagir immédiatement face à une plaie hémorragique.

Les signes inquiétants

- Le saignement est important.
- Le saignement est en jet, au rythme des battements du cœur : c'est le signe d'une hémorragie artérielle.
- La victime se sent mal, présente un malaise.
- La victime est très pâle.
- La victime est inconsciente.

Face à toute hémorragie, la priorité est de stopper le saignement. Le lavage et la désinfection de la plaie deviennent des problèmes secondaires.

RÉAGISSEZ !

- Évaluez la gravité de l'hémorragie.
- Alertez ou faites alerter les secours.
- Faites allonger la victime, jambes surélevées.

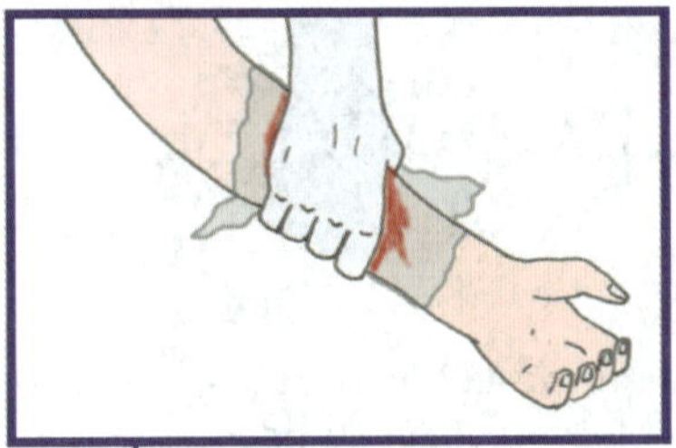

FIG. 1 | Compression manuelle

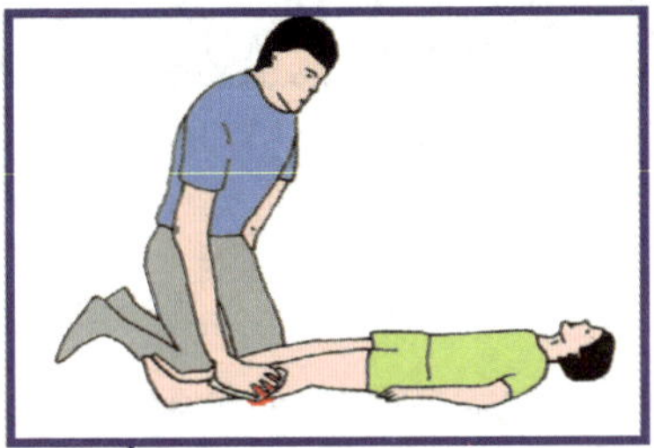

FIG. 2 | Pansement compressif

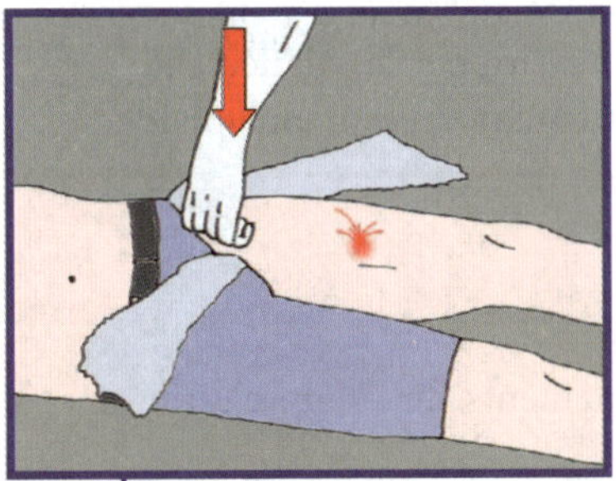

FIG. 3 | Point de compression au pli de l'aine

• **Essayez de stopper l'hémorragie :**

– appuyez directement sur la plaie avec la main, en interposant si possible un linge propre ou un sac plastique entre la main et la plaie *(Fig. 1)*. Comprimez fortement jusqu'à obtenir un arrêt du saignement ;

– mettez en place rapidement un pansement compressif *(Fig. 2)* pour remplacer la compression manuelle : remplacez si possible le linge propre par des compresses stériles qui doivent recouvrir toute la plaie. Nouez un lien large (foulard...) autour de la plaie. Le lien doit faire au moins deux tours, et doit être suffisamment serré pour être compressif, mais sans faire garrot. **ATTENTION ! Les techniques de compression locale ne doivent pas être utilisées s'il y a un corps étranger ou une fracture au niveau de la plaie (fracture ouverte) ;**

– si la compression locale est inefficace, **tentez une compression à distance** (voir « Technique »). Le but est d'arrêter le saignement en bloquant le flux sanguin en amont de la plaie. Les trois points de compression décrits sont simples à réaliser et doivent être connus : ils peuvent sauver une vie !

– enfin, si le saignement ne cesse pas, vous pouvez **mettre en place un garrot.**

• **ATTENTION ! Cette technique est dangereuse et doit être utilisée seulement si :**

– le point de compression est inefficace ;

– le point de compression est impossible à réaliser (environnement de l'accident, position de la victime...) ;

– le témoin est isolé et doit relâcher le point de compression pour donner l'alerte.

• Respectez impérativement la technique de pose *(Fig. 6)* :

– utilisez un lien large (cravate, ceinture, foulard), pour ne pas blesser le membre ;

– faites une boucle, enroulez-la autour du membre et enfilez les extrémités dans la boucle ;

– serrez jusqu'à arrêt de l'hémorragie ;
– nouez-le avec un nœud solide.

En cas d'hémorragie au niveau d'un bras : le garrot est mis en place entre la plaie et l'aisselle.

En cas d'hémorragie au niveau d'une jambe : le garrot est mis en place sur la cuisse, entre la plaie et l'aine.

ATTENTION ! Trois précautions doivent être respectées impérativement :

- toujours laisser le garrot visible : il ne doit jamais être recouvert ;
- toujours noter l'heure de pose : l'écrire sur un papier clairement visible sur la victime ;
- ne jamais desserrer le garrot une fois qu'il est en place : attendre l'arrivée des secours.

TECHNIQUE
Les points de compression à distance

COMPRESSION AU PLI DE L'AINE *(FIG. 3)*

- IL PERMET DE STOPPER TOUTES LES HÉMORRAGIES DU MEMBRE INFÉRIEUR (CUISSE ET JAMBE).
- PLACEZ-VOUS À CÔTÉ DE LA VICTIME, AU NIVEAU DE SA HANCHE, DU CÔTÉ DU MEMBRE BLESSÉ.
- APPUYEZ AVEC LE POING FERMÉ, BRAS TENDU ET VERTICAL, AU MILIEU DU PLI DE L'AINE.

POINT DE COMPRESSION À LA BASE DU COU *(FIG. 4)*

- IL PERMET DE STOPPER UNE HÉMORRAGIE DU COU.
- PLACEZ-VOUS À CÔTÉ DE LA VICTIME, AU NIVEAU DE SA TÊTE.
- APPUYEZ VOTRE POUCE À LA BASE DU COU, AU-DESSUS DE LA CLAVICULE, EN DEHORS DE LA POMME D'ADAM.
- LES AUTRES DOIGTS PASSENT DERRIÈRE LE COU.

POINT DE COMPRESSION FACE INTERNE DU BRAS *(FIG. 5)*

- PRENEZ LE BRAS DE LA VICTIME, ENTRE L'ÉPAULE ET LE COUDE. VOTRE POUCE DOIT ÊTRE PLACÉ À L'INTÉRIEUR DU BRAS ET DOIT APPUYER EN DIRECTION DE L'OS.

RETENEZ L'ESSENTIEL

- Face à une plaie hémorragique, la priorité est de stopper le saignement.
- Les techniques de compression doivent être connues. Elles ne nécessitent aucune connaissance particulière et peuvent sauver une vie.
- Ne mettez en place un garrot qu'en dernier recours, lorsque les autres techniques de compression se sont avérées inefficaces.

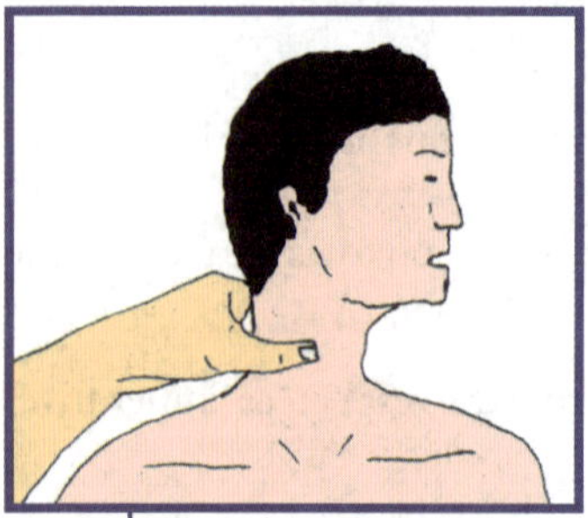

FIG. 4 | Point de compression carotidien

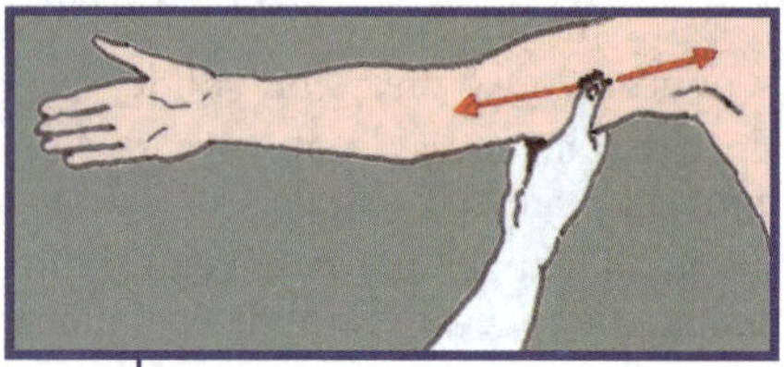

FIG. 5 | Point de compression huméral

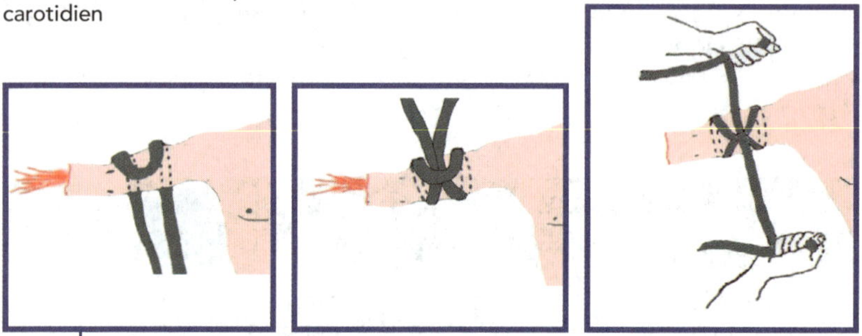

FIG. 6 | Technique de pose d'un garrot

TRUC/ASTUCES/INFOS DIVERSES

Un point de compression est normalement douloureux s'il est bien réalisé.

VOIR AUSSI

Plaies non hémorragiques (page 167)
Fractures des membres (page 151)

Le cas de Roselyne : *L'importance de l'hémorragie témoigne de l'atteinte d'un gros vaisseau : cette plaie est donc grave. Rassurez l'enfant, calmez-la et faites-la immédiatement allonger, jambes surélevées. Alertez immédiatement les secours en composant le 15 ou le 18. En attendant, comprimez localement la plaie et réalisez un point de compression au pli de l'aine si le saignement ne stoppe pas.*

SCÉNARIO

PLAIES NON HÉMORRAGIQUES

William, 8 ans, vient de se blesser avec un canif. Il présente une plaie d'environ 1 cm, apparemment peu profonde située à la base de l'index gauche. Il ne saigne pas.

À SAVOIR

Quelques questions simples peuvent vous permettre d'évaluer rapidement la gravité d'une plaie :

- **quelle est la profondeur de la plaie ? :** en écartant délicatement les bords de la plaie, vous pouvez avoir une idée de sa profondeur. Si elle est superficielle, vous pouvez la soigner vous-même. Au moindre doute, montrez la plaie à un médecin ;
- **est-elle hémorragique ?** (voir « Plaies hémorragiques ») ;
- **où est-elle située ? :** une plaie profonde située au niveau du thorax ou de l'abdomen peut toucher des organes internes. Si elle est située près d'une articulation, il faudra vérifier qu'un tendon n'a pas été sectionné. Une plaie du visage, même peu profonde, peut entraîner une cicatrice inesthétique si elle est négligée. Attention aux plaies au contact des yeux. Une atteinte du globe oculaire est possible ;
- **est-elle propre ? Y-a-t-il des débris ou des corps étrangers dans la plaie ? :** une plaie souillée, même superficielle, devra être nettoyée par un médecin pour éviter la survenue d'une infection.

À l'issue de ce premier examen, vous devez être capable de repérer les signes de gravité.

Les signes inquiétants

- La plaie est très hémorragique.
- Elle est profonde, au niveau du thorax ou de l'abdomen.
- Elle est située au contact d'une articulation.
- Elle est située à proximité de l'œil.
- La plaie est très souillée, ou comporte des corps étrangers.

Une plaie, même apparemment minime, peut être source de complications immédiates, puis de complications tardives si elle est négligée ou mal traitée :

• complications immédiates :

– hémorragie (voir chapitre « Plaies hémorragiques ») ;

– lésions internes si elle est située au niveau du thorax, ou de l'abdomen ;

– atteintes des nerfs ou des tendons au niveau des membres ;

• complications tardives :

– « mauvaise » cicatrisation, responsable de cicatrices inesthétiques ;

– infections si la plaie est mal désinfectée.

ATTENTION ! Vérifiez toujours que votre enfant est à jour de sa vaccination contre le tétanos. Cette maladie est potentiellement mortelle mais le vaccin est protecteur à 100 %. Toute plaie profonde doit être examinée par un médecin. Seul un examen poussé permet de connaître la profondeur de la plaie et de déceler d'éventuelles lésions profondes.

POUR EN SAVOIR PLUS
Les antiseptiques

Toute plaie doit être correctement lavée et désinfectée : l'application d'un antiseptique interdit la prolifération de microbes, source d'infection, dans la plaie.

Il existe de multiples familles d'antiseptiques. Les principaux produits sont présentés ci-dessous :

– **l'alcool** ne doit jamais être utilisé sur une plaie. Il est mal supporté car son application est très douloureuse. L'alcool sera néanmoins très utile pour nettoyer les instruments (ciseaux, thermomètre...) ;

– **la polyvidone iodée (Bétadine®)** est un très bon antiseptique qui a néanmoins deux inconvénients : il contient de l'iode qui peut être responsable de réactions allergiques et c'est un produit coloré (marron), qui peut masquer des lésions profondes lors de l'examen médical ;

– **la chlorhexidine (Merfène®)** est un très bon antiseptique, incolore, qui peut dans tous les cas être utilisé en première intention ;

– **l'eau oxygénée** est un produit antiseptique responsable d'une réaction « moussante » dès l'application, qui peut être utile pour faire sortir de petits débris de la plaie.

Attention ! N'utilisez qu'un seul produit. Évitez les cocktails d'antiseptiques.

RÉAGISSEZ !

• Face à une plaie, il est d'abord important de rester calme. Rassurez l'enfant, installez-le à l'écart de l'agitation, allongé, et évaluez la gravité de sa plaie.

• Appelez le SAMU (15) si la plaie est profonde, située au niveau du thorax ou de l'abdomen.

• Examinez calmement la plaie, recherchez des signes de gravité.

• Lavez la plaie à grande eau, sous le robinet, pour éliminer d'éventuels débris.

• Désinfectez la plaie avec une grande quantité de produit antiseptique, incolore de préférence (chlorhexidine).

• Conduisez l'enfant chez un médecin ou dans un service d'urgences pour explorer et suturer une plaie profonde, une plaie au contact de l'œil ou d'une articulation.

RETENEZ L'ESSENTIEL

• Le nettoyage et la désinfection d'une plaie, même minime, doivent être systématiques.

• Vérifiez toujours la vaccination antitétanique de votre enfant.

• Au moindre doute, montrez la plaie à un médecin.

VOIR AUSSI

Plaies hémorragiques (page 189)
Morsures et griffures par animaux (page 257)

***Le cas de William :** La plaie est située près d'une articulation, à la base du doigt. Il faut donc impérativement vérifier qu'aucun tendon n'a été touché. Lavez cette plaie à grande eau, désinfectez-la avec un antiseptique incolore, et recouvrez-la d'une compresse stérile. Consultez dans les heures qui suivent un médecin pour explorer cette plaie. N'oubliez pas le carnet de santé pour vérifier que sa vaccination antitétanique est à jour.*

S C É N A R I O

HÉMATOME SOUS L'ONGLE (SOUS-UNGUÉAL)

Le petit Renaud, âgé de huit ans, bricole déjà comme un grand... Il tente d'enfoncer un clou et se met soudain à hurler après s'être donné un coup de marteau à la pointe de l'index gauche. Vous ne constatez pas de plaie, la douleur diminue d'abord... puis l'ongle devient bleu. Quelques heures plus tard, la douleur augmente à nouveau et devient insupportable...

À SAVOIR

Après un choc, un hématome (accumulation de sang) peut se former sous l'ongle. Il apparaîtra, juste après le choc, sous la forme d'une petite tache bleuâtre sous l'ongle touché.

Puis cet hématome va progressivement augmenter, dans les minutes qui suivent le traumatisme. On voit alors, par transparence, une zone plus ou moins importante devenir peu à peu noirâtre. Le sang, prisonnier sous l'ongle, ne peut s'échapper...

L'hématome va exercer une pression de plus en plus importante sur les tissus très sensibles situés sous l'ongle. La douleur va progressivement augmenter au fur et à mesure de la constitution de l'hématome. Elle est très vive, pulsatile, et ressentie comme réellement insupportable par la victime.

Cette douleur pourra être soulagée au début par des médicaments classiques, à base de paracétamol (Dafalgan®, Doliprane®, Efferalgan®).

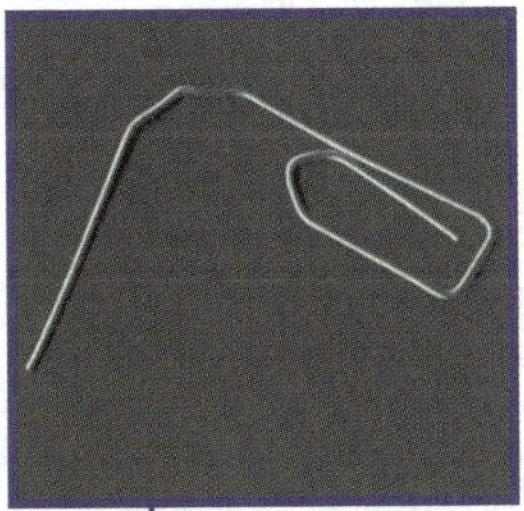

FIG. 1 | Trombone prêt à l'utilisation

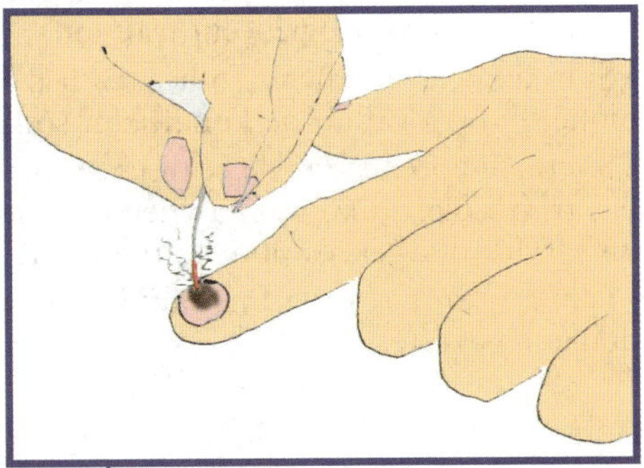

FIG. 2 | Technique de « trombonisation » de l'hématome sous-unguéal

Puis rapidement, ces médicaments seront inefficaces. Le seul moyen de faire cesser la douleur sera alors d'évacuer l'hématome en perçant l'ongle (voir « Technique »).

TECHNIQUE
Évacuation d'un hématome sous-unguéal

CETTE TECHNIQUE PEUT ÊTRE RÉALISÉE SANS CONNAISSANCE PARTICULIÈRE. ELLE PERMET DE SOULAGER INSTANTANÉMENT L'ENFANT ET PEUT DONC S'AVÉRER TRÈS UTILE SI L'INCIDENT SURVIENT DANS UN LIEU ISOLÉ.

PAS D'HÉSITATION... RESTEZ CALME.. LA PERFORATION D'UN ONGLE EST TOTALEMENT INDOLORE (AVEZ-VOUS MAL LORSQUE VOUS COUPEZ UN ONGLE ?).

- INSTALLEZ LA MAIN OU LE PIED DE LA VICTIME BIEN À PLAT.
- DÉSINFECTEZ LA SURFACE DE L'ONGLE.
- DÉPLIEZ UN TROMBONE POUR OBTENIR UNE TIGE PERFORANTE *(FIG. 1)*.
- CHAUFFEZ LA POINTE DU TROMBONE AVEC UNE FLAMME, JUSQU'AU ROUGISSEMENT.
- POSEZ LE BOUT DU TROMBONE INCANDESCENT SUR L'ONGLE, AU MILIEU DE LA ZONE BLEU NOIRÂTRE DE L'HÉMATOME, PERPENDICULAIREMENT, EN EXERÇANT UNE LÉGÈRE PRESSION *(FIG. 2)*.

RENOUVELEZ SI BESOIN L'OPÉRATION PLUSIEURS FOIS, EXACTEMENT AU MÊME ENDROIT, JUSQU'À PERFORATION DE L'ONGLE. VOUS VERREZ ALORS DES GOUTTES DE SANG SOUS PRESSION SORTIR SPONTANÉMENT ET L'ENFANT SERA INSTANTANÉMENT SOULAGÉ.

RÉAGISSEZ !

• Après un traumatisme du doigt, pensez d'abord à la possibilité d'une fracture. Immobilisez le doigt par une attelle en cas de doute (voir chapitre « Traumatisme des membres »).

• Sachez reconnaître un hématome sous l'ongle en observant calmement et méticuleusement les doigts touchés.

• Donnez éventuellement à l'enfant un médicament à base de paracétamol pour tenter de soulager la douleur. Respectez les posologies prescrites par votre médecin traitant.

• Si la douleur augmente, n'hésitez pas à pratiquer vous-même la technique de perforation de l'ongle qui soulagera l'enfant immédiatement.

• Si vous appréhendez de réaliser vous-même ce geste et si vous n'êtes pas trop isolé, conduisez rapidement l'enfant chez un médecin ou dans un service d'urgences pour faire évacuer l'hématome.

• Pensez à faire réaliser une radiographie du doigt, sans urgence, si une douleur persiste.

RETENEZ L'ESSENTIEL

- L'hématome sous-unguéal est une pathologie bénigne mais terriblement douloureuse. Il s'agit donc d'une réelle urgence ressentie par l'enfant et par l'entourage.
- Une simple perforation de l'ongle peut soulager instantanément la douleur.
- La perforation de l'ongle est indolore si elle est pratiquée avec douceur, sans pression excessive.

VOIR AUSSI

Traumatismes des membres *(page 177)*

Le cas de Renaud : *Renaud présente un hématome sous-unguéal très douloureux. Calmez-le, installez-vous confortablement et évacuez cet hématome en perçant son ongle selon la technique décrite ci-dessus. Si la douleur persiste, immobilisez son doigt avec une attelle et conduisez-le dans un service d'urgences pour faire réaliser des radiographies.*

SCÉNARIO

BOITERIE

Romuald, 11 ans, boîte de la jambe droite depuis une semaine. Le problème a été attribué à un match de foot mais Romuald ne se souvient pas s'être tordu la cheville. Il a de plus en plus mal et la boiterie s'accentue...

À SAVOIR

Définie comme une asymétrie à la marche, la boiterie est un signe qu'il ne faut pas négliger chez un enfant. Souvent, la cause est évidente : suite de traumatisme (élongation, entorse, luxation, fracture), problème de pied (ongle incarné, verrue plantaire, mycose, ampoule, chaussure mal adaptée...). Mais quelquefois, il s'agit d'un problème plus ancien et passé inaperçu. C'est alors qu'il faut s'inquiéter et consulter un médecin avant d'attribuer la boiterie à une « crise de croissance ».

De nombreuses causes peuvent être découvertes. Celles touchant l'articulation de la hanche prédominent. Parmi les plus fréquentes, en fonction de l'âge, on retrouve :

• entre 1 et 3 ans :

– **la luxation congénitale de hanche ou dysplasie de hanche** : il s'agit d'une malposition de la tête du fémur en dehors de sa cavité *(Fig. 1)*. Cette anomalie a un caractère familial et est plus fréquente chez les filles. Elle est découverte lors d'examens les premiers mois de vie (examen clinique, radiographie de hanche), mais il peut arriver que la luxation passe inaperçue jusqu'à l'âge de la marche où l'enfant prend appui préférentiellement sur sa jambe saine. Le traitement est alors plus difficile et les séquelles possibles ;

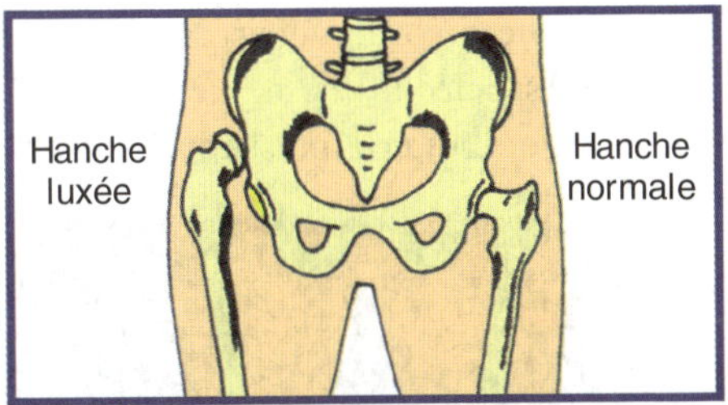

FIG. 1 | Luxation congénitale de hanche

– **l'arthrite infectieuse de hanche** : c'est une infection de la hanche, généralement due à un staphylocoque, dont le traitement par antibiotiques est très urgent (risque d'extension de l'infection). Les signes sont assez trompeurs (boiterie plus ou moins associée à une fièvre) ;

• entre 3 et 9 ans :

– **la synovite aiguë de hanche**, communément appelée **rhume de hanche** : il s'agit d'un épanchement de liquide à l'intérieur de l'articulation de la hanche. Il peut survenir après un épisode infectieux (angine, rhino-pharyngite), une longue marche ou un traumatisme minime. L'enfant se plaint d'une douleur, avec limitation des mouvements de sa hanche, et peut présenter de la fièvre. Il faut rapidement mettre l'enfant au repos ;

– **l'ostéochondrite primitive de hanche** : c'est une destruction progressive de l'articulation par défaut d'irrigation sanguine, entraînant une déformation de la hanche. Elle touche souvent les garçons. Le début peut être très insidieux (vague boiterie, douleur du genou, limitation des mouvements), provoquant un retard de diagnostic pendant des semaines voire des mois. Le risque est la déformation définitive de l'articulation avec de graves séquelles. Le traitement est délicat et doit être mené par des spécialistes ;

• après 10 ans :

– **l'épiphysiolyse de hanche** : c'est une destruction soit rapide, soit progressive, de la tête du fémur qui aboutit à des séquelles catastrophiques si le diagnostic est tardif. Les garçons sont plus touchés que les filles. L'enfant peut présenter là aussi des signes peu évocateurs à type d'attitude vicieuse de la jambe (jambe anormalement orientée vers l'extérieur, limitation des mouvements de la hanche...) qui peuvent égarer l'examinateur et retarder le diagnostic. La prise en charge est du domaine des spécialistes ;

– **les anomalies de croissance** (**pied, genou**).

Les signes inquiétants

• Une boiterie persistante sans cause apparente.

• Associée à une fièvre.

• Une boiterie persistante faisant suite à un traumatisme.

POUR EN SAVOIR PLUS
La maladie d'Osgood Schlatter

Cette pathologie survient généralement chez les garçons, à l'adolescence, notamment chez les sportifs.

Son origine est une inflammation du tendon rotulien reliant la rotule à la tubérosité tibiale, saillie osseuse du tibia *(Fig. 2)*. Les signes sont à type de boiterie, douleur et gonflement du genou. Une mise au repos et l'arrêt du sport pendant les périodes douloureuses sont de mise. Une immobilisation peut s'avérer nécessaire. Le plus souvent, tout rentre dans l'ordre avant l'âge adulte.

RÉAGISSEZ !

• Devant une boiterie récente dont la cause est évidente (entorse, fracture), consultez un service d'urgences. Votre enfant sera examiné et des radiographies seront pratiquées si nécessaire. Si la boiterie résulte d'un traumatisme, prenez soin d'immobiliser le membre avant de transporter l'enfant (voir chapitre « Traumatismes des membres »).

• Devant une boiterie inexpliquée, récente ou ancienne, consultez un médecin. Ceci prévaut d'autant plus si la boiterie est associée à une fièvre et une articulation gonflée. Le médecin examinera votre enfant et décidera, si besoin, d'examens complémentaires ou de l'adresser à un spécialiste.

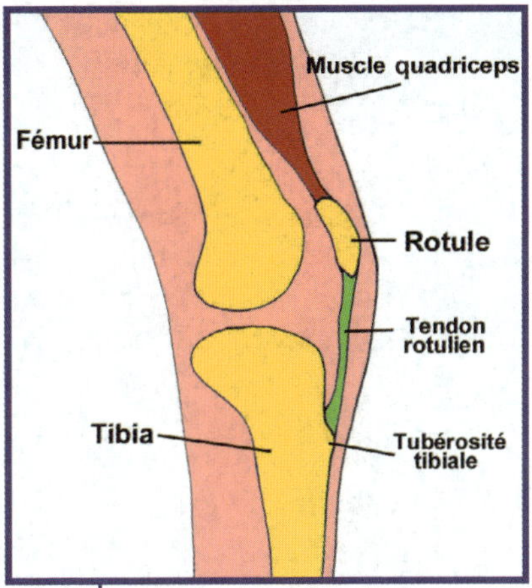

FIG. 2 | Maladie d'Osgood Schlatter

RETENEZ L'ESSENTIEL

• Durant les premiers mois de vie, veillez à ce que votre enfant ait un examen des hanches ainsi qu'une radiographie de bassin.

• N'hésitez pas à consulter un médecin devant une boiterie inexpliquée de votre enfant, quel que soit son âge, et ne l'attribuez pas à une « crise de croissance » sans avis médical.

VOIR AUSSI

Traumatismes des membres (page 177)

Le cas de Romuald : *Sa boiterie est suspecte car non liée à priori à un traumatisme. Après lui avoir pris sa température, conduisez-le chez un médecin qui décidera, suivant son examen, de la démarche à suivre.*

SCÉNARIO

INTOXICATIONS PAR PRODUITS DOMESTIQUES

Vous retrouvez Coralie, 4 ans, en face du placard de l'évier de la cuisine. Elle a dans la main une bouteille de jus d'orange que vous aviez déconditionnée la veille pour y mettre de l'eau de Javel. Elle vous avoue en avoir bu une gorgée...

À SAVOIR

Le risque pour ce genre d'intoxication est très élevé chez le jeune enfant (entre 1 et 5 ans), particulièrement dans des pièces telles que la cuisine, la buanderie et la salle de bains.

Le risque ne se limite pas à l'ingestion du produit, mais aussi à l'inhalation (vapeurs, aérosols), à la projection oculaire (ouverture ou chute de bouteille) et au contact cutané direct.

Produits	Risques
Produits moussants : liquides vaisselle, lessives pour vêtements, savons liquides, détachants pour textiles, nettoyants pour sols ou émail	Troubles digestifs mineurs plus ou moins marqués (vomissements, diarrhée...)
Hydrocarbures pétroliers : détachants pour textiles à sec, cires liquides, cirages, White-Spirit, vernis, décapants, allume-feu	Risque pulmonaire par inhalation (produits volatiles)
Alcool : lave-vitre, liquide de rinçage pour lave-vaisselle, assouplissants textiles, parfums, après-rasage	Risque neurologique (coma)
Caustiques : eau de Javel, déboucheurs de canalisation, nettoyant pour four, lessives et nettoyants industriels, produits de lavage pour lave-vaisselle, crèmes dépilatoires Détartrants pour cafetière ou fer à repasser	Risque important de lésions du tube digestif
Antimites, désodorisants en bloc	Troubles digestifs, coma, convulsions, risques cardiaques
Colles : **colles d'écolier** **colles synthétiques**	Sans danger Risques respiratoire et neurologique en cas d'inhalation prolongée (toxicomanes) En cas de dépôt cutané ou oculaire : ne pas chercher à décoller de force la peau et ne pas utiliser de solvant (risques de lésions). Patienter quelques heures et la colle cédera.

Produits	Risques
Engrais pour plantes vertes Teintures permanentes pour cheveux (à base de paraphénylènediamine)	Troubles digestifs mineurs Troubles digestifs, risque rénal grave

Les signes inquiétants

- Troubles insolites et inexplicables (agitation, comportement incohérent, démarche ébrieuse...).
- Somnolence voire coma.
- Vomissements et douleurs abdominales inexpliqués.

POUR EN SAVOIR PLUS

L'eau de Javel, caustique majeur, existe en 2 concentrations :

– 48° correspondent aux berlingots, qui libèrent l'hypochlorite au contact de l'eau. Ce sont les plus concentrés et les plus épais en texture, donc les plus dangereux. Le contact prolongé d'une telle concentration avec la muqueuse œsophagienne et gastrique provoque des lésions graves ;

– 12° correspondent au conditionnement en flacon de un ou deux litres. Une faible quantité absorbée est sans conséquence grave.

Il faut veiller à ne pas mélanger **eau de Javel et ammoniac** : la réaction chimique qui en résulte dégage une forte vapeur chargée de chlore, pouvant déclencher des crises d'asthme importantes.

RÉAGISSEZ !

- D'une manière générale, ne cherchez pas à faire vomir l'enfant. Si le produit ingéré est un caustique (eau de Javel par exemple), le passage retour du liquide provoquera des lésions encore plus graves.
- Ne lui faites rien boire (ni eau, ni lait). Ces produits ne neutraliseront pas le toxique et risqueront de provoquer des vomissements dangereux.
- Nettoyez la bouche de l'enfant avec un linge propre, afin d'enlever les derniers dépôts. De même, ôtez les vêtements touchés par le produit.
- En cas de projection oculaire, lavez à grande eau l'œil atteint pendant au moins 10 minutes (voir chapitre « Problèmes oculaires »).
- Identifiez avec précision le produit ingéré (si possible, récupérez l'étiquette du flacon) et déterminez la quantité absorbée par l'enfant.

• Si l'enfant est inconscient, mettez-le en position latérale de sécurité.
• Joignez le centre anti-poison (voir *Annexe 10*) et donnez toutes les précisions requises : nom du produit, présentation (liquide, granules, gel, gaz), marque, **concentration** ++. Le médecin au téléphone vous donnera la conduite à tenir.

ÉVITEZ LE PROBLÈME

• Mettre systématiquement les produits ménagers hors de portée des enfants, c'est-à-dire en hauteur ou dans un placard fermé à clé.
• Les produits particulièrement dangereux, comme l'eau de Javel, et facilement absorbables, doivent faire l'objet d'une attention toute particulière.
• Proscrire le déconditionnement des produits (eau de Javel dans bouteille de jus d'orange...) ou, du moins, éviter de choisir un emballage attractif pour l'enfant (jus de fruit). Noter le nom du produit sur la bouteille.
• Une fois de plus, surveiller de près les plus jeunes enfants.

RETENEZ L'ESSENTIEL

• L'absorption de certains produits, comme les caustiques et les hydrocarbures pétroliers, peut donner de graves lésions.
• Toute ingestion de ce genre de produit doit motiver un appel au centre anti-poison.
• Tous les produits ménagers doivent être rangés dans un lieu inaccessible à l'enfant.

VOIR AUSSI

Annexe 10 : Centres anti-poison *(page 365)*

Le cas de Coralie : *Vous ne devez en aucun cas la forcer à vomir, ni lui faire absorber de liquides. Emmenez-la immédiatement vers un service d'urgences où un médecin déterminera l'étendue des éventuelles lésions du tube digestif.*
Veillez dorénavant à ranger ce genre de toxique hors de portée de Coralie et à ne pas le déconditionner.

SCÉNARIO

INTOXICATIONS PAR JOUETS

Après avoir réussi à ouvrir le compartiment à pile de sa tortue magique, Julien, 3 ans, absorbe les deux piles miniatures que contenait le jouet. Il va bien, ne vomit ni ne tousse, mais vous êtes paniqué à l'idée des dégâts que pourrait occasionner une telle ingestion...

À SAVOIR

• **Les encres (feutres, tampons) et les peintures**

– Les encres contenues dans les tampons encreurs, les feutres et les crayons sont la plupart du temps diluées dans de l'eau. Quelques-unes contiennent des aromatiques toxiques mais une quantité ingérée d'au moins 10 mL est nécessaire pour provoquer des troubles importants.

– Les craies contiennent essentiellement du calcium.

– **DANGER :** aucun si ce n'est la coloration des urines en cas de grande quantité ingérée.

• **Pâtes à modeler et pâtes à sel**

– Ces pâtes sont à base de fécule de pomme de terre, de gomme ou d'alginates (extraits d'algue).

– **DANGER :** aucun.

• **Bulles de savon**

– Ces produits sont à base de tensioactifs moussants et irritants.

– **DANGER :** troubles digestifs bénins (nausées, coliques) en cas de faible quantité ingérée, plus importants si la quantité est grande.

– **NE PAS FAIRE VOMIR, NE PAS FAIRE BOIRE.**

• **Coffrets d'expérience et activités manuelles (petit chimiste, microscope, poterie, bougie...)**

– Ces boîtes de jeux contiennent des produits chimiques mais en faible concentration. De plus, elles sont généralement utilisées par de grands enfants.

– **DANGER :** faible, à type d'irritation buccale et gastrique.

• **Colliers phosphorescents**

– Par le mélange de deux produits, ces colliers produisent une phosphorescence. Les quantités de liquide absorbable sont très faibles.

– **DANGER** : très faible, légère irritation buccale.

• **Piles miniatures (piles boutons) et piles classiques**

– Les piles contiennent des sels métalliques (mercure, lithium, cadmium, argent...). L'intoxication par de tels produits est faible car présents en faible quantité dans la pile d'une part, et contenus dans une enveloppe hermétique d'autre part.

– **DANGER** : la plupart du temps aucun, car la pile passe l'estomac sans encombre et il suffit alors de surveiller les selles de l'enfant pour s'assurer de son expulsion.

– Dans une minorité de cas, la pile reste bloquée (œsophage, estomac, nez). Il faut aller l'extraire, sous anesthésie générale, par fibroscopie.

– Dans tous les cas, il faut tout de même consulter auprès d'un service d'urgences pour une radiographie (localisation de la pile).

• **Petites pièces de jouets avalées**

– Voir chapitre « Les corps étrangers avalés ».

Les signes inquiétants

• Difficultés respiratoires, témoignant du passage du corps étranger dans les bronches.

• Somnolence, voire coma.

• Douleurs abdominales et vomissements importants.

POUR EN SAVOIR PLUS

Les jouets obéissent à une réglementation : ce sont des objets destinés au jeu d'enfants âgés de moins de 14 ans. Les maquettes, les puzzles de plus de 500 pièces, les jeux de fléchettes, les pistolets à air comprimé, les poupées de collection n'entrent pas dans cette catégorie.

La marque « CE » est une garantie par le constructeur de conformité du produit par rapport aux normes de sécurité adaptées pour les enfants.

RÉAGISSEZ ! RAPIDEMENT

• Il faut tout d'abord vous assurer que l'enfant a bien avalé l'objet en question et qu'il ne l'a pas inhalé (passage dans les voies respiratoires), ce qui change tout (voir chapitre « Fausses routes »). La différence n'est parfois pas aisée.

• Puis vérifiez la composition **précise** du produit ingéré sur l'emballage de la boîte de jeu et transmettez-le **avec calme** au centre anti-poison (voir *Annexe 10*).

• Le médecin que vous aurez en ligne vous indiquera la conduite à tenir qui peut être un maintien à domicile ou une consultation dans un service d'urgences.

• En présence de signes inquiétants, contactez le SAMU (15).

ÉVITEZ L'ACCIDENT

• Il faut vous assurer de la bonne conformité du produit à l'achat (norme « CE »).

• Vérifiez que le jouet correspond bien à l'âge de l'enfant (pièces susceptibles d'être avalées et/ou inhalées).

• Vérifiez régulièrement l'intégrité des jouets (petites pièces détériorées, compartiment des piles ouvert, fuite d'un liquide...).

• Enfin, surveillez de très près un enfant qui joue, surtout s'il est en bas âge.

RETENEZ L'ESSENTIEL

• Au moindre doute sur la toxicité d'un produit ingéré par l'enfant, contactez le centre anti-poison.

• Assurez-vous que le produit ou le corps étranger n'est pas passé dans les bronches.

• Évitez de faire vomir l'enfant.

VOIR AUSSI

Fausses routes (pages 71 à 80)
Corps étrangers avalés (page 91)
Annexe 10 : centres anti-poison (page 322)

Le cas de Julien : *Son état n'est manifestement pas inquiétant. Après avoir vérifié que Julien a effectivement avalé ces piles, vous devez le conduire dans un service d'urgences afin qu'il soit examiné par un médecin et que l'objet en question soit localisé par radiographie.*

SCÉNARIO

INTOXICATIONS PAR MONOXYDE DE CARBONE

Thomas, 7 ans, et Léo, 4 ans, jouent tranquillement dans une salle de jeux, spécialement aménagée pour eux au sous-sol. Il s'agit d'une petite pièce qui communique avec la salle de chaufferie, sans aucune aération. La chaudière n'a pas été révisée depuis longtemps et, lors de la dernière visite, le technicien vous avait signalé une petite émanation de monoxyde de carbone à recontrôler. Après 3 heures de jeu, Thomas se plaint de migraine et Léo commence à vomir. Tous deux ont un comportement bizarre...

À SAVOIR

Le monoxyde de carbone (défini par le sigle CO) est un gaz émis par différents appareils ou machines :

- appareils de production d'eau chaude défectueux ou encrassés : chauffe-eau, chaudières quel que soit leur combustible (gaz, bois, fioul...) ;
- appareils de chauffage d'appoint au GPL ne disposant pas de conduit évacuateur ;
- poêles à charbon ;
- cheminées ou inserts obstrués ;
- fumées d'incendies ;
- gaz d'échappement des véhicules.

Tous ces appareils peuvent provoquer, dans une atmosphère confinée, des intoxications graves, qui plus est si le matériel est défectueux.

Le monoxyde de carbone est un gaz traître qui est **inodore, incolore et très diffusible**. On ne peut donc le détecter qu'avec un appareil de mesure.

Les premiers signes de l'intoxication doivent être connus car ils pourront permettre la découverte rapide de l'incident : maux de tête, vertiges, agitation, désorientation, nausées, vomissements doivent faire évoquer immédiatement cette intoxication en fonction du contexte domestique.

Si l'exposition au gaz persiste, les troubles peuvent aller jusqu'à la perte de connaissance, le coma et la mort.

ATTENTION ! Chez les très jeunes enfants (nourrisson, nouveau-né), les signes précédents ne sont pas forcément exprimés et peuvent être remplacés par des troubles du comportement, un refus d'alimentation, une pâleur, des troubles de la conscience.

Les signes inquiétants

- Vertiges, maux de tête, vomissements.
- Comportement anormal.
- Somnolence, voire coma.

POUR EN SAVOIR PLUS

En temps normal, l'oxygène inspiré vient se fixer sur l'hémoglobine contenue dans nos globules rouges et assure ainsi l'oxygénation de nos tissus. Lors d'une intoxication au monoxyde de carbone (**CO**), celui-ci se fixe sur l'hémoglobine à la place de l'oxygène (d'autant que son affinité pour l'hémoglobine est 200 fois supérieure à celle de l'oxygène). Il en résulte une asphyxie progressive des tissus qui, si elle se prolonge, finit par les détruire.

L'oxygène administré par l'équipe des secours aura pour but de « chasser » le CO de l'hémoglobine. Le caisson de recompression (caisson hyperbare) sera utilisé pour les cas les plus sévères.

→ *RÉAGISSEZ !*

- Retirez l'enfant de la pièce le plus rapidement possible.
- Vérifiez que l'enfant respire toujours. Si ce n'est pas le cas, commencez les manœuvres de réanimation (voir chapitre « Arrêt cardio-respiratoire »).
- Si l'enfant est inconscient, placez-le en position latérale de sécurité (voir « Les 3 gestes à connaître »).
- Appelez le SAMU en composant le 15.
- Ouvrez toutes les fenêtres, éteignez les appareils de chauffage.
- Dès l'arrivée des secours, l'oxygène devra être administré le plus rapidement possible.

→ ÉVITEZ L'ACCIDENT

- Faites réviser régulièrement par un professionnel agréé les appareils susceptibles de produire du CO (chaudière, insert, poêle, cheminée).

• Débarrassez-vous des appareils défectueux. Une enquête minutieuse doit être déclenchée à la suite d'une intoxication au monoxyde de carbone.

RETENEZ L'ESSENTIEL

• L'intoxication au monoxyde de carbone est un accident grave pouvant entraîner la mort.

• Les premiers signes alarmants doivent être connus (maux de tête, vertiges, vomissements).

VOIR AUSSI

Les 3 gestes à connaître (page 9)
Arrêt cardio-respiratoire (page 43)

Le cas de Thomas et Léo : *Ces deux enfants présentent un début d'intoxication au monoxyde de carbone. Vous devez immédiatement les évacuer de la salle de jeux et les placer à l'abri dans une pièce ventilée. Après avoir appelé le SAMU (15), vous surveillerez étroitement Thomas et Léo en attendant les secours. Si l'un d'eux présente des troubles de conscience, vous le placerez en position latérale de sécurité.*
D'autre part, éteignez l'appareil suspect et prévenez un technicien pour éviter les récidives.

SCÉNARIO

INTOXICATIONS PAR PLANTES TOXIQUES

Jeremy, 4 ans, est sorti s'aérer dans le jardin. Ne le voyant pas revenir au bout d'une demi-heure, vous vous rendez à l'extérieur : Jeremy est en train d'écosser une plante porteuse de baies rouges. Lorsque vous l'interrogez, il vous avoue en avoir avalé quelques-unes...

À SAVOIR

De nombreuses plantes ornent nos jardins et nos appartements. Même si leur beauté et leur exotisme nous offrent un environnement agréable, on ne doit pas oublier que certaines sont potentiellement toxiques.

Lors de promenades dans la campagne, les stimulations visuelles, et donc gustatives, sont fortes pour les enfants : petites boules rouges, petites boules noires, couleurs chatoyantes et odeurs plaisantes sont autant de pièges dans lesquels l'enfant peut tomber. La plus grande vigilance est donc de mise.

Comme toujours en toxicologie, la gravité de l'intoxication dépend de la quantité de principe actif ingérée. D'autre part, toutes les parties de la plante toxique ne sont pas forcément dangereuses : pour certaines, il s'agit des baies ou des graines, pour d'autres, des feuilles ou des racines.

Les symptômes peuvent prendre diverses formes, en fonction des organes touchés par la toxine (symptômes neurologiques, cardiaques, digestifs ou cutanés). Mais la plupart du temps, les quantités absorbées par les enfants sont faibles et les troubles se résument à ceux d'une gastro-entérite.

Les baies les plus fréquemment absorbées par les enfants sont celles d'arum, de belladone, de morelle douce-amère, de morelle noire, de genévrier, de gui, d'if, de houx et de lierre.

Il faut toujours penser à une intoxication par plantes devant un malaise inexpliqué, chez un enfant rentrant de promenade.

Les signes inquiétants

- Somnolence voire coma.
- Difficultés respiratoires.
- Urticaire généralisé.

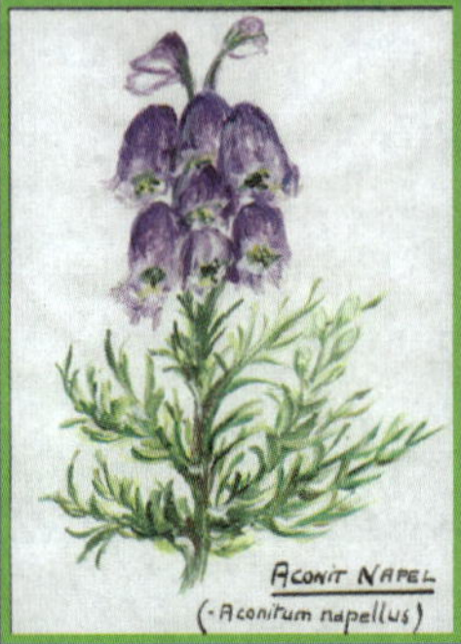

FIG. 1 Aconit (Toute la plante. Risques neurologiques et cardiaques.)

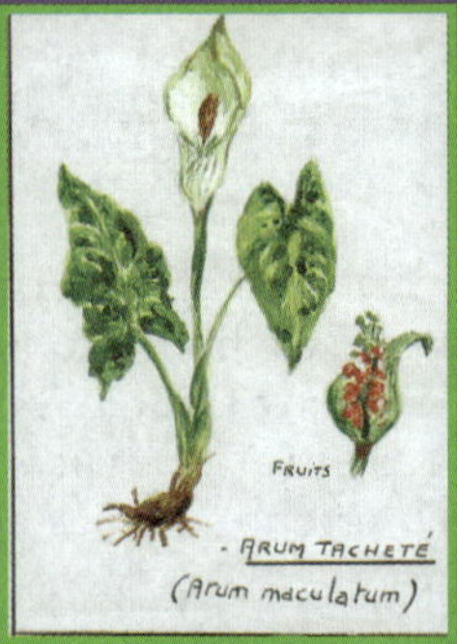

FIG. 2 Arum (Baies. Risque digestif.)

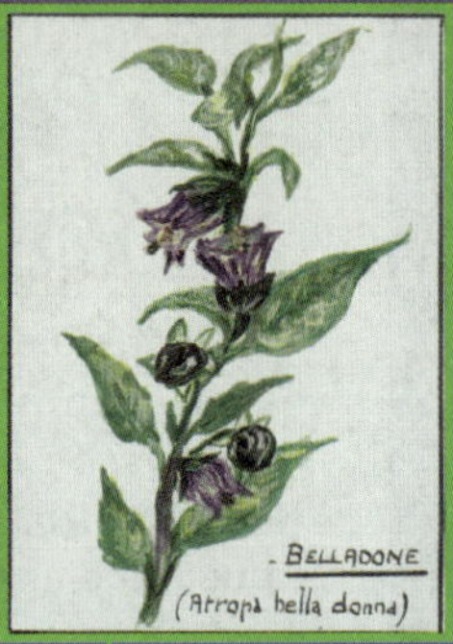

FIG. 3 Belladone (Toute la plante. Risque neurologique. Quelques baies suffiraient à tuer un enfant.)

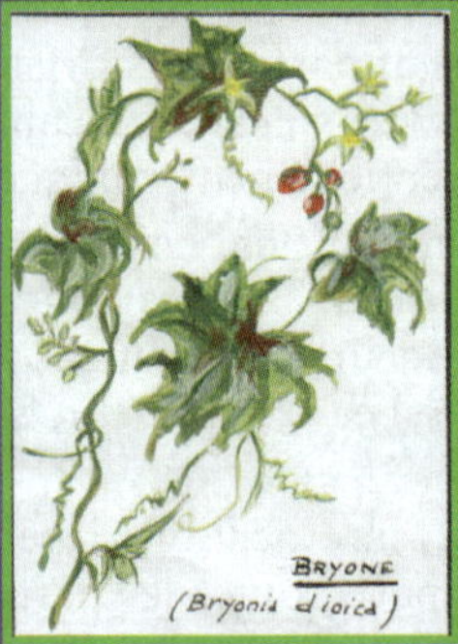

FIG. 4 Bryone (Baies et racines. Risques digestifs, cardiaques et neurologiques. Une quinzaine de baies serait mortelle pour un enfant.)

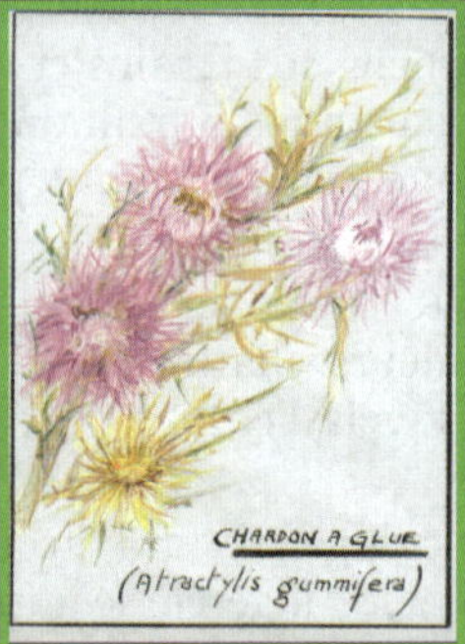

FIG. 5 Chardon à glue (Feuilles et racines. Risques digestif et rénal. Confondus avec des artichauts sauvages sur le pourtour méditerranéen.)

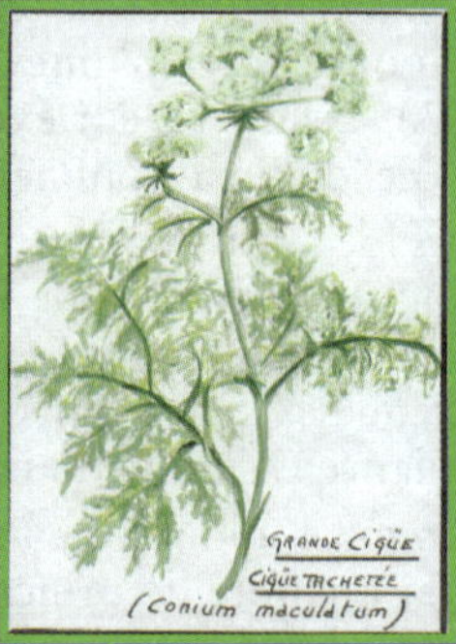

FIG. 6 Ciguë (Toute la plante. Risques digestif et neurologique. Odeur de souris quand les feuilles sont froissées.)

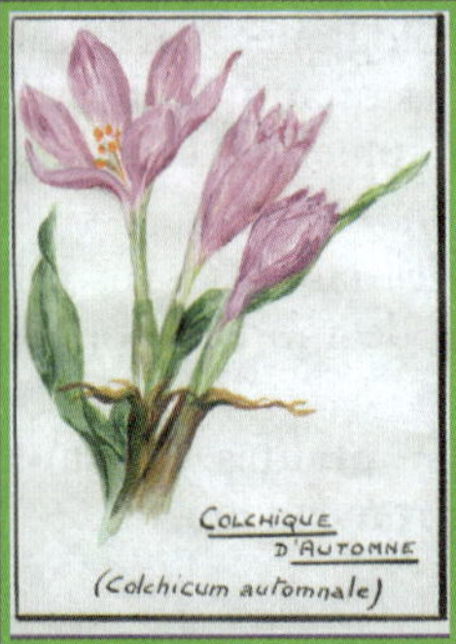

FIG. 7 Colchique (Toute la plante. Risques digestifs et d'aplasie médullaire (destruction des globules sanguins). 5 g de graines sont mortels.)

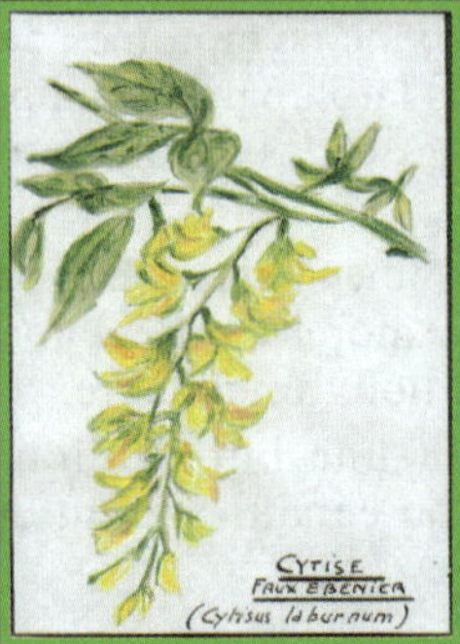

FIG. 8 Cytise (Toute la plante. Risque neurologique. Beaucoup d'intoxications graves en Europe. Gousses confondues avec des petits pois.)

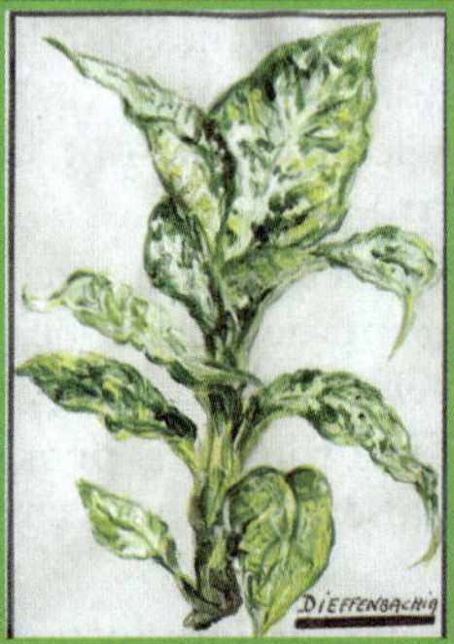

FIG. 9 Dieffenbachia (Toute la plante. Risque respiratoire et irritation cutanée.)

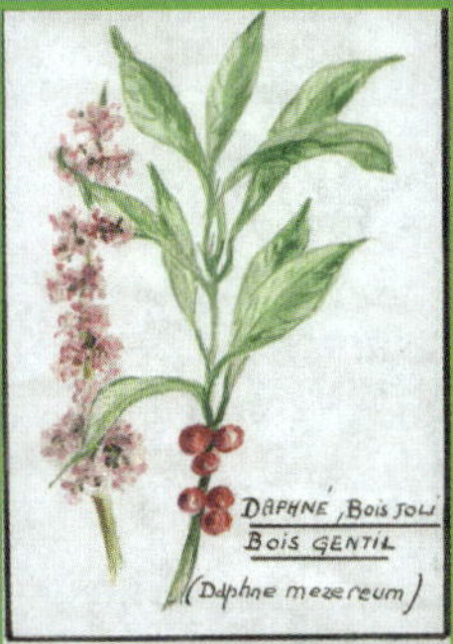

FIG. 10 Daphnée du bois joli (Toute la plante. Risques digestif et neurologique. Une dizaine de baies serait mortelle.)

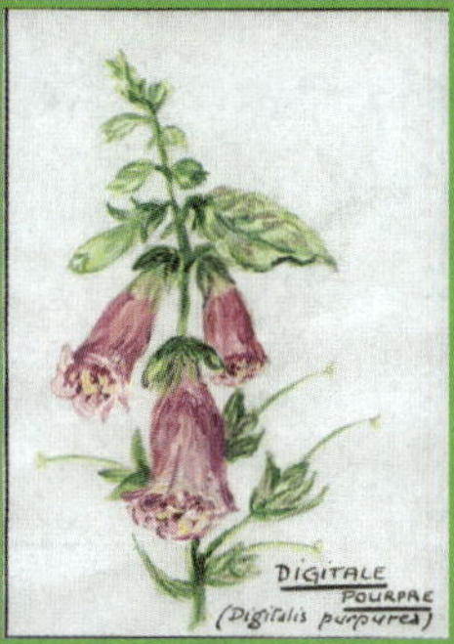

FIG. 11 Digitale (Feuilles. Risque cardiaque. Il existe un antidote.)

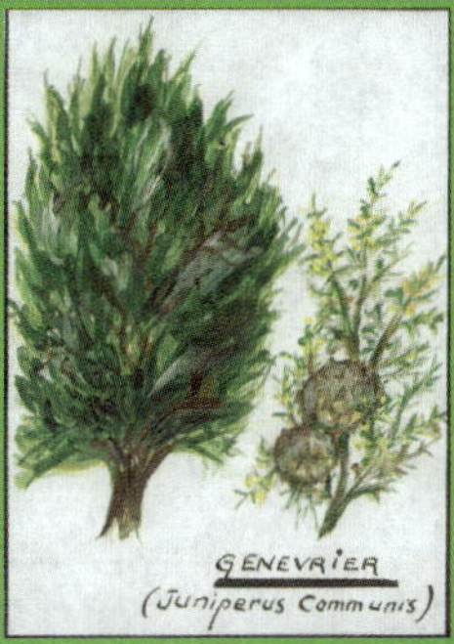

FIG. 12 Genévrier ou *juniperus* (Toute la plante. Risques neurologique et cardiaque.)

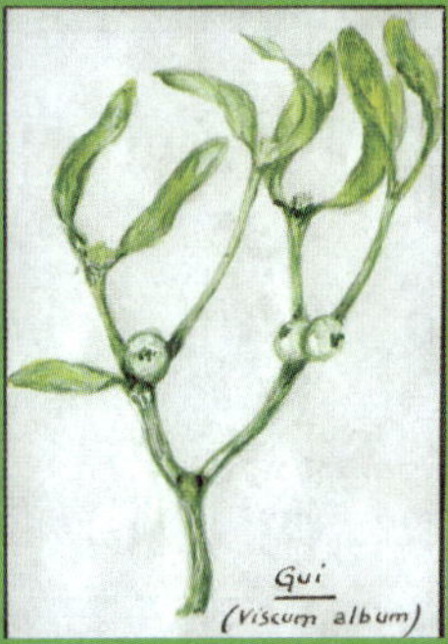

FIG. 13 Gui (Baies. Risques digestif et cardiaque.)

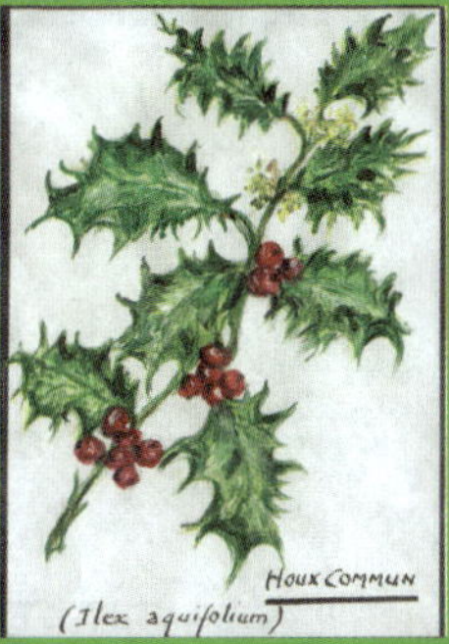

FIG. 14 Houx (Baies. Risque digestif.)

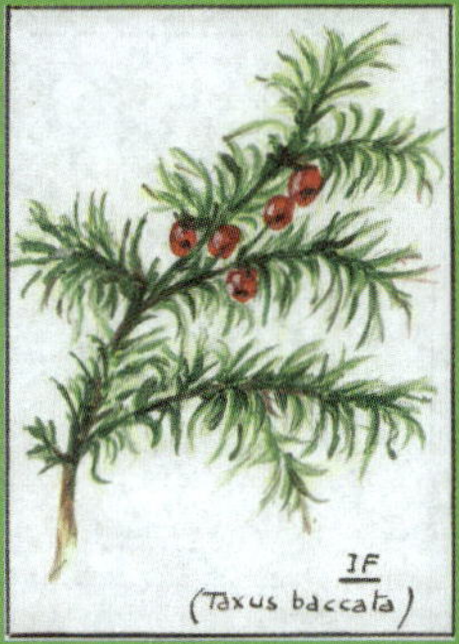

FIG. 15 If (Graines et feuilles. Risques cardiaque et neurologique.)

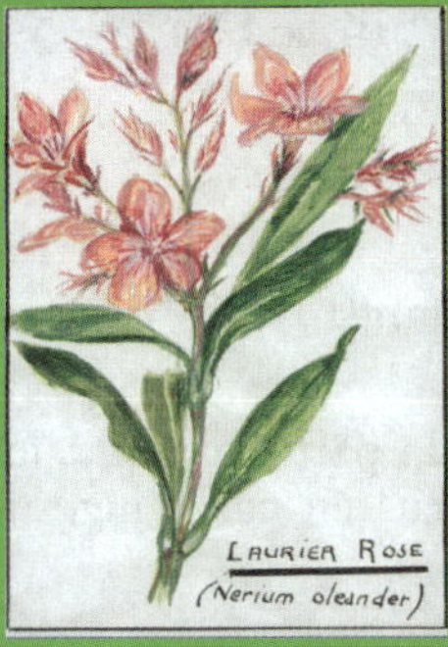

FIG. 16 Laurier rose (Feuilles, fleurs et graines. Risque cardiaque. idem digitale.)

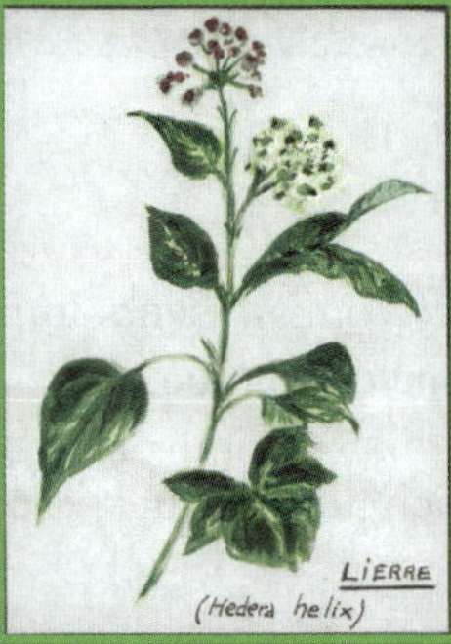

FIG. 17 Lierre (Baies. Risques digestif et neurologique.)

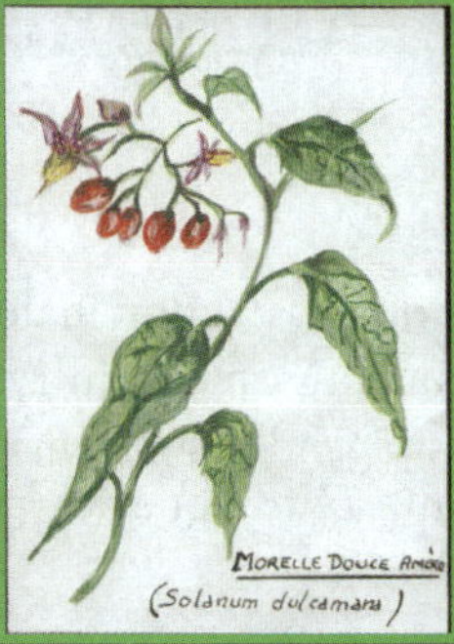

FIG. 18 Morelle douce-amère (Baies. Risque neurologique. Une dizaine de baies serait mortelle pour un enfant.)

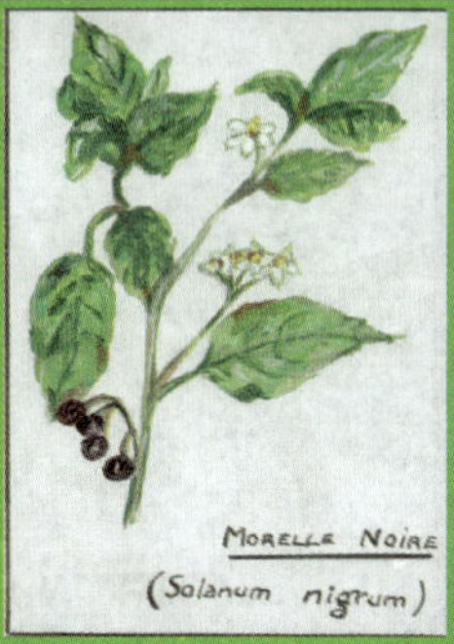

FIG. 19 Morelle noire (Baies. Risque neurologique.)

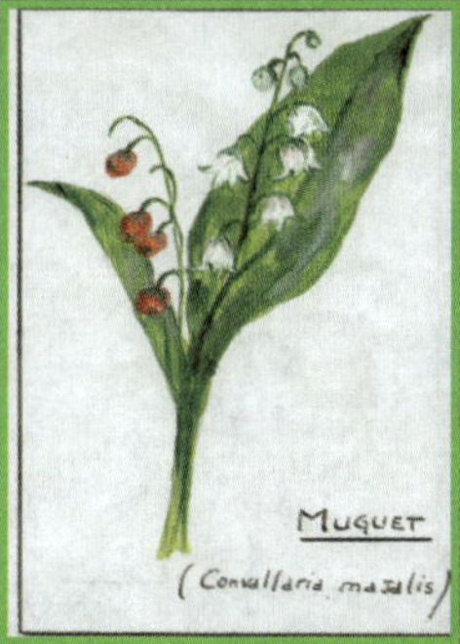

FIG. 20 Muguet (Toute la plante. Risque cardiaque. L'eau d'un vase contenant du muguet peut être très toxique pour un jeune enfant.)

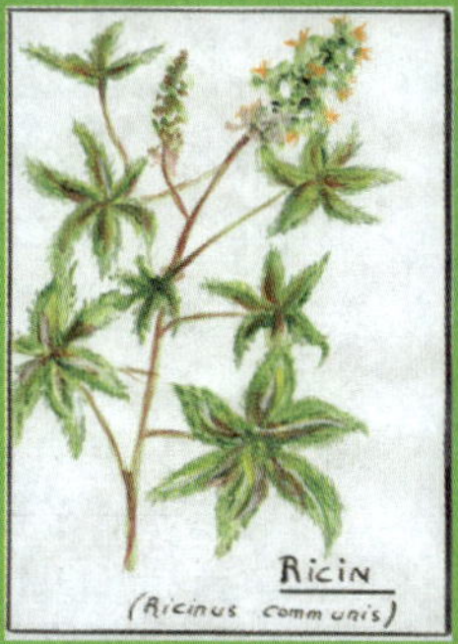

FIG. 21 Ricin (Graines. Risques digestif et cardiaque. 2 ou 3 graines mâchées peuvent être mortelles.)

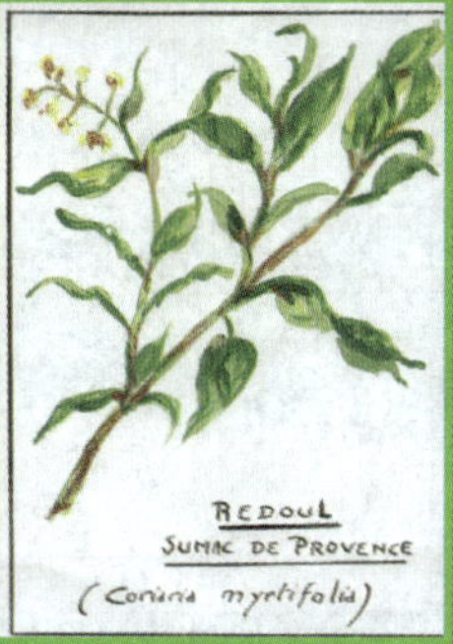

FIG. 22 Sumac de Provence ou Redoul (Toute la plante. Risque neurologique.)

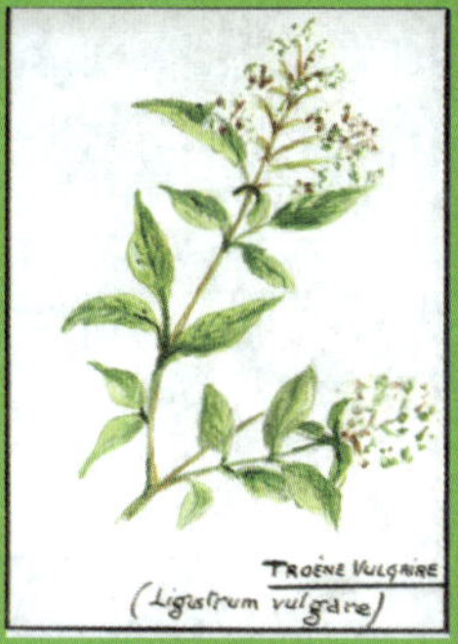

FIG. 23 Troene (Fruits. Risque digestif.)

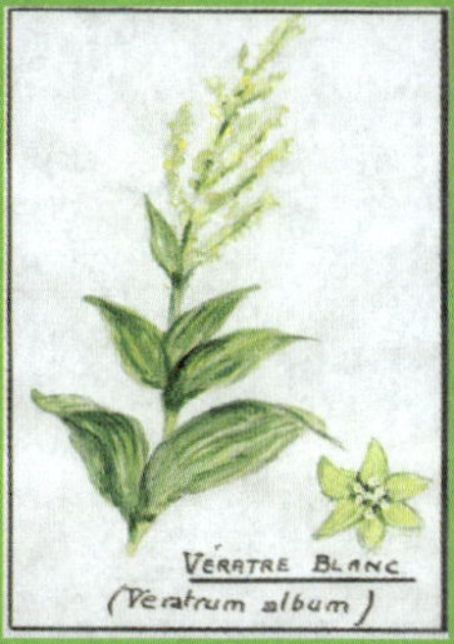

FIG. 24 Veratre (Toute la plante. Risque cardiaque. Souvent confondue avec la gentiane.)

- Douleurs abdominales et vomissements importants.
- Ralentissement du rythme cardiaque.

Les légendes sous chaque illustration précisent la partie toxique de la plante ainsi que les principaux risques encourus en cas d'ingestion massive.

POUR EN SAVOIR PLUS

Si ce chapitre stigmatise la toxicité des plantes, il faut savoir que nombre d'entre elles rentre dans la composition de médicaments salvateurs pour l'espèce humaine. La digitale est ainsi utilisée pour contrer l'insuffisance cardiaque et ralentir un rythme du cœur trop élevé. La colchicine, issue de la colchique, permet de soigner les crises de goutte.

RÉAGISSEZ !

- Cherchez à identifier la plante en cause.
- Téléphonez au centre anti-poison (voir *Annexe 10*). Le médecin vous demandera une description précise de la plante. En cas de toxicité avérée ou de doute, l'enfant sera dirigé vers un service d'urgences.
- En présence de signes inquiétants, contactez le SAMU (15).

ÉVITEZ LE PROBLÈME

- Surveillez constamment les enfants en présence de plantes que vous ne connaissez pas, particulièrement lors de promenades.
- Évitez d'avoir dans votre jardin des plantes à baies rouges ou noires. De même, évitez en appartement les plantes comme le Dieffenbachia.

RETENEZ L'ESSENTIEL

- Certaines plantes toxiques doivent être connues des parents et proscrites des jardins et des appartements.
- Devant un malaise inexpliqué au retour de promenade, pensez à une intoxication par une plante.

VOIR AUSSI

Intoxications par champignons (page 223)
Annexe 10 : centres anti-poison (page 365)

Le cas de Jeremy : *Faites préciser à Jeremy l'endroit où il a consommé les baies puis tentez d'identifier la plante en cause et prélevez un échantillon. Contactez le centre anti-poison et suivez les instructions du médecin. Surveillez de manière rapprochée Jeremy. En présence de signes inquiétants, contactez le SAMU (15).*

SCÉNARIO

INTOXICATIONS PAR CHAMPIGNONS

Au cours d'une balade en forêt, vous faites une halte pour pique-niquer. Échappant à votre surveillance, Thibault, 3 ans, part se promener aux alentours et revient la bouche pleine de petits champignons. Il semble bien aller mais vous n'avez aucune idée de la toxicité de son indésirable dessert...

À SAVOIR

Beaucoup d'espèces de champignons sont toxiques pour l'homme. Certaines peuvent être mortelles. Chez l'enfant, l'intoxication peut prendre des proportions très importantes du fait du faible volume de son organisme par rapport à celui d'un adulte.

D'une manière générale, un principe est à retenir concernant la toxicité des champignons : **plus le délai d'incubation est long (= temps écoulé entre l'ingestion et les premiers symptômes), plus l'intoxication est grave.** Une incubation de plus de 6 heures suggère donc une intoxication sévère alors qu'une incubation plus courte (moins de 3 heures) évoquera une intoxication moins importante.

Certains champignons possèdent des toxines thermostables (non détruites par la cuisson), d'autres possèdent des toxines thermolabiles (détruites par la cuisson).

Des intoxications bénignes peuvent survenir avec des champignons comestibles, sous certaines conditions (macération du champignon, cuisson insuffisante, consommation d'alcool avec certaines espèces, contamination par des pesticides ou déjections d'animaux...).

Dans la majorité des cas, l'intoxication prendra l'aspect d'une gastroentérite. Si l'on ignore le type de champignon ingéré par l'enfant, son identification se fera sur le délai d'incubation et l'évolution ultérieure.

Les signes inquiétants

- Une somnolence voire un coma.
- Des douleurs abdominales et des vomissements importants.
- Une période d'incubation longue (plus de 6 heures).

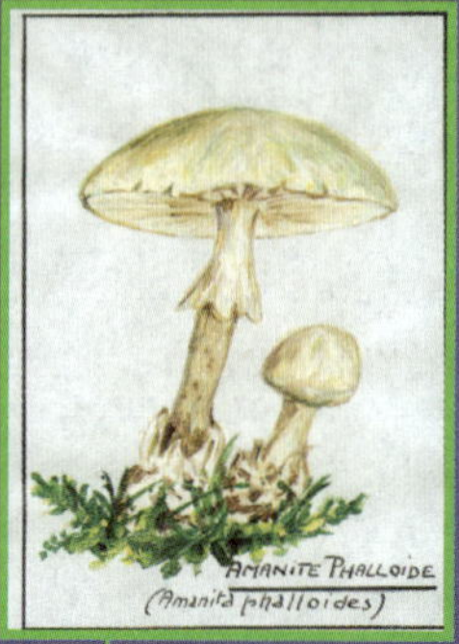

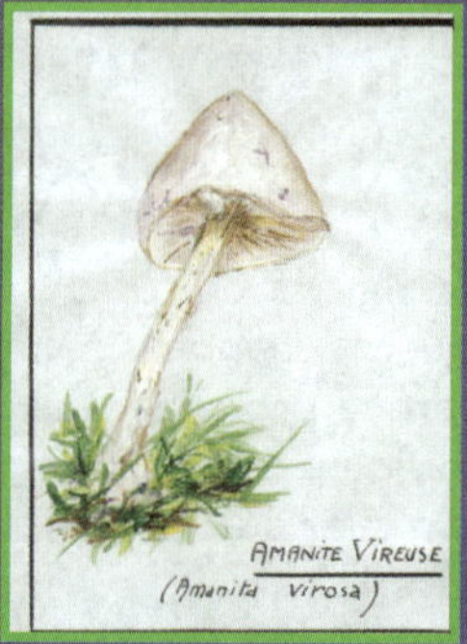

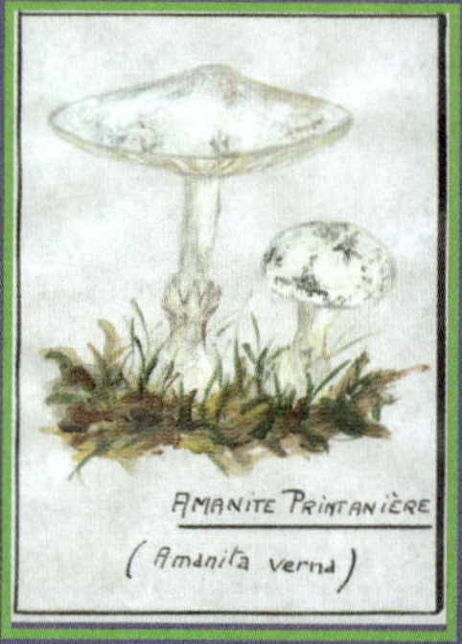

FIG. 1 Potentiellement mortels. Incubation de 6 à 48 h. Toxine thermostable.
a : Amanite phalloïde b : Amanite vireuse c : Amanite printanière

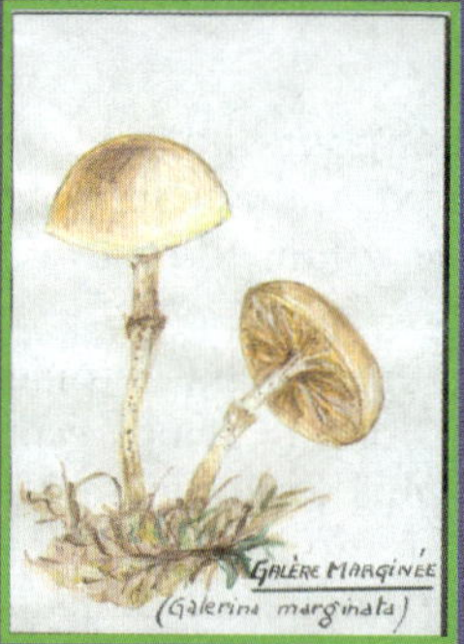

d : Galère marginée

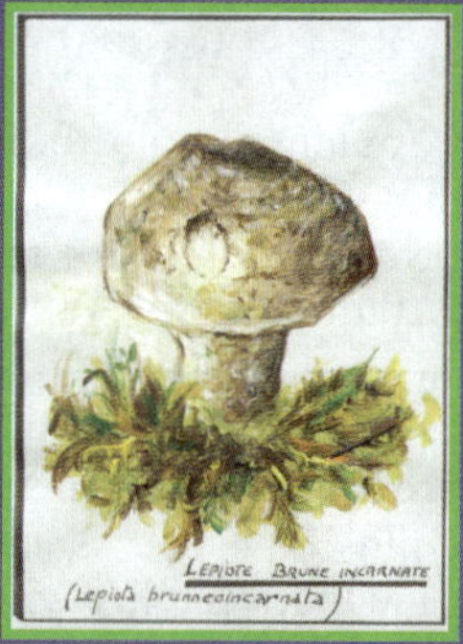

e : Lepiote

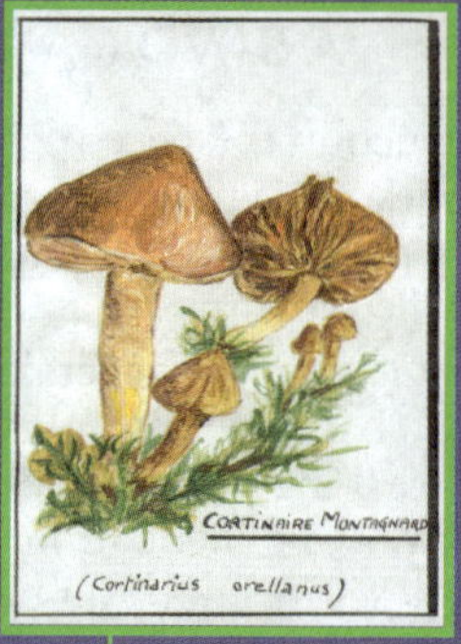

FIG. 2 Cortinaire montagnard : potentiellement mortel. Incubation de 2 à 20 jours. Toxine thermostable.

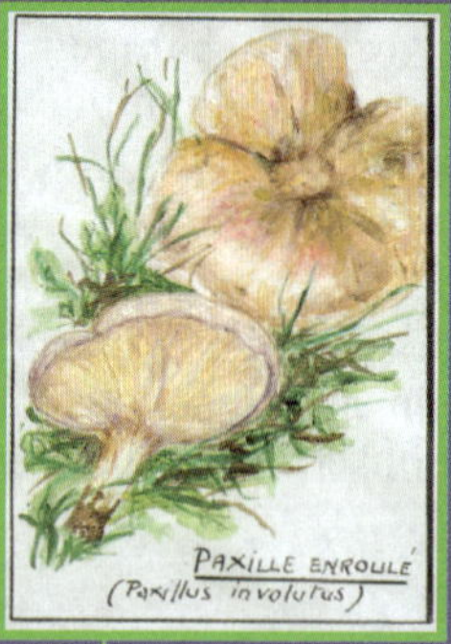

FIG. 3 Paxille enroulée : très toxique. Incubation de ½ h à 3 h. Toxine thermolabile.

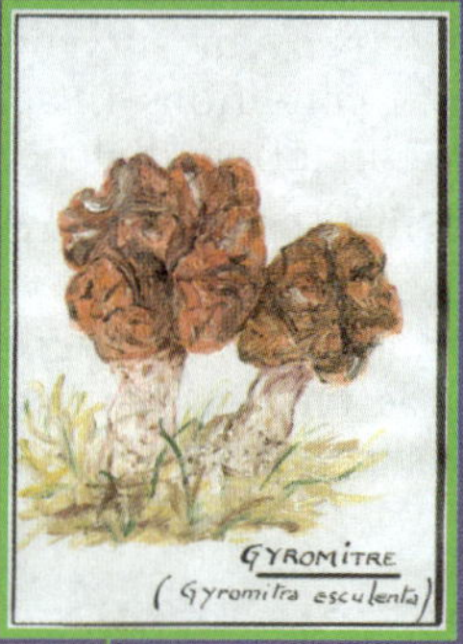

FIG. 4 Gyromitre : très toxique. Incubation de 6 à 24 h. Toxine thermolabile. Confondue avec les morilles.

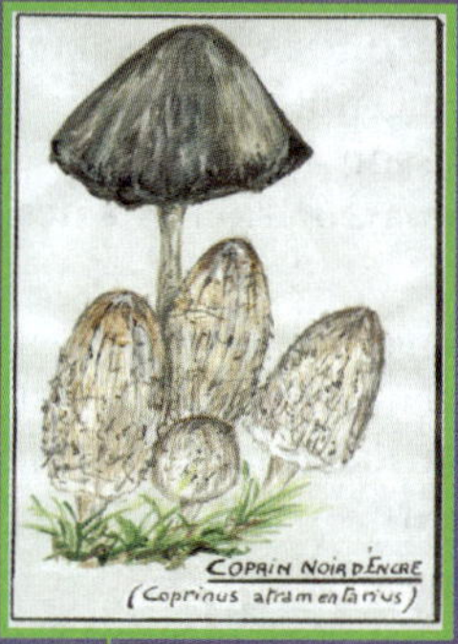

FIG. 5 Coprin noir d'encre : toxique si associé à l'alcool. Incubation de ½ h à 12 h. Toxine thermostable.

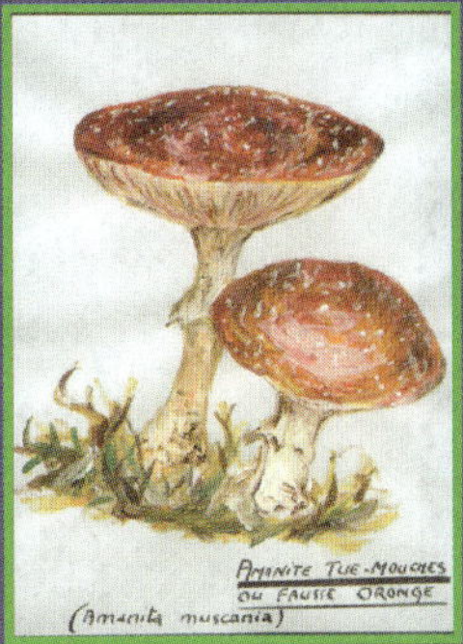

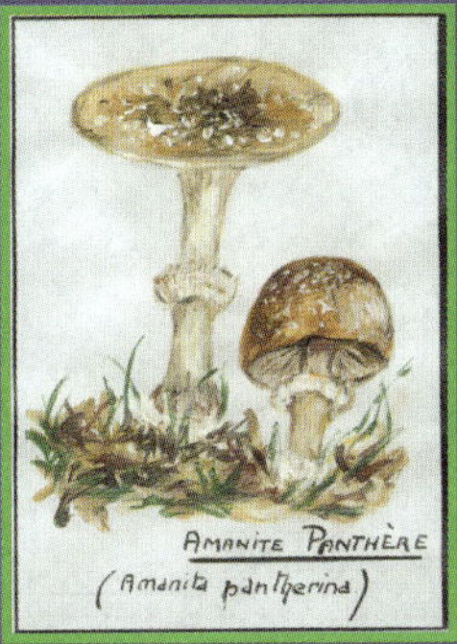

FIG. 6 Incubation de ½ h à 3 h. Toxine thermostable.
a : Amanite tue-mouche
b : Amanite panthère

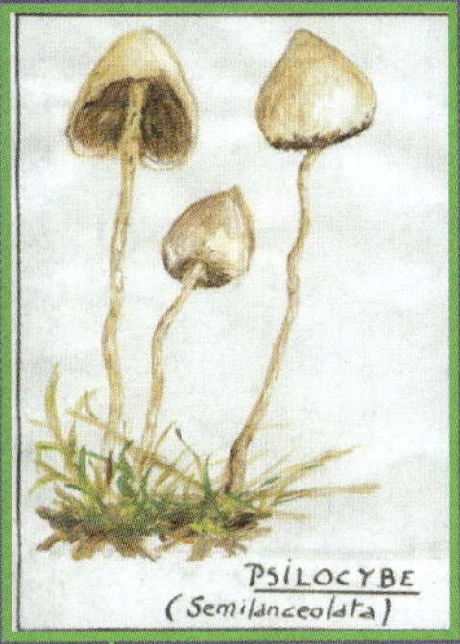

FIG. 7 Psilocybe ou champignon hallucinogène : incubation de ½ h à 3 h. Toxine thermostable.

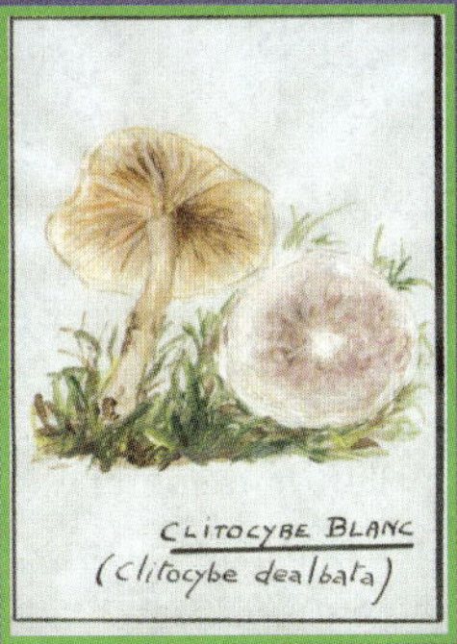

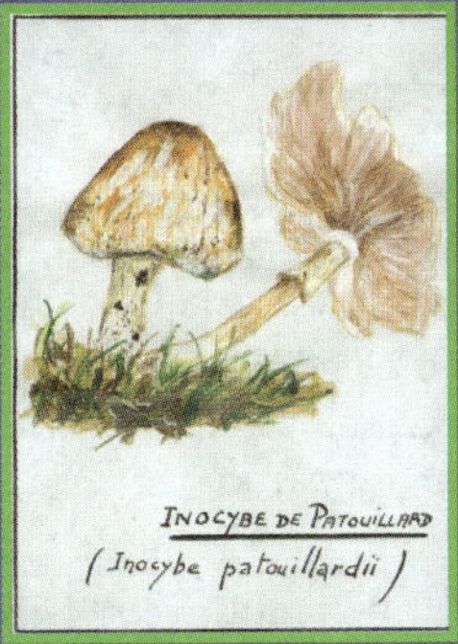

FIG. 8 Incubation de ½ h à 2 h. Toxine thermostable. Confondus avec les mousserons.
a : Clitocybe blanc
b : Inocybe de patouillard

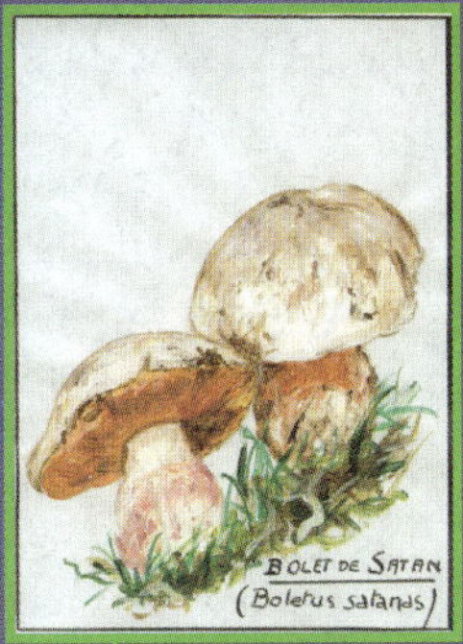

FIG. 9 Incubation de ½ h à 3 h. Toxine thermolabile pour la plupart.
a : Bolet de Satan

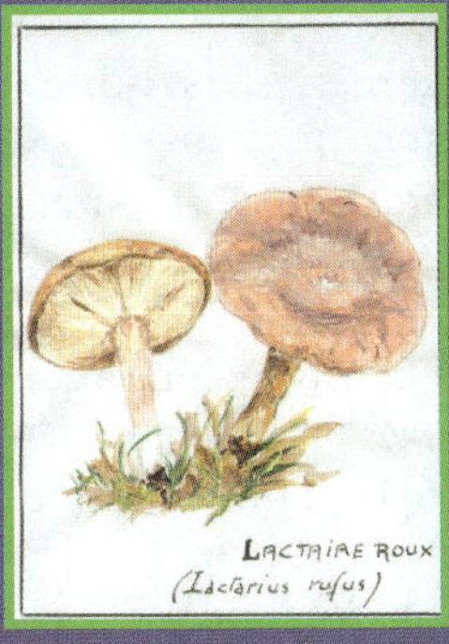

b : Lactaire roux

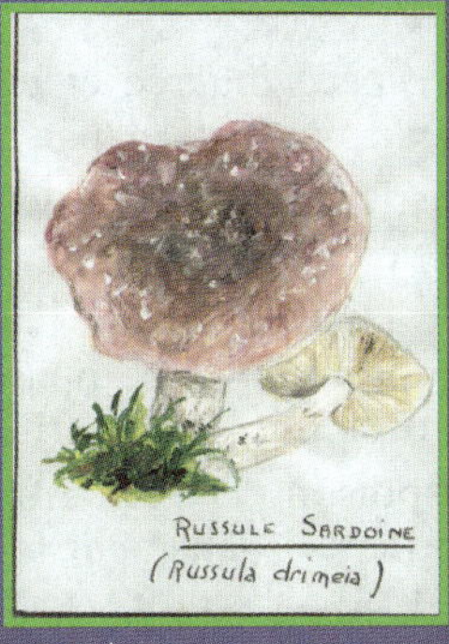

c : Russules

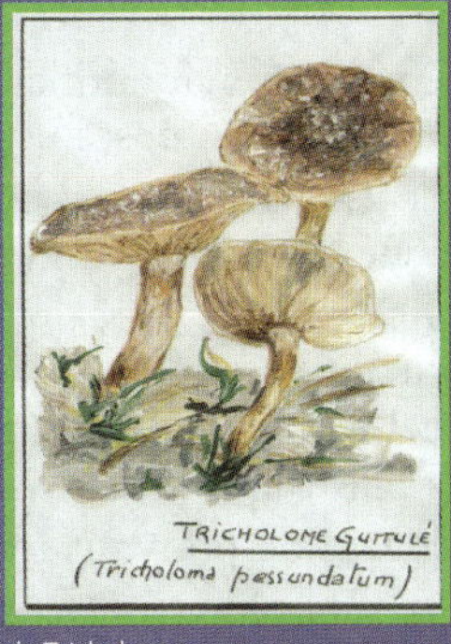

d : Tricholomes

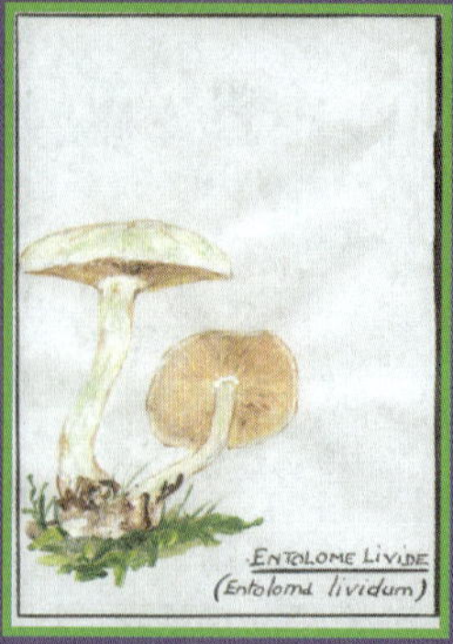

e : Entolome livide

POUR EN SAVOIR PLUS

On trouve actuellement sur internet quantité de sites vantant les mérites des drogues hallucinogènes et donnant des recettes pour concocter ses propres mélanges. Parmi eux sont promotionnés les champignons hallucinogènes avec des calculateurs permettant de déterminer la quantité à ingérer par rapport à l'effet recherché. Les parents doivent donc être, une fois de plus, très vigilants concernant les sites consultés par les enfants qui sont, rappelons-le, de plus en plus jeunes à découvrir les paradis artificiels !

RÉAGISSEZ !

• Cherchez à identifier l'espèce ingérée et en garder, si possible, un exemplaire (si besoin, la faire expertiser par un pharmacien).

• Notez l'heure de l'ingestion et essayez de déterminer si l'enfant a mâché, recraché ou avalé le champignon.

• Dirigez-vous vers un service d'urgences, d'autant plus s'il s'agit d'un petit enfant, que les symptômes sont apparus tardivement (plus de 3 heures après l'ingestion) et que la quantité ingérée est importante.

• Un appel au centre anti-poison peut être utile mais d'intérêt limité, le médecin ne pouvant identifier visuellement le champignon.

• Dans la plupart des cas, l'enfant sera gardé en observation à l'hôpital.

• En cas de repas collectif, surveillez l'entourage car les symptômes de l'enfant peuvent être les prémices d'une longue série...

ÉVITEZ L'ACCIDENT

• Règle numéro 1 : surveiller constamment les enfants, surtout s'ils sont petits.

• Couper les champignons au ras du sol, de manière à détecter ceux porteurs d'une volve (sac en forme de coupe entourant la base du pied) et d'un anneau (bague entourant le pied), signes de toxicité *(Fig. 10)*.

• Ne pas ramasser les exemplaires trop vieux.

• Faire expertiser la cueillette par un pharmacien.

• Éviter de les entreposer dans un sac plastique (favorise la putréfaction).

• Les consommer rapidement avec une bonne cuisson.

• Pour la conservation, préférer la stérilisation à la congélation.

• Se méfier des champignons cueillis au bord des routes (épandage d'herbicide ou d'engrais selon les saisons).

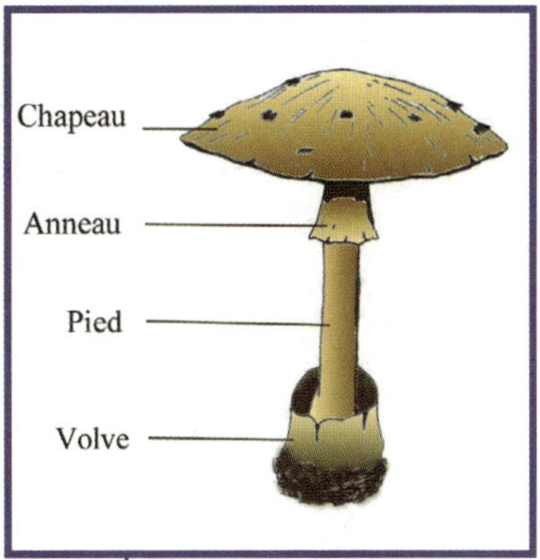

FIG. 10 | Profil d'un champignon toxique type

RETENEZ L'ESSENTIEL

• Plus le délai entre l'ingestion et les premiers symptômes est long, plus l'intoxication est grave.

• Il faut apprendre à reconnaître les champignons toxiques. Au cours d'une cueillette, s'abstenir de ramasser un champignon en cas de doute.

Le cas de Thibault : *Vous devez l'interroger de manière à savoir s'il y a eu ingestion ou non. Dans le doute, conservez un exemplaire du champignon en cause et faites-le expertiser par un pharmacien si possible. Si la toxicité est avérée, dirigez-vous vers un service d'urgences.*

SCÉNARIO

INTOXICATIONS PAR MÉDICAMENTS

Vous surprenez Marie, 4 ans et demi, près de votre table de nuit.
Elle tient à la main votre boîte de somnifères et refuse de vous dire si elle en a avalé...

À SAVOIR

Les intoxications par médicaments représentent plus de la moitié des intoxications chez les enfants et touchent surtout les moins de 5 ans. La découverte est le plus souvent immédiate, l'enfant tenant dans ses mains l'emballage de la drogue.

Les médicaments les plus en cause sont les tranquillisants (familles des benzodiazépines et barbituriques) et l'aspirine.

Dans la grande majorité des cas, la dose absorbée est en dessous de la zone toxique et l'enfant ne présente aucun signe inquiétant.

Chez les adolescents, voire les pré-adolescents, l'intoxication peut être volontaire (tentative de suicide) et justifie, outre la prise en charge médicale de l'intoxication, un suivi psychologique par la suite.

Enfin, l'intoxication peut faire suite à une erreur, soit du médecin (doses erronées, mauvaise écriture), soit du pharmacien (conditionnement inadapté, erreur dans le médicament), soit des parents eux-mêmes (erreur de dose, médicament non prescrit par un médecin). Ce genre d'erreur est généralement plus grave que l'intoxication involontaire due à l'enfant lui-même.

Les signes inquiétants

- Troubles insolites et inexplicables (agitation, comportement incohérent, démarche ébrieuse...).
- Somnolence voire coma.
- Vomissements et douleurs abdominales inexpliqués.
- Difficultés respiratoires.
- Ralentissement du rythme cardiaque.

Médicaments courants les plus dangereux et leurs effets

Médicaments	Effets
Barbituriques Ex. : Gardenal®	Coma, détresse respiratoire
Tranquillisants Ex. : Stinox®, Imovane®, Ivadal®	Somnolence ou agitation, détresse respiratoire
Neuroleptiques Ex. : Primperan®	Mouvements involontaires du visage, coma, troubles cardio-vasculaires
Antidépresseurs Ex : Anafranil®, Prozac®, Effexor®, Deroxat®	Rétention aiguë d'urine, somnolence, troubles cardio-vasculaires (pour certains)
Aspirine Ex. : Catalgine®, Aspégic®	Rythme respiratoire accéléré, vomissements, douleurs abdominales, maux de tête, coma
Anti-inflammatoires Ex. : Voltarene®, Profenid®, Celebrex®	Vomissements, douleurs abdominales, hémorragie digestive, troubles de conscience
Paracétamol Ex. : Doliprane®, Efferalgan®, Dolko®	Vomissements, douleurs abdominales, atteinte du foie
Dérivés de la morphine Ex. : Codéine, Diantalvic®, Topalgic®, Skenan®, Imodium®, Temgesic®	Vomissements, dépression respiratoire, coma
Antibiotiques	Troubles de conscience, cardio-vasculaires ou rénaux en fonction de l'antibiotique
Digitaliques, antiarythmiques, bêta-bloquants	Ralentissement de la fréquence cardiaque (bradycardie)
Anticoagulants Ex. : Héparine®, Sintron®, Previscan®	Saignements (gencives, nez, tube digestif...)

RÉAGISSEZ !

• Si l'enfant est inconscient ou présente une altération de la conscience, mettez-le en position latérale de sécurité afin d'éviter l'inhalation d'éventuels vomissements, et essayez de maintenir avec lui un contact verbal.

• Si l'enfant ne respire plus (aucun mouvement respiratoire), commencez à pratiquer les manœuvres de réanimation (voir chapitre « Arrêt cardio-respiratoire »).

• Dans le même temps, faites prévenir le SAMU (15) par une tierce personne. Un médecin vous expliquera la suite des événements. Écoutez-le avec calme et répondez de manière précise à ses questions, en particulier :

– les caractéristiques de votre enfant (âge, poids, problèmes médicaux, traitement en cours) ;

– les caractéristiques du ou des médicaments (nom, quantité ingérée, heure d'ingestion, conditionnement).

Dans le doute, on considère que l'enfant a pris la dose maximale (surtout s'il s'agit d'un médicament toxique).

• Si votre enfant va bien, appelez le centre anti-poison (voir *Annexe 10*). Le médecin vous donnera la conduite à tenir. Si l'enfant a avalé des comprimés dont vous ne connaissez ni le nom ni l'origine, un centre national de reconnaissance des comprimés est joignable à Nancy au 03.83.32.36.36.

• Ne lui donnez pas à boire (ni eau, ni lait, ni pansement gastrique).

• Ne le faites pas vomir.

ÉVITEZ L'ACCIDENT

• Rangez de manière systématique tous vos médicaments (adulte, enfant) dans un lieu inaccessible aux enfants et fermé à clé.

• Ne déconditionnez pas les médicaments, car souvent source de méprise et d'erreur.

• N'enjolivez pas la prise du médicament (« Regarde, c'est comme du jus de fruit ! »). Cela contribue à tenter l'enfant d'en reprendre à votre insu (d'autant plus si le produit a bon goût).

• Ne donnez jamais de médicaments à votre enfant sans avis médical, et encore moins des médicaments pour adulte !

• Attention aux médicaments sous forme de comprimés ou gélules, dangereux avant 6 ans car susceptibles de provoquer une fausse route.

• Vérifiez toujours que la dose donnée soit en conformité avec celle prescrite par votre médecin. De même, vérifiez que le pharmacien vous a bien donné le bon médicament, qui plus est, si l'écriture du médecin est illisible ! Si nécessaire, recontactez-le.

• Refermez correctement les flacons. La plupart sont équipés d'un système de sécurité empêchant l'enfant de les ouvrir.

• Ramenez à la pharmacie vos médicaments périmés.

TRUCS/ASTUCES/INFOS DIVERSES

Les intoxications par œstroprogestatifs (contraceptifs oraux = « pilule ») sont assez fréquentes mais la plupart du temps sans gravité. On peut parfois observer des maux de tête, des vomissements et des équivalents de règles chez la fillette.

RETENEZ L'ESSENTIEL

- Pensez à une intoxication par médicaments devant des symptômes inexpliqués chez un enfant bien portant.
- Alertez le SAMU ou le centre anti-poison suivant l'état de l'enfant.
- Sachez pratiquer les premiers gestes si la situation est critique.
- Enfermez à clé dans un lieu inaccessible à l'enfant **TOUS** vos médicaments.

VOIR AUSSI

Arrêt cardio-respiratoire *(page 43)*
Intoxications par produits domestiques *(page 205)*
Annexe 1 : Prévention des accidents domestiques *(page 335)*

Le cas de Marie : *Tentez de lui faire dire si elle a absorbé des comprimés et combien. Téléphonez immédiatement au centre anti-poison. Suivez les instructions données. Surveillez-la de près, en particulier son état de conscience et sa respiration. Rangez à l'avenir tous les médicaments !*

SCÉNARIO

INTOXICATIONS ALIMENTAIRES

Nolwen, 5 ans, vous réveille en pleine nuit car des vomissements et une diarrhée importante sont apparus. Emma, sa petite sœur, commence également à se plaindre du ventre...

À SAVOIR

Les intoxications alimentaires sont une forme de gastro-entérite provoquée par l'absorption d'aliments contaminés. Elles peuvent avoir un caractère collectif lorsqu'elles surviennent dans une cantine ou un restaurant.

Les aliments peuvent être contaminés de différentes façons :

- dépassement de la date de péremption ;
- défaut de fermeture (yaourt percé) ;
- erreur de préparation (bocal insuffisamment stérilisé) ;
- erreur de fabrication (listériose).

De nombreuses bactéries sont à l'origine de ces intoxications et provoquent, par les toxines qu'elles libèrent, une atteinte de l'appareil digestif (voir « Pour en savoir plus »). En l'espace de 3 à 24 heures apparaissent douleurs abdominales, fièvre, vomissements et diarrhée. Les selles peuvent parfois contenir du sang, du pus ou des glaires.

D'autres intoxications alimentaires non infectieuses peuvent survenir, résultant de l'ingestion de produits chimiques, de certaines plantes et champignons toxiques, ou de toxines présentes dans la nourriture (comme la ciguatéra, intoxication par les poissons sévissant dans les régions tropicales).

Comme toujours dans les pathologies comportant vomissements et diarrhée, le risque majeur est la déshydratation, surtout chez le nourrisson et le petit enfant, si les apports d'eau ne sont pas suffisants.

Les signes inquiétants

- Vomissements et diarrhée durant plus de 6 heures.
- Signes de déshydratation (soif intense, yeux « creusés », langue sèche, pouls rapide, somnolence).

- Douleurs abdominales importantes.
- Fièvre élevée.

POUR EN SAVOIR PLUS

Les principaux germes incriminés dans les intoxications alimentaires sont résumés dans le tableau ci-dessous, ainsi que les aliments responsables et les symptômes provoqués.

Germe	Provenance	Symptômes
Escherichia coli	aliments et eau contaminés (responsable de la tourista)	24 h après le repas, diarrhée, douleurs abdominales, fièvre modérée
Staphylocoque	crèmes, pâtisseries, mayonnaise manipulées par une main infectée	2 h après le repas, vomissements importants et diarrhée
Listeria	fromage à pâte molle, volailles, poissons, pâtés	Plus d'un mois après le repas, fièvre, éruption aux mains, diarrhée, vomissements, méningite
Salmonelle	lait et œufs contaminés, viande et volaille crues	24 h après le repas, diarrhée, fièvre, vomissements, douleurs abdominales
Clostridium perfringens	viandes et volailles contaminées	6 h après le repas, douleurs abdominales importantes, vomissements
Shigelle	aliments et eau contaminés, mains souillées	48 h après le repas, fièvre élevée, diarrhée avec sang et pus, vomissements
Campylobacter	eau contaminée, lait non pasteurisé, volailles crues	6 jours après le repas, diarrhée avec sang et pus, fièvre, douleurs abdominales
Bacillus cereus	riz contaminé, cuit puis réchauffé	2 h après le repas, vomissements, diarrhée

RÉAGISSEZ !

- Prenez la température de l'enfant.
- Examinez ses selles pour voir s'il y a du sang ou des glaires.
- Ne lui donnez rien à manger. Par contre, faites-le boire fréquemment (tous les quarts d'heure puis toutes les demi-heures) et en petites quantités à chaque fois (eau avec une petite pincée de sel dissoute). Se reporter aux chapitres « Vomissements », « Fièvre » et « Diarrhée ».
- Essayez de déterminer quel repas a pu le rendre malade. Recherchez

des cas similaires autour de lui et signalez-les au médecin. N'hésitez pas à jeter les aliments vous paraissant suspects.

- Contactez un médecin ou un service d'urgences en présence de signes inquiétants.
- Prenez garde à l'hygiène : lavage des mains de l'enfant après chaque passage aux toilettes, lavage des vôtres après chaque change de couches.

ÉVITEZ LE PROBLÈME

- Respectez la chaîne du froid. Mettez les produits frais et les plats venant d'être cuits au réfrigérateur.
- Ne recongelez jamais un produit décongelé.
- Faites bien cuire les aliments, particulièrement les viandes à base de porc et les volailles.
- Jetez tout aliment vous paraissant suspect (boîte de conserve bombée, « pschitt » à l'ouverture) ou périmé.
- Notez sur les emballages la date d'ouverture de certains produits (sauce, jus de fruit, lait...).
- Ne buvez pas une eau non potable (si besoin, désinfectez-la grâce à des pastilles).
- Lavez soigneusement fruits et légumes.
- Lavage de mains après chaque passage aux toilettes.

TRUCS/ASTUCES/INFOS DIVERSES

Une forme particulière et rare d'intoxication alimentaire est représentée par le botulisme, dû à l'ingestion de la toxine d'une bactérie *(Clostridium botulinum)* présente dans des conserves alimentaires et des salaisons imparfaitement traitées. Les symptômes apparaissent en quelques heures voire quelques jours et sont à type de vomissements, troubles oculaires et difficultés de déglutition.

RETENEZ L'ESSENTIEL

- Le risque majeur d'une intoxication alimentaire avec gastro-entérite est la déshydratation.
- Assurez une bonne cuisson des aliments et respectez la chaîne du froid.
- Lavez-vous les mains régulièrement.

VOIR AUSSI

Douleurs abdominales *(page 81)*
Diarrhées *(page 95)*
Vomissements *(page 85)*
Fièvre *(page 21)*
Plantes et champignons toxiques *(pages 217 à 227)*
Annexe 4 : enfant et voyage *(page 306)*

Le cas de Nolwen et d'Emma : *Le contexte évoque fortement une intoxication alimentaire chez ces deux sœurs ayant probablement mangé la même chose la veille.*
Prenez leur température.
Si les vomissements et la diarrhée sont importants, essayez de les réhydrater avec de l'eau plus une pincée de sel, en petite quantité mais fréquemment (tous les quarts d'heure).
Si au bout de quelques heures (6 maximum) les symptômes ne cèdent pas, contactez rapidement un médecin ou déplacez-vous vers un service d'urgences.

SCÉNARIO

PIQÛRES D'INSECTES

Cécile, 8 ans, se fait piquer à la main par une guêpe, rentrée par mégarde dans l'habitacle de votre voiture. Se déclenchent alors une vive douleur et une rougeur au point de piqûre...

À SAVOIR

Une multitude d'insectes est venimeuse pour l'homme. Seuls les hyménoptères, les araignées et les scorpions seront décrits ici. Les morsures par tiques font l'objet d'un chapitre à part.

Les piqûres par hyménoptères (guêpes, abeilles, frelons) constituent le principal danger.

Cet ordre des insectes comprend plusieurs familles :

- les *vespidae*, au rang desquels on compte les guêpes *(Fig. 1)* et les frelons *(Fig. 2)*. Ils laissent leur dard sur leur victime ;
- les *apidae*, comprenant les abeilles *(Fig. 3)* et les bourdons *(Fig. 4)*, abandonnent sur leur victime une partie de leur abdomen chargé de glandes à venin. Ils meurent après la piqûre ;
- les diptères, comme le taon, sorte de grosse mouche brunâtre au vol silencieux et à la piqûre très douloureuse, se nourrissant du sang de sa victime ;
- les *formicidae*, famille des fourmis dont certaines (fourmis *manica*, fourmis rouges) peuvent infliger des piqûres douloureuses.

Les réactions allergiques peuvent prendre des proportions dramatiques : elles vont de la simple rougeur douloureuse se limitant au point de piqûre, au choc anaphylactique, forme extrême de l'allergie associant détresse respiratoire, hypotension sévère, et aboutissant au décès de la victime si rien n'est entrepris.

Des cas d'envenimation massive peuvent s'observer, généralement au-delà de 50 piqûres chez l'enfant, conduisant à une mort certaine.

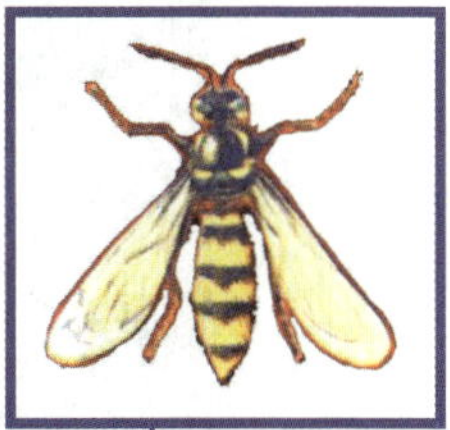

FIG. 1 | Guêpe

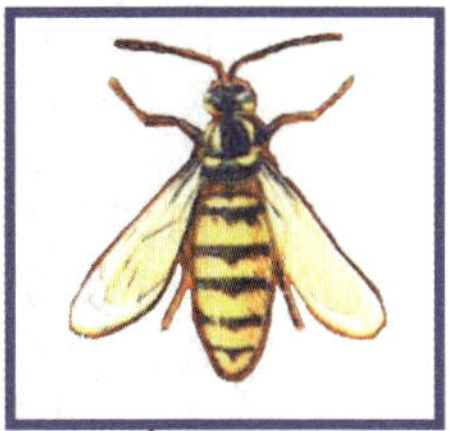

FIG. 2 | Frelon

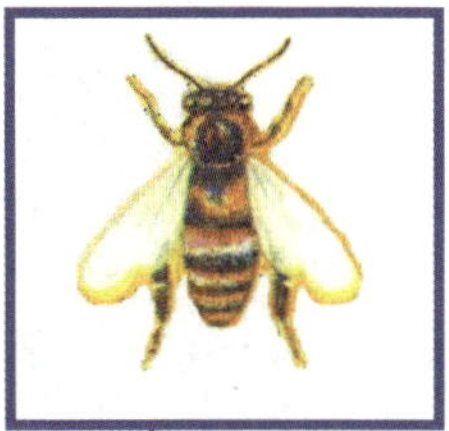

FIG. 3 | Abeille

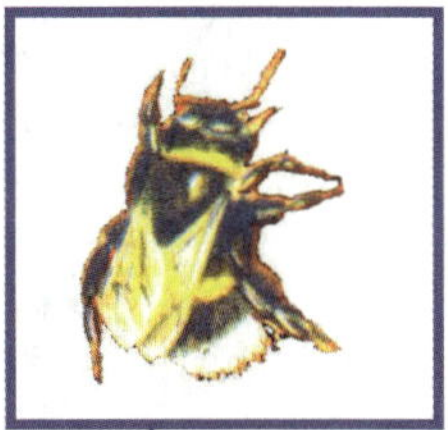

FIG. 4 | Bourdon

Les signes inquiétants

- Un malaise associant grande fatigue, difficultés respiratoires, pâleur extrême, rythme cardiaque accéléré.
- Des piqûres multiples.
- Une rougeur et un gonflement important de la piqûre, ayant tendance à s'étendre.

POUR EN SAVOIR PLUS
Les araignées et scorpions de France

Les araignées comptent plus de 40 000 espèces dont seulement une dizaine dans le monde est potentiellement mortelle pour l'homme. En France, aucune piqûre n'est fatale mais certaines espèces peuvent être dangereuses, en particulier chez les enfants. La veuve noire *(Fig. 5)*, rencontrées sur le pourtour du bassin méditerranéen (Corse notamment), est responsable d'une envenimation appelée latrodectisme : la morsure passe inaperçue puis, se développent, dans les heures qui suivent des symptômes à type de douleurs diffuses, sudation importante et contracture abdominale ressemblant à une crise d'appendicite. Cette petite araignée est assez rare et fréquente les zones sauvages.

La lycose de Narbonne (*Lycosa narbonensis*) est la plus grosse araignée de nos contrées, rappelant une petite mygale. On la rencontre dans les campagnes, à partir du sud du Massif Central. Sa morsure peut être responsable d'un œdème important.

Quant aux araignées de nos maisons, elles appartiennent au genre tégénaire et leurs morsures sont la plupart du temps sans conséquence.

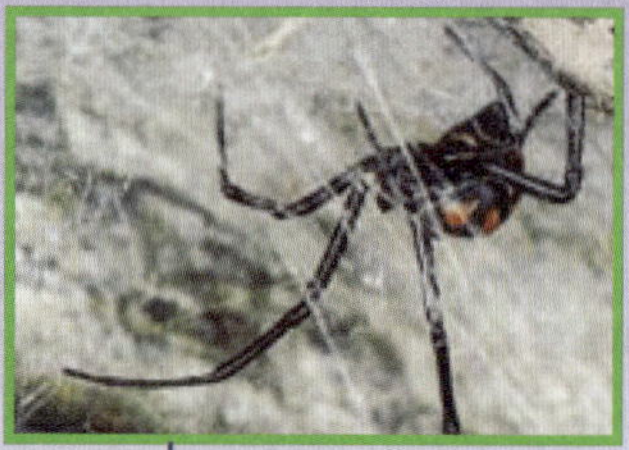
FIG. 5a | Veuve noire

Enfin, une morsure par araignée exotique (mygales, tarentules) peut s'observer en France, du fait de la mode des NAC (Nouveaux Animaux de Compagnie). La morsure est généralement douloureuse et non mortelle, mais un choc anaphylactique est toujours possible. Leurs poils sont très urticants et le restent, même sur un animal mort exposé en collection.

Les scorpions appartiennent au même ordre que celui des araignées, les arachnides. Plusieurs espèces sont venimeuses sur le territoire français : les scorpions noirs (*Euscorpius flavicaudis*) du pourtour méditerranéen et les scorpions jaunes (*Buthus occitanus*) du Languedoc sont les principaux. Leur piqûre reste la plupart du temps bénigne.

::→ RÉAGISSEZ !

Piqûres d'hyménoptères

Si une réaction allergique très importante (choc anaphylactique) doit se produire, elle survient dans les minutes qui suivent la piqûre. En cas de signes évocateurs (malaise, pâleur, urticaire généralisé, pouls rapide et mal perçu, difficultés respiratoires), appelez le SAMU (15) immédiatement. En l'attendant, mettez l'enfant en position latérale de sécurité.

Si une détresse respiratoire survient, sachez pratiquer les premiers gestes d'urgence (voir « Arrêt cardiaque »).

Dans le cas où la réaction reste localisée (c'est-à-dire la plupart du temps), enlevez le dard de la peau grâce à une pince à épiler (en prenant garde de ne pas presser les sacs à venin !) ou rasez la zone avec une lame de rasoir ou le bord d'un papier rigide.

Le venin étant détruit par la chaleur, approchez dans les secondes qui suivent la piqûre une source de chaleur (sèche-cheveux, bout incandescent d'une cigarette) près de la peau pendant quelques minutes. Le soulagement est quasi-immédiat. Faites bien attention de ne pas brûler la peau de l'enfant durant cette opération.

Afin de renforcer la destruction du venin et de soulager la douleur, vous pouvez appliquer de la glace.

Une désinfection et l'application de pommades apaisantes (antihistaminiques), pourront être effectuées par la suite.

En cas d'apparition secondaire de signes inquiétants (extension de l'œdème, urticaire), consultez un médecin ou un service d'urgences.

Piqûres d'araignées et scorpions

Sous nos latitudes, le traitement se résume à une désinfection soigneuse, l'application de glace, la vérification des vaccinations antitétanique et antalgiques en cas de fièvre. Dans le cas d'une piqûre par veuve noire, l'apparition des symptômes sus-cités justifie la consultation dans un service d'urgences. Les complications sont exceptionnelles mais toujours possibles, surtout chez le petit enfant.

::→ ÉVITEZ LE PROBLÈME

- Soyez vigilant en présence d'insectes autour d'un enfant, en particulier lors de pique-nique ou dans l'habitacle d'un véhicule.
- Évitez de faire marcher l'enfant pieds nus dans l'herbe, de l'exposer dehors en pleine chaleur (sueur attractive pour les insectes).
- Faites-lui porter un chapeau (piqûre au cuir chevelu fréquente).
- Évitez les cosmétiques à forte odeur.

• Isolez les ordures ménagères, très fréquentées par les hyménoptères.

• Refermez les bouteilles de jus de fruit après utilisation et interdisez aux enfants de boire au goulot.

• En cas d'attaque massive d'abeilles, il faut courir sans s'arrêter et se réfugier dans un abri hermétique (maison, voiture).

• Renseignez-vous sur la faune locale lors de promenades (notamment dans le sud de la France).

• Évitez les NAC.

Enfin, en cas d'antécédents de réaction allergique grave, une **désensibilisation** au venin d'hyménoptère doit être effectuée ainsi qu'une prescription de **kits portables d'adrénaline** (seul médicament efficace sur le choc anaphylactique). Votre médecin vous conseillera.

RETENEZ L'ESSENTIEL

• La piqûre par hyménoptères, en particulier guêpe et abeille, expose au risque de choc anaphylactique chez des enfants prédisposés.

• Le venin d'hyménoptères est détruit par la chaleur (56 °C).

VOIR AUSSI

Morsures de tiques (page 241)
Morsures et griffures par animaux (page 257)
Les 3 gestes à connaître (page 9)
Calmer la douleur chez l'enfant (page 315)

Le cas de Cécile : *Surveillez attentivement Cécile dans les minutes qui viennent. Vous pouvez tenter de neutraliser le venin en approchant une source de chaleur au point de piqûre, suivi de l'application de glace. Dès l'apparition de signes inquiétants ou d'un malaise important, vous devez contacter le SAMU (15) immédiatement.*

SCÉNARIO

MORSURES DE TIQUES

De retour de balade, Dimitri, 3 ans, se plaint de démangeaisons au niveau du ventre. En examinant de plus près, vous vous apercevez qu'il s'agit en fait d'une tique fixée sur sa peau. Vous vous interrogez sur la manière de l'enlever...

À SAVOIR

Les tiques *(Fig. 1)* appartiennent à l'ordre des acariens. Elles habitent en lisière des forêts et les prairies où elles se fixent à la peau du promeneur insouciant (homme, chien). Leur pic d'activité se situe surtout d'avril à octobre. Après s'être solidement accrochées à l'épiderme grâce à un ciment enzymatique, elles se gorgent du sang de leur hôte et grossissent de manière considérable. Lors de ce « repas sanguin », elles peuvent transmettre à l'individu récepteur un nombre impressionnant de maladies. Il existe en effet plusieurs espèces de tiques dont chacune, en fonction des pays, transmet un germe différent à sa victime. En France, les maladies les plus fréquentes sont la maladie de Lyme et la fièvre boutonneuse méditerranéenne. Chez le chien, la correspondance pathologique est la piroplasmose.

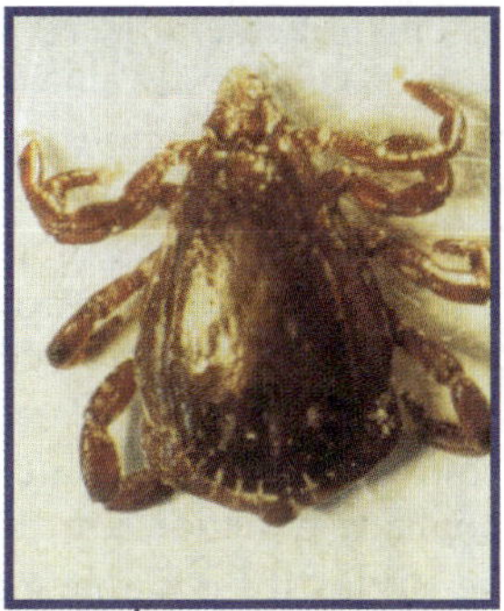

FIG. 1 | Tique genre *Ixodes*

Les signes inquiétants

- Aucun si la tique est enlevée dans les 48 heures.
- À distance d'une morsure négligée peuvent apparaître différents signes témoignant d'une infection (fièvre, éruption cutanée, fourmillements).

POUR EN SAVOIR PLUS
La maladie de Lyme

Faisant partie du groupe des maladies appelées borrelioses, cette maladie sévit dans toute l'Europe et dans les états de l'est des États-Unis. Elle est due à une bactérie, *Borrelia burgdorferi*, transmise à la suite d'une morsure de tique. Après une période d'incubation de trois semaines, survient une tache lie-de-vin *(Fig. 2)* autour de la morsure, s'étendant de jour en jour et généralement accompagnée d'un syndrome grippal (fièvre, courbatures). Puis des complications peuvent survenir dans les semaines ou les mois qui suivent, principalement à type de manifestations neurologiques (fourmillements et douleurs sur le site de la morsure, méningite, polynévrite) mais aussi troubles cardiaques sévères et arthrites. La maladie de Lyme se traite facilement grâce à la pénicilline.

RÉAGISSEZ !

- **N'arrachez pas la tique en tirant dessus.** La tête de l'insecte restera alors fixée sur la peau et continuera à inoculer les germes pathogènes.
- Vous devez dans un premier temps endormir la tique grâce à l'application d'un coton d'éther (bien que certains affirment que ce geste provoque une régurgitation de la tique et favorise l'inoculation supplémentaire de germes). Sans cette « anesthésie » préalable, une bonne partie de la tête reste systématiquement accrochée à la peau, en particulier les glandes salivaires de l'animal. Une deuxième technique est également très efficace, consistant à appliquer une goutte d'huile (type alimentaire) sur la tique.
- Puis, muni d'une pince à épiler ou mieux, d'une pince à tique vendue dans le commerce *(Fig. 3)*, vous effectuez une traction vers le haut accompagnée d'une torsion, sans écraser le corps de la tique (l'aide d'une loupe est précieuse).
- Puis, vérifiez qu'il ne reste aucune partie de l'animal dans l'épiderme (loupe). Désinfectez le point de ponction grâce à un antiseptique.
- Il faut effectuer ce geste le plus tôt possible après la découverte de la tique. Plus vous tardez, plus les risques d'inoculation augmentent.

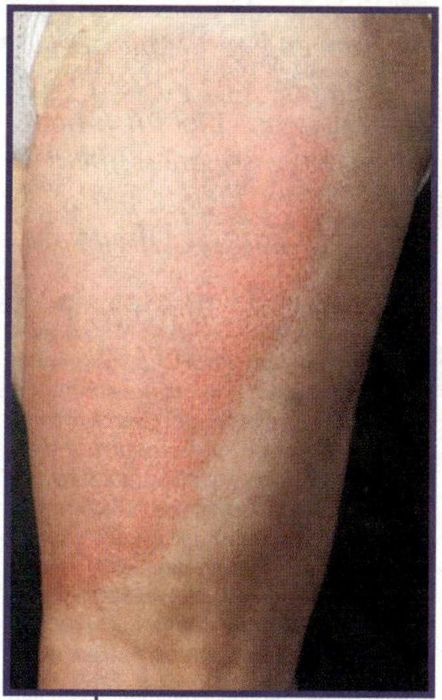

FIG. 2 | Tache lie-de-vin (érythème migrans) dans la maladie de Lyme

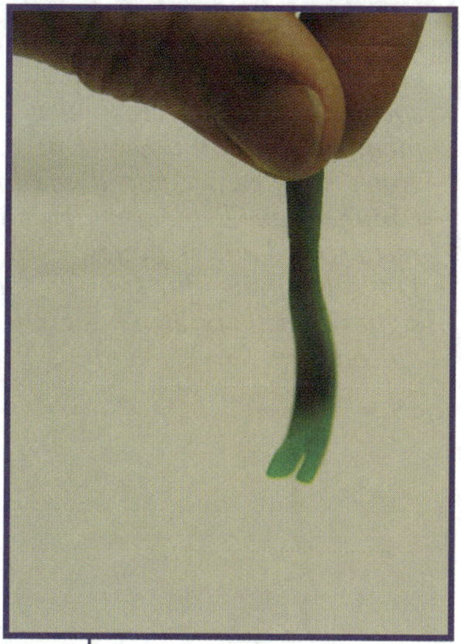

FIG. 3 | Pince à tique

• Examinez tout le corps de l'enfant (en particulier cheveux et replis cutanés) à la recherche d'autres tiques.

• Si l'ablation de la tique demeure impossible, il faut consulter un médecin. Il en est de même en cas d'apparition de fièvre et de fourmillements chez l'enfant à la suite d'une morsure de tique.

ÉVITEZ LE PROBLÈME

• Lors de promenades, privilégiez le port de vêtements longs chez l'enfant, voire le port de guêtres aux chevilles. Leur imprégnation par essence de citronnelle peut également éviter la morsure.

• Au retour, examinez minutieusement « de haut en bas » le corps de l'enfant.

• Vérifiez le pelage des chiens avec lesquels l'enfant est en contact.

RETENEZ L'ESSENTIEL

• La morsure d'une tique peut provoquer une maladie sévère, la maladie de Lyme.

• La tique doit être enlevée le plus tôt possible grâce à une technique simple.

Le cas de Dimitri : *La tique doit être ôtée après l'avoir anesthésiée grâce à un tampon d'éther. Avec une pince fine ou une pince à tique spécifique, vous devrez enlever l'animal de sa peau par un mouvement de traction doux et de torsion. Désinfectez soigneusement la zone. Vérifiez à l'aide d'une loupe qu'il ne reste aucune partie de l'animal dans l'épiderme. Examinez le reste du corps de Dimitri à la recherche d'autres tiques.*

Dans les jours qui suivent, surveillez l'apparition de fièvre et de signes infectieux et n'hésitez pas à faire le rapprochement avec cet épisode...

SCÉNARIO

AGRESSIONS PAR ANIMAUX VENIMEUX MARINS

Sur une plage de Corse, Kevin, 11 ans, décide d'aller nager. À une cinquantaine de mètres du bord, il ressent sur son bras une décharge électrique, suivie d'une sensation de brûlure. Ayant pu regagner la plage, il se plaint d'une brûlure et d'une ankylose du bras, alors qu'apparaissent de longues traînées rouges sur la peau...

À SAVOIR

Les animaux marins représentant un danger sont nombreux. Ils le sont encore plus en zone tropicale. Les accidents arrivent principalement lors des baignades, quelquefois en plongée sous-marine. Parmi les espèces mises en cause, on retrouve surtout :

- **les vives** : il s'agit de poissons (famille des trachinidés), mesurant entre 10 et 30 cm et vivant enfouis sur les fonds sableux. Ils ne laissent dépasser que leurs yeux et leur nageoire dorsale, armée d'aiguillons venimeux. Lorsque l'enfant marche dessus, l'animal injecte son venin. Aussitôt se déclenche une douleur très vive, intolérable, irradiant jusqu'à la racine du membre piqué, et pouvant durer plus de 12 heures en l'absence de traitement. Un œdème réactionnel peut s'ensuivre ainsi qu'un malaise vagal (nausées, perte de connaissance, pâleur). L'évolution est généralement bonne si l'accident survient à très faible profondeur, mais les risques de noyade par syncope ou impotence de la jambe ne sont pas nuls si la piqûre a lieu en pleine eau. Certains aiguillons, plus fragiles que d'autres, peuvent se casser à l'intérieur de la plaie et l'infecter secondairement. Il est à noter que l'accident peut survenir dans des régions non maritimes, lors de préparations culinaires utilisant une vive fraîche et conservant un mécanisme réflexe de piqûre ;
- **les méduses** : ce sont des invertébrés (groupe des cnidaires) possédant des tentacules à cellules urticantes qui, au contact d'un poisson ou d'un baigneur, larguent leur venin. La plupart des méduses de nos côtes sont urticantes mais sans danger important. Il n'en est pas de même pour certaines méduses exotiques, comme les cuboméduses australiennes ou les physalies (cousines géantes des méduses restant en surface grâce à un flotteur) dont le contact peut être potentiellement mortel. Au moment du contact, l'enfant ressent une décharge électrique, suivie d'une sensation de brûlure. Apparaissent ensuite sur la peau des traî-

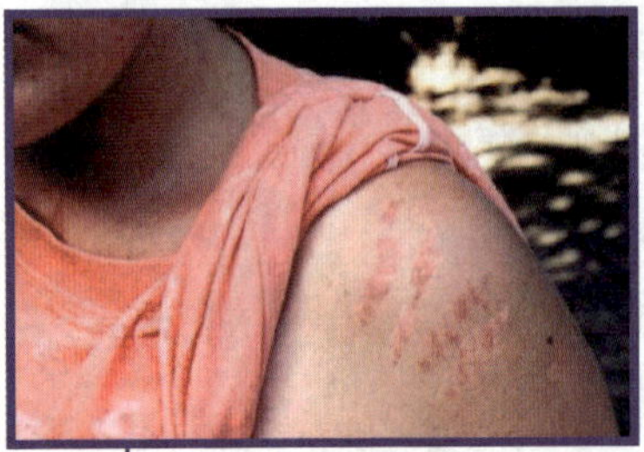
FIG. 1 | Piqûre de méduse

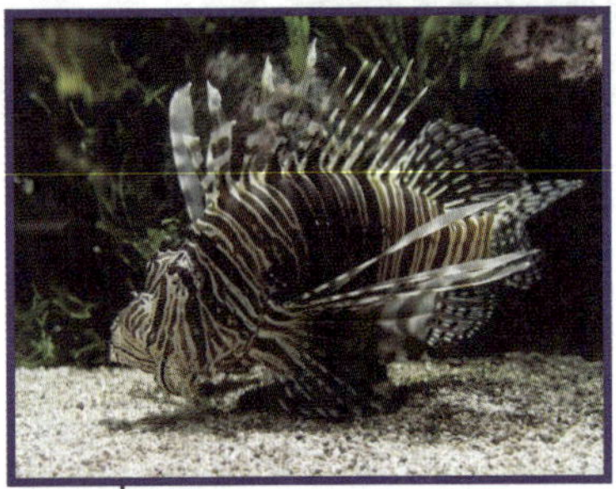
FIG. 2 | Rascasse volante (poisson-lion)

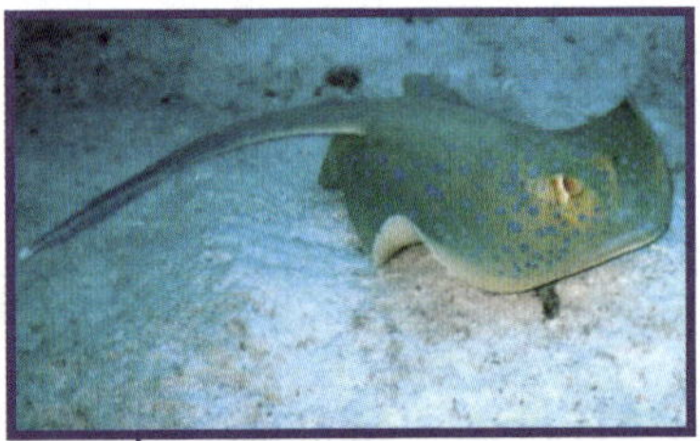
FIG. 3 | Raie tachetée

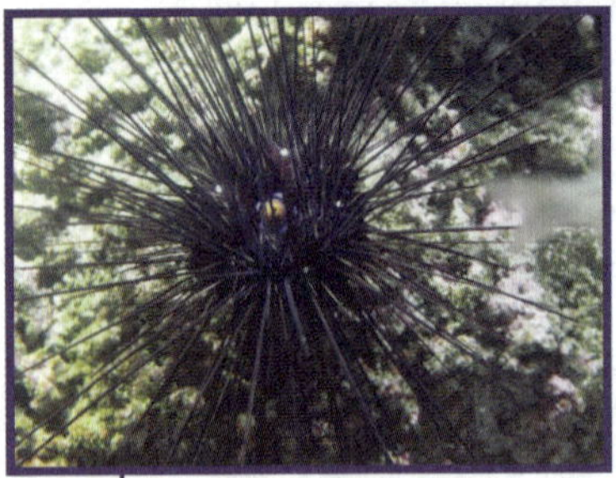
FIG. 4 | Oursin

nées rouges suivant le contact avec les tentacules *(Fig. 1)*. L'enfant peut également présenter un malaise vagal, comme pour la piqûre de vive ;

- **les rascasses** : cet ordre (les scorpéniformes) comprend plusieurs espèces dont les épines des nageoires sont très venimeuses. Le plus dangereux est le poisson-pierre de l'océan indo-pacifique, prenant l'aspect d'un véritable rocher, dont le contact peut être mortel. Pour les autres rascasses, la piqûre est similaire à celle de la vive. Fort heureusement, les accidents avec les enfants sont rarissimes, ces poissons vivant plutôt sur des fonds rocheux. Cependant, des contacts malencontreux peuvent s'observer si l'on marche dessus, lors d'activités de pêche ou de préparations culinaires, ou chez des jeunes aquariophiles manipulant la très belle rascasse volante *(Fig. 2)* ;
- **les raies** : tapies sur les fonds sableux, de multiples espèces de raies possèdent le long de leur queue un ou deux aiguillons robustes capables de décharger un venin puissant. Cette piqûre est déclenchée si on pose le pied sur le corps de l'animal ou lors de manipulations. Les espèces venimeuses sont fréquentes en milieu tropical *(Fig. 3)* alors qu'en France, la raie pastenague est la principale pourvoyeuse d'accident. La blessure est généralement profonde, très douloureuse et saigne abondamment. Un malaise vagal peut facilement survenir ;
- **les oursins** : membres du groupe des échinodermes, les oursins *(Fig. 4)* sont munis de piquants mobiles et acérés capables de pénétrer et de se casser dans la peau, même à travers des gants. Certaines espèces tropicales contiennent un venin, injecté en même temps que la piqûre. Outre la douleur, le risque principal sur nos côtes est lié à la persistance sous la peau de fragments d'épines s'infectant très facilement ;

- **espèces marines exotiques** : pour les petits voyageurs, quelques dangers peuvent être présents dans l'eau en fonction de votre destination, en supplément de ceux précédemment cités. Il convient de se renseigner sur place sur les principaux à éviter. Parmi eux, les brûlures par anémone de mer et corail de feu *(Fig. 5)* sont fréquentes et comparables à celles des méduses. Les cônes *(Fig. 6)* sont des mollusques disposant d'un harpon au venin très toxique, qu'ils déclenchent lors de manipulations. Les morsures par murène *(Fig. 7)* chez les apprentis chasseurs sous-marins peuvent également s'observer. Ce sont des blessures se compliquant d'infections fréquentes.

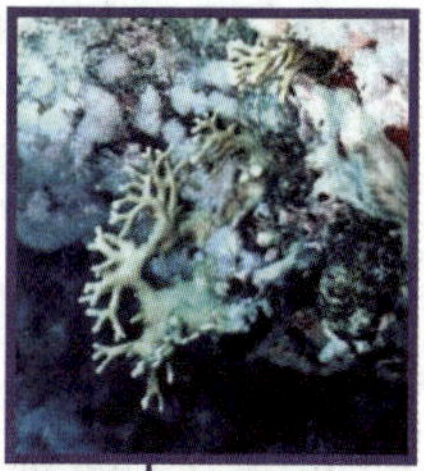

FIG. 5 | Corail de feu

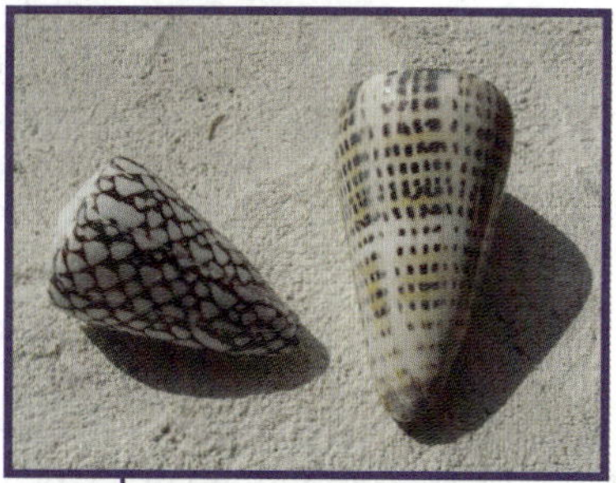

FIG. 6 | Cônes

Les signes inquiétants

- Un malaise général avec pâleur, troubles de la conscience, pouls accéléré.
- Des difficultés respiratoires.

:··→ *RÉAGISSEZ !*

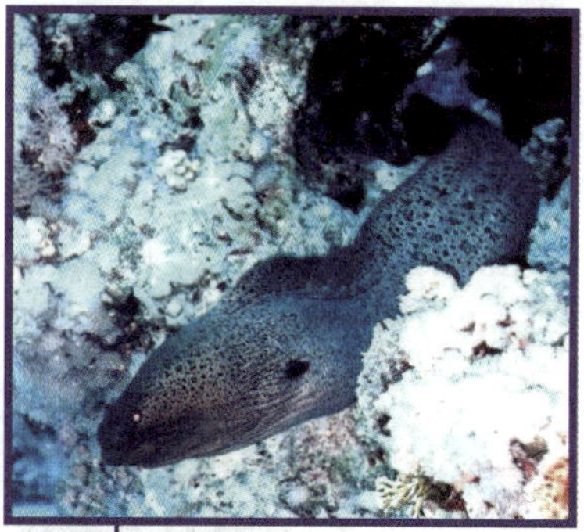

FIG. 7 | Murène

• **Piqûre de vive** : le venin est thermolabile (détruit par la chaleur). L'association « chaud-froid » (choc thermique) permet donc de soulager rapidement l'enfant :

– approchez une source de chaleur à quelques centimètres de la zone de piqûre (cigarette ou sèche-cheveux) ou plongez la partie touchée dans une eau de température supérieure à 55 °C durant 5 minutes ;

– puis, appliquez des glaçons. L'amélioration de la douleur est spectaculaire. Ce procédé est efficace s'il est fait dans l'heure qui suit la piqûre ;

– désinfectez soigneusement ;

– si la douleur persiste, ainsi qu'un œdème et une rougeur, il faut consulter dans un service d'urgences (des débris de l'aiguillon peuvent être enfermés dans la plaie).

• **Piqûre de méduses** : évitez de frotter la partie touchée. Des tentacules invisibles à l'œil nu sont encore présents sur la plaie et risquent de relarguer davantage de venin ;

– rincez la plaie à l'eau de mer (pas à l'eau douce !) puis saupoudrez dessus du sable sec ;

– rasez l'ensemble de la zone grâce à un rasoir, une carte de crédit ou n'importe quel carton rigide *(Fig. 8)* ;

– rincez de nouveau à l'eau de mer puis passez de l'alcool ou du vinaigre (dénaturation du venin et action apaisante) ;

– utilisez des crèmes pour brûlures dans les jours qui suivent pour soulager l'enfant et évitez-lui d'exposer cette zone au soleil.

• **Piqûre de rascasses** : le venin est également thermolabile. Les gestes sont donc les mêmes que pour la piqûre de vive.

• **Piqûre de raies** : le choc thermique comme pour les piqûres de vive peut être tenté si la blessure n'est pas trop profonde. Mais souvent, l'aiguillon a injecté le venin au cœur des tissus et le traitement n'est que partiellement efficace. Vous devez alors désinfecter la piqûre, soulager l'enfant par des antalgiques et l'emmener vers un service d'urgences où l'on vérifiera qu'aucun débris n'est présent à l'intérieur de la plaie.

• **Piqûre d'oursin** :

– désinfectez soigneusement la plaie ;

– enlevez systématiquement tous les piquants, soit par simple pression digitale, soit avec une pince à épiler, soit parfois à l'aide d'un adhésif appliqué sur la plaie qui permet « d'attirer » certains débris *(Fig. 9)* ;

– au moindre doute, n'hésitez pas à consulter un médecin, car les piquants restés dans la plaie provoquent des infections des articulations (arthrites).

• **Piqûres par anémones, corail de feu** : le traitement est similaire à celui des piqûres de méduses.

Dans tous les cas, si des signes inquiétants surviennent, n'hésitez pas à déclencher les secours médicaux (composez le 15).

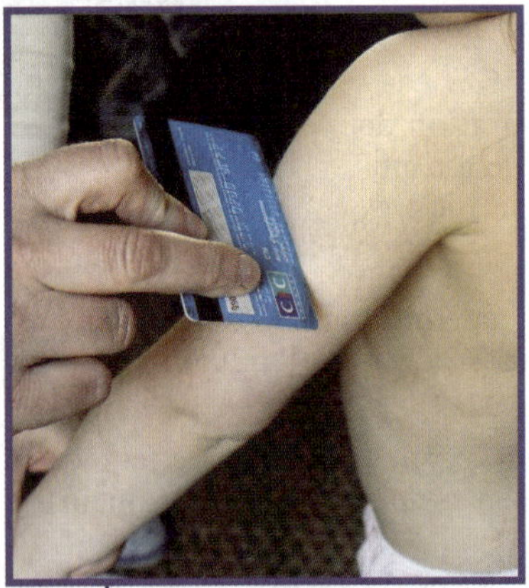

FIG. 8 | Rasage de la zone piquée avec une carte de crédit

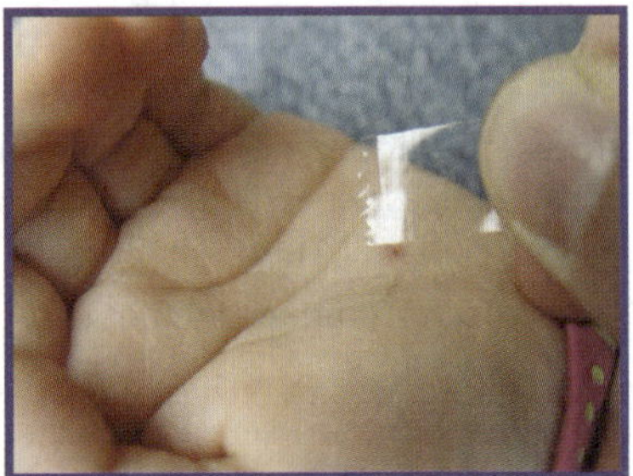

FIG. 9 | Extraction d'une épine d'oursin grâce à un adhésif

ÉVITEZ L'ACCIDENT

• Faites porter aux enfants des sandales souples pour aller sur la plage et dans l'eau. Vous éviterez ainsi non seulement les agressions par la faune et la flore mais aussi les blessures sur les rochers coupants, source d'infection.

• Interdisez aux enfants de toucher les méduses échouées sur les plages qui conservent leur pouvoir urticant.

• Évitez-leur de manipuler les rascasses et les oursins lors d'une séance de pêche. Il en est de même dans la cuisine !

• Lors des pratiques de pêche ou de plongée subaquatique, exigez que votre enfant porte des gants (stimulations visuelles importantes).

• Renseignez-vous sur les dangers de la faune et la flore locales lors de vos voyages.

RETENEZ L'ESSENTIEL

• Les venins de vives, de rascasses et de raies sont détruits par la chaleur.

• Ne frottez pas une piqûre de méduse.

• Faites porter des sandales en caoutchouc aux enfants sur la plage.

• Alertez les secours médicaux en cas de malaise prolongé.

VOIR AUSSI

Hydrocution-Noyade (page 283)
Calmer la douleur chez l'enfant (page 315)
Annexe 4 : Enfant et voyage (page 345)

***Le cas de Kevin** : Kevin vient manifestement d'être piqué par une méduse. Après vous être assuré qu'il ne présente pas de signes inquiétants (malaise, pâleur, troubles de la conscience), installez-le à l'ombre et rassurez-le. Puis rincez la zone touchée avec de l'eau de mer, sans frotter et sans toucher les tentacules restants. Saupoudrez de sable humide puis rasez la zone avec un bord tranchant (carton, carte de crédit, rasoir). Pour finir, rincez de nouveau avec de l'eau de mer. Si nécessaire, vous pouvez aller acheter en pharmacie une crème apaisante ainsi que des antalgiques type paracétamol pour calmer la douleur.*

SCÉNARIO

MORSURES DE SERPENTS

Au cours d'une promenade avec des amis, vous faites halte sur une zone rocailleuse. Soudain, un serpent surgit et mord à la cheville la petite Sonia, 8 ans. L'enfant et sa famille sont paniqués. Sa cheville gonfle rapidement...

À SAVOIR

La phobie des serpents dans l'inconscient collectif est en grande partie rattachée à la mort subite par morsure. Pourtant, sur le territoire français, la morsure des serpents est rarement mortelle.

Les morsures les plus fréquentes sont dues aux vipères. Il en existe quatre espèces : les plus communes sont la vipère Aspic *(Fig. 1 et 2)* vivant dans la moitié sud du pays et la vipère péliade *(Fig. 3)* vivant dans la moitié nord. Les deux autres espèces, la vipère de Seoane

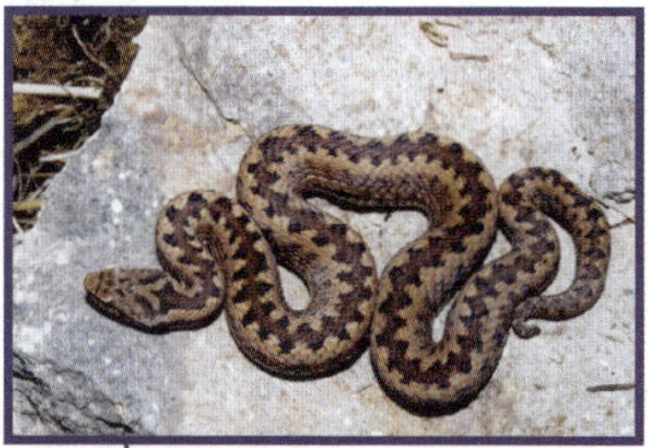

FIG. 1 | Vipère aspic

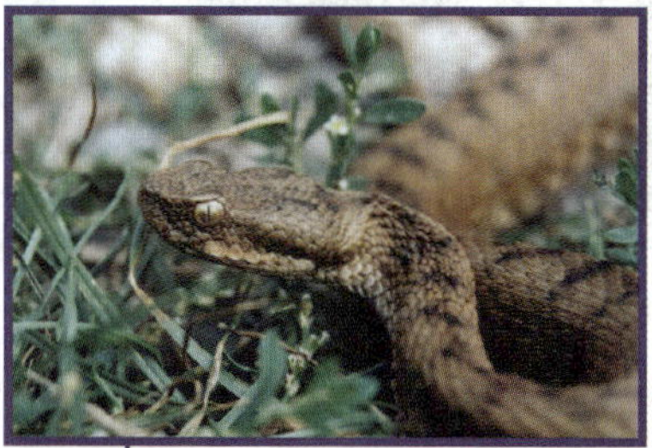

FIG. 2 | Vipère aspic (détail de la tête)

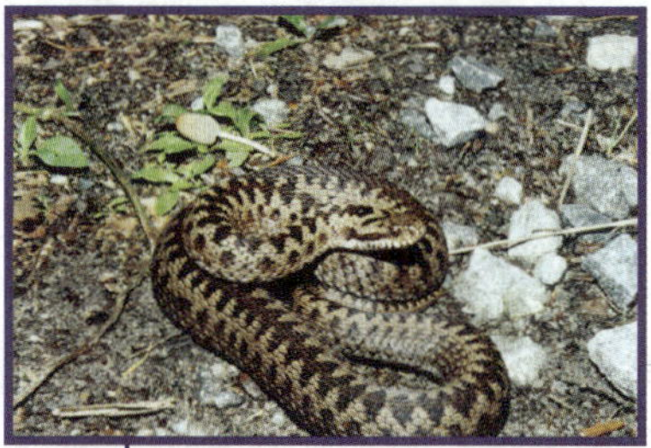

FIG. 3 | Vipère péliade

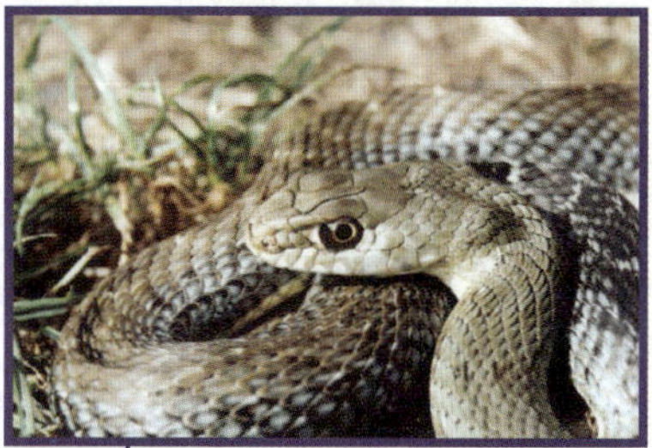

FIG. 4 | Couleuvre de Montpellier

(*Vipera seoanei*) du Pays Basque et la vipère d'Orsini (*Vipera ursinii*) en Provence sont plus rares.

La couleuvre de Montpellier *(Fig. 4)* est venimeuse mais l'inoculation de venin est rare.

Comme pour les piqûres de guêpes, les réactions vont de la simple rougeur à la **grande réaction allergique (choc anaphylactique) nécessitant une intervention du SAMU rapide.**

La gravité de la morsure dépend de plusieurs facteurs : la zone d'inoculation (proche ou non d'un vaisseau sanguin permettant la diffusion rapide du venin), la quantité de venin injectée et le fait qu'il s'agisse d'un enfant.

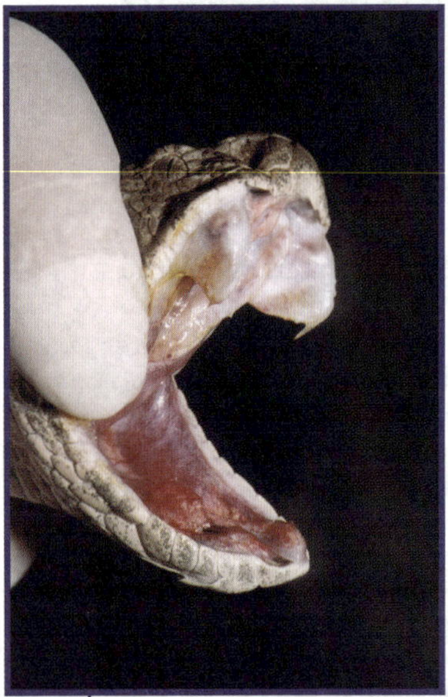

FIG. 5 | Détail des crochets de la vipère

La morsure est assez typique, laissant sur le membre touché la trace des deux crochets *(Fig. 5)* responsables de l'inoculation du venin. Parfois, l'aspect de la morsure est moins évident. Elle est, en elle-même, peu douloureuse. L'œdème qui en résulte s'installe en une demi-heure et provoque en revanche une douleur importante.

Les choses peuvent s'arrêter là, comme se poursuivre par un malaise (vomissements, douleur thoracique) voire un tableau de choc (hypotension, altération de la conscience).

Classiquement, on dit que l'absence d'œdème autour de la morsure, **3 heures après celle-ci**, élimine l'envenimation (c'est-à-dire l'inoculation de venin). En effet, l'injection de venin est un phénomène volontaire contrôlé par la vipère et qui n'est pas systématique.

Les signes inquiétants

• Malaise avec fatigue intense, troubles de la conscience, vomissements, pâleur extrême.

• Difficultés respiratoires.

POUR EN SAVOIR PLUS
Les sérums anti-venin

Les sérums sont obtenus à partir de chevaux artificiellement immunisés contre des venins de serpents. De leur sang sont extraits les anticorps (encore appelés immunoglobulines) qui vont former le sérum. Une fois injectés dans la circulation sanguine de la victime, ces anticorps vont se lier avec les antigènes du venin et ainsi le neutraliser.

Les hôpitaux disposent actuellement d'un sérum équin pour les envenimations de vipères européennes (aspic, péliade et ammodyte) qui semble être bien toléré par rapport aux premiers sérums chevalins dont l'inconvénient était de provoquer des réactions allergiques importantes.

Il existe des sérums monovalents, c'est-à-dire efficaces uniquement sur un type de venin, et des sérums polyvalents dont l'action est effective sur plusieurs venins de différentes espèces. C'est le cas du sérum que nous possédons en France ainsi que d'autres sérums étrangers, comme celui d'Afrique centrale actif sur certaines vipères, cobras et mambas. Le problème réside souvent dans l'identification du serpent au moment de la morsure, afin d'administrer le bon sérum !

RÉAGISSEZ !

• Ne pas sucer, inciser ou cautériser la morsure. Cela est inutile et dangereux.

• Rassurez l'enfant et l'entourage. S'agiter ne sert à rien et risque, chez la victime, d'augmenter la diffusion du venin.

• Vérifiez la présence de l'impact des crochets sur le membre mordu.

• Prévenez dès que possible les secours. Contactez le SAMU (15) en présence de signes inquiétants.

• **En attendant les secours :**

– enlevez tous les garrots potentiels (bague, chaussures, bracelet) qui gêneront la circulation si l'œdème s'étend ;

– désinfectez si possible la morsure et faites un bandage serré autour, de manière à bloquer la circulation lymphatique par laquelle diffuse le venin. Ne serrez pas trop le bandage afin d'**éviter de faire garrot** (vous devez pouvoir passer le doigt entre la bande et la peau) !

– ne désinfectez pas avec de l'alcool (augmente la diffusion du venin) ;

– immobilisez le membre mordu par une attelle de fortune *(Fig. 6)* comme s'il s'agissait d'une fracture et évitez de le surélever ;

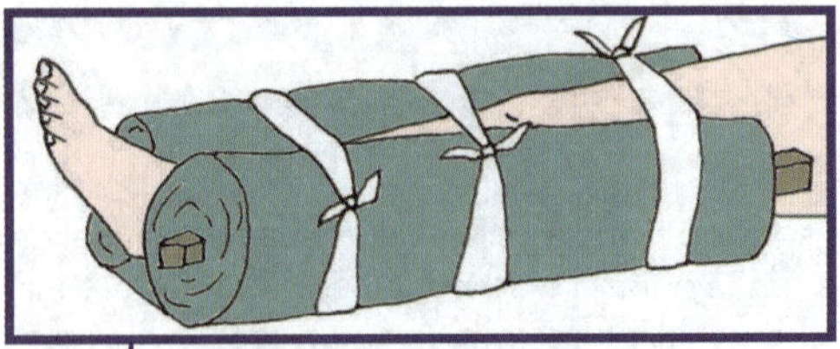

FIG. 6 | Immobilisation d'une morsure de vipère

– mettez, si possible, de la glace sur la morsure (effet sédatif) ;
– en cas de troubles de conscience, placez l'enfant en position latérale de sécurité.

En fonction du grade de la morsure, l'enfant sera surveillé à l'hôpital et bénéficiera éventuellement du sérum anti-venin.

ÉVITEZ L'ACCIDENT

• Surveillez les trajets des enfants dans la nature et ne les laissez pas s'aventurer dans des zones susceptibles d'abriter des serpents (herbes hautes, rocailles).

• Comme pour les tiques, essayez d'équiper les enfants de guêtres ou de pantalons lors de marche dans les herbes hautes.

TRUCS/ASTUCES/INFOS DIVERSES

• Dans le cas d'une morsure par serpent exotique d'élevage, il existe des antidotes spécifiques pour certains venins disponibles en France.

• Les dispositifs de type Aspivenin® n'ont pas fait la preuve de leur efficacité (venin injecté en profondeur).

RETENEZ L'ESSENTIEL

• Les morsures de vipères sont rarement mortelles. En cas de réaction allergique sévère, il faut rapidement appeler le SAMU (15).

• Un sérum anti-vipérin est disponible dans les hôpitaux.

VOIR AUSSI

Traumatismes des membres (page 177)
Calmer la douleur chez l'enfant (page 315)
Les 3 gestes à connaître (page 9)
Piqûres d'insectes (page 237)

Le cas de Sonia : *Vous devez allonger Sonia et lui faire stopper tout effort. Après avoir vérifié la trace de crochets sur sa cheville, vous effectuerez un bandage serré sur la zone mordue sans faire garrot. Puis, vous immobiliserez sa jambe avec une attelle de fortune et éviterez de la surélever (diffusion du venin). Sonia devra être portée jusqu'à la voiture et conduite vers un service d'urgences. En présence de signes inquiétants, vous devrez appeler immédiatement le SAMU (15).*

SCÉNARIO

MORSURES ET GRIFFURES PAR ANIMAUX

En rentrant de l'école, Victoria, 8 ans, se fait mordre la main par un chien. L'animal s'enfuit aussitôt...

À SAVOIR

En France, un foyer sur deux possède un animal domestique. Chiens, chats, rongeurs (lapins, rats, souris), nouveaux animaux de compagnie (NAC), ils représentent près de 20 millions d'individus. L'enfant est donc particulièrement exposé à la confrontation avec ce genre d'animaux. L'âge moyen des victimes est de 5 ans et l'agression se produit dans la majorité des cas au niveau de la face et des membres supérieurs (petite taille de la victime par rapport à l'agresseur).

La majeure partie des plaies par morsures est représentée par les attaques de chiens, dont 10 % par des chiens errants.

Les risques de telles morsures sont multiples :

- en premier lieu, **la rage**, maladie incurable qui n'a pas disparu totalement du territoire français (voir « Pour en savoir plus ») ;
- l'infection de la plaie, de par les nombreux germes dont les animaux sont porteurs (maladie des griffes du chat, pasteurellose, leptospirose, tétanos, staphylococcie) ;
- les préjudices esthétiques et psychologiques dus aux dilacérations des tissus, surtout au niveau facial.

Les signes inquiétants

- Une plaie délabrante.
- Une plaie large au niveau facial.
- Une hémorragie importante.
- Une morsure par une chauve-souris ou un chien errant.

POUR EN SAVOIR PLUS

• La rage

La rage est une maladie dont l'agent est un virus porté par une multitude d'animaux domestiques (en particulier les chiens) et sauvages (renards, rongeurs, petits carnivores, chauves-souris). Elle couvre la quasi-totalité du globe, sauf l'Australie. Le virus est détruit par la chaleur (15 minutes à 50 °C), l'eau de Javel, les antiseptiques iodés et les solutions savonneuses. Son danger vient de son penchant pour les tissus nerveux qu'il détruit dans 100 % des cas, provoquant le décès de la personne par atteinte cérébrale sévère.

La transmission de l'animal à l'homme s'effectue par la salive, le lait, les excréments, les sérosités et les tissus internes de l'animal. La morsure est le mode de transmission le plus fréquent, mais le léchage par l'animal (muqueuses, plaie), l'inhalation par l'homme d'urines (de chauve-souris) et l'ingestion de tissus contaminés sont aussi décrits.

Maladie incurable et mortelle, la rage peut être évitée avant qu'elle n'ait atteint le système nerveux grâce à un vaccin très efficace.

• Les Nouveaux Animaux de Compagnie (NAC)

Ce type d'animaux est de plus en plus fréquent en France. Les amateurs d'exotisme et de sensations fortes cherchent à assouvir leur passion en se procurant des espèces venimeuses, parfois mortelles, dont la variété des venins peut prendre au dépourvu la toxicologie française. En effet, les hôpitaux ne disposent pas d'une banque d'anti-venins suffisante et les sérums sont souvent importés en urgence d'autres pays.

La fuite de tels animaux hors de leur vivarium est toujours possible. Parmi les plus dangereux, on trouve les serpents (cobra, mamba, fer de lance...) capables d'envenimations redoutables ou d'attaques par constrictions *(Fig. 1)* (boas). Les arthropodes (grosses araignées, scorpions) peuvent infliger des morsures douloureuses se compliquant d'œdème important.

Enfin, certains poissons exotiques, comme la très belle rascasse volante *(Ptérois volitans)* ornant certains aquariums, possèdent un venin très douloureux dans leurs épines (son action est inhibée par une source de chaleur supérieure à 56 °C, appliquée directement sur la plaie).

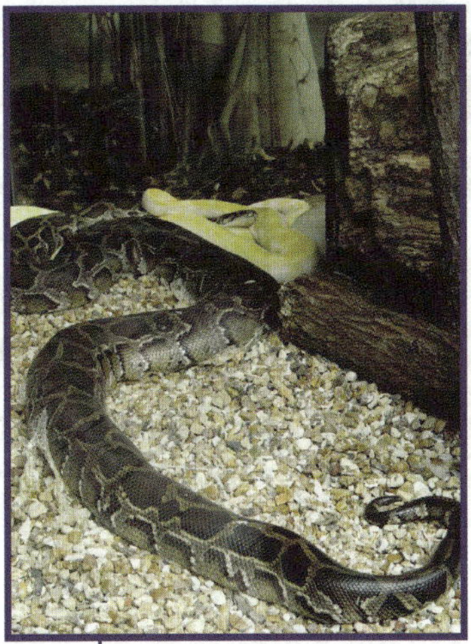

FIG. 1 | Python en vivarium

RÉAGISSEZ !

• Le risque vital doit être évalué rapidement en cas d'hémorragie importante. Si besoin, les gestes de secourisme appropriés seront nécessaires (voir chapitre « Plaies hémorragiques »). Heureusement, dans la majorité des cas, les plaies ne sont pas aussi sévères.

• Commencez le plus tôt possible à nettoyer la plaie, afin d'éviter la prolifération des microbes : la plaie doit être lavée à grande eau (eau + savon de Marseille, si possible) puis désinfectée par des antiseptiques type Betadine®, Amukine® (ou eau de Javel diluée au 1/10°) ou Mercryl®. Elle sera enveloppée par la suite dans un linge propre.

• Emmenez l'enfant au service d'urgences le plus proche : les plaies ne seront généralement pas suturées avant 24 heures afin de mieux contrôler l'infection. Il sera mis sous antibiotiques et sa vaccination contre le tétanos sera vérifiée.

• Si l'enfant a été mordu par un animal susceptible de lui transmettre la rage, il doit être impérativement adressé à un centre anti-rabique (centre contre la rage) dans les 48 heures : en fonction des circonstances et du statut vaccinal de l'animal mordeur (vacciné ou non contre la rage, animal introuvable), le médecin spécialiste prendra la décision de vacciner ou non l'enfant contre la rage.

• Que faire de l'animal mordeur :

– dans le cas d'un animal domestique : il doit être amené à un vétérinaire qui décidera de la conduite à tenir et de l'éventuelle mise en observation de l'animal. Cet examen est obligatoire et aux frais du propriétaire. En cas de refus de sa part, l'intervention de la gendar-

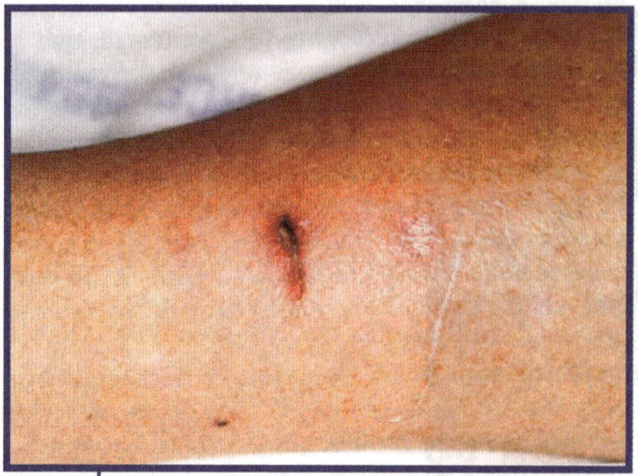

FIG. 2 | Griffure de chat avec œdème et plaie inflammatoire

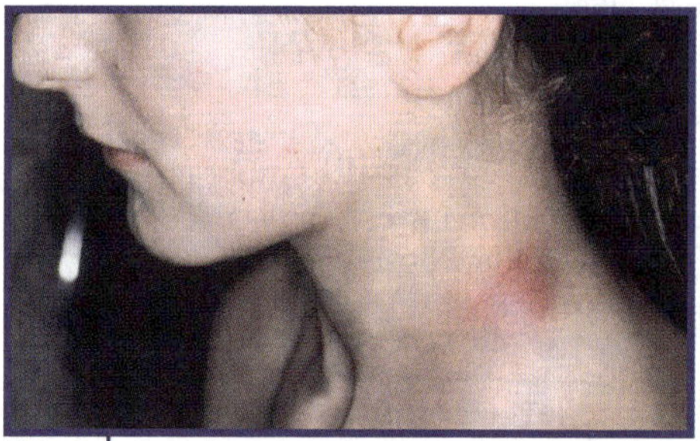

FIG. 3 | Ganglion dans le cadre de la maladie des griffes du chat

merie peut être sollicitée. Par la suite, deux autres examens seront nécessaires à une semaine d'intervalle ;

– dans le cas d'un animal errant : il doit être, si possible, capturé et adressé à un service vétérinaire. Pour cela, la mairie ou les sapeurs-pompiers doivent être contactés.

• **Dans le cas d'une griffure par un chat,** il faut veiller à désinfecter correctement la plaie et à la surveiller dans les heures et les jours qui suivent. L'apparition d'un œdème s'étendant autour de la plaie *(Fig. 2)*, ainsi que de ganglions à la racine des membres *(Fig. 3)*, doit en effet faire suspecter l'inoculation de germes (maladie des griffes du chat) et amener à consulter un médecin.

• Dans le cas de morsure par des rats ou des lapins, il faut surveiller l'apparition de fièvre et de surinfection au niveau de la plaie, signant la contamination par des germes. Ces derniers sont la plupart du temps détruits par la pénicilline.

ÉVITEZ L'ACCIDENT

• Ne dérangez pas un chien qui dort ou qui mange, de même pour les chats.

• Ne laissez pas un enfant seul avec un gros chien.

• Veillez à ce que l'enfant ne touche pas un chien ou un chat inconnu et qu'il n'expose pas son visage à portée de crocs ou de griffes. De même, veillez à ce qu'il ne s'interpose pas dans un combat de chiens ou de chats.

• Méfiez-vous des petits chiens qui sont souvent plus agressifs que les gros.

• En présence d'une chauve-souris blessée, évitez de la manipuler et contactez le service vétérinaire départemental. Il en va de même pour une chauve-souris morte. Dans tous les cas, si la manipulation est indispensable, les mains doivent être munies de gants épais.

• Enfin, une vaccination contre la rage est recommandée pour les professionnels manipulant des animaux d'origine non contrôlée et non vaccinés.

TRUCS/ASTUCES/INFOS DIVERSES

Les morsures humaines (fréquentes entre enfants !) ne sont pas à négliger, car elles véhiculent elles aussi des germes pouvant provoquer une infection de la plaie. Celle-ci doit donc dans tous les cas être désinfectée et les vaccinations de l'enfant vérifiées. Une consultation médicale peut s'avérer nécessaire si la morsure est importante.

RETENEZ L'ESSENTIEL

- Les morsures de chien exposent l'enfant à un risque infectieux important (y compris la rage) ainsi qu'à des conséquences esthétiques.
- La morsure engage la responsabilité du propriétaire de l'animal.
- Les chats peuvent transmettre par leur griffure des germes susceptibles de provoquer une infection.

VOIR AUSSI

Plaies hémorragiques (page 189)
Agressions par animaux marins (page 245)
Morsures de serpents (page 251)

Le cas de Victoria : *Après avoir désinfecté la plaie soigneusement, vous devrez emmener Victoria vers un service d'urgences. La plaie sera examinée et, si nécessaire, suturée secondairement. Après l'avoir mise sous antibiotiques, le médecin vous proposera une consultation dans les 48 heures à un centre anti-rabique, d'autant plus si l'animal mordeur est un chien errant. Concernant cet animal, vous devrez signaler sa présence aux autorités locales pour une éventuelle capture.*

SCÉNARIO

BRÛLURES

Émilie, 2 ans et demi, joue depuis un bon moment dans la cuisine alors que vous préparez le repas. Le manche de la casserole où l'eau est en train de bouillir dépasse du plan de travail et Émilie le saisit subitement. Toute l'eau se renverse sur elle...

À SAVOIR

Il s'agit d'un accident fréquent, surtout vers l'âge de 18 mois (acquisition de la marche, désir de découverte).

Les brûlures domestiques sont de loin les plus fréquentes : bains trop chauds, aspersion d'eau bouillante dans la cuisine, porte de four très chaude, plaques chauffantes, accident de barbecue, jeux avec des allumettes, etc.

Les signes inquiétants

- Une étendue des brûlures supérieure à 5 % de la surface corporelle d'un nourrisson.
- Une étendue des brûlures supérieure à 10 % de la surface corporelle d'un enfant (1 % correspond approximativement à la surface de la paume de la main).
- Une brûlure circulaire autour d'un membre.
- Une brûlure au niveau de la face, des mains, des pieds ou d'un orifice.
- Une brûlure oculaire.
- Une brûlure secondaire à une incendie ou à un accident électrique.
- Une brûlure secondaire à une maltraitance sur enfant.

POUR EN SAVOIR PLUS

Suivant la couche atteinte de la peau, la profondeur de la brûlure est définie par trois degrés :

- **1er degré** : la peau est rouge (érythème) et douloureuse. C'est le classique coup de soleil ;
- **2e degré** : la peau est couverte de cloques (phlyctènes) associées à des abrasions. Les lésions sont douloureuses et suintantes ;
- **3e degré** : la peau est détruite. La lésion a un aspect cireux, marron, voire carbonisé. Elle est généralement non douloureuse.

RÉAGISSEZ !

- Vous devez immédiatement, sans céder à la panique, placer la zone brûlée **sous de l'eau à 15 °C, pendant 15 minutes**, en laissant ruisseler abondamment l'eau tout autour de la plaie. Ce geste est important car il soulage l'enfant et limite l'extension de la brûlure.
- Si l'enfant porte des vêtements, enlevez-les lui doucement en faisant couler de l'eau dessus. Si les fibres sont collées à la plaie (en particulier les fibres synthétiques), **ne tirez jamais dessus** et laissez-les en place (problème de cicatrisation par la suite).
- **Appelez le SAMU** (15) qui vous indiquera la conduite à tenir en fonction du type de brûlure.
- Pour le transport, vous pourrez recouvrir les brûlures d'un linge propre (draps).
- Ne tentez pas de percer les cloques. Ce geste sera du ressort de l'équipe soignante.
- N'appliquez pas de biogaze, contre-indiquée chez l'enfant de moins de 8 ans.
- Dans le cas de brûlures par un produit chimique, rincez abondamment et longtemps. Essayez d'enlever le plus de vêtements possible, imprégnés du produit. Dans le cas d'une projection dans l'œil, il faut également rincer abondamment et consulter rapidement un ophtalmologiste.
- Les brûlures par le soleil sont développées dans le chapitre correspondant.
- Votre enfant devra être hospitalisé s'il présente au moins un des signes de gravité décrits plus haut.
- Dans le cas de brûlures minimes (simple rougeur, peu étendue), le refroidissement à l'eau est toujours de mise. Vous pouvez appliquer

à la suite des crèmes spéciales brûlures type Biafine® ou Flammazine®. Si l'évolution n'est pas bonne (apparition de cloques, extension de la brûlure), n'hésitez pas à consulter un médecin.

ÉVITEZ L'ACCIDENT

Sont décrites ci-dessous les mesures essentielles pour prévenir d'éventuels drames.

- Ne laissez jamais un jeune enfant seul à la maison.
- Lors de la préparation des repas, veillez à ce que les enfants ne jouent pas autour de vous. Ne laissez jamais le manche des casseroles dépasser du plan de travail. Utilisez en premier lieu les plaques du fond plutôt que celles du devant.
- Vérifiez toujours la température du bain grâce à un thermomètre et votre propre main avant d'y plonger l'enfant.
- Éloignez les enfants de la porte d'un four en marche. Il existe dans le commerce des systèmes protecteurs.
- Ne laissez jamais des enfants jouer autour d'un barbecue.
- Éloignez les enfants de la porte des inserts de cheminée.
- Rangez hors de portée tous les produits inflammables (allumettes, briquet, allume-feu).
- Vérifiez la température des biberons sortis du micro-onde (chauffage hétérogène responsable de brûlure de la bouche).
- Faites vérifier votre installation électrique ainsi que votre chauffage.

RETENEZ L'ESSENTIEL

- Toute brûlure doit être refroidie immédiatement avec de l'eau à 15 °C, pendant 15 minutes.
- Contactez très rapidement le SAMU (15) en présence de signes de gravité.
- La prévention est essentielle pour éviter de tels accidents.

VOIR AUSSI

Coup de chaleur (page 275)
Coups de soleil (page 271)
Électrisation (page 267)
Calmer la douleur chez l'enfant (page 315)
Annexe 1 : prévention des accidents domestiques (page 335)

Le cas d'Émilie : *Il faut immédiatement laver à grande eau (15 °C) toutes les zones ayant été touchées par l'eau bouillante. N'hésitez pas à prolonger cette aspersion (15 minutes) malgré les pleurs de l'enfant. Otez-lui tous les vêtements en contact avec les brûlures et notez les zones brûlées. Appelez rapidement le SAMU (15) s'il existe des signes de gravité. En attendant les secours, rassurez Émilie et enveloppez les parties touchées dans un linge propre.*

SCÉNARIO

ÉLECTRISATION

Georges-Alain, 5 ans, essaie d'extirper, grâce à un tournevis, un morceau de pâte à modeler introduit malencontreusement dans une prise de courant. Au bout de trois tentatives infructueuses, Georges-Alain reçoit une vive décharge électrique. Il pleure instantanément et vous arrivez
à ce moment...

À SAVOIR

À la maison, les enfants sont les plus exposés à ce genre d'accident, en particulier au niveau de la salle de bains (combinaison eau/électricité/pieds nus).

Attirés par les prises de courant, les petits y introduisent toutes sortes d'objets (trombone, tournevis, fourchette, doigt...) et se font électriser (l'électrocution correspond aux cas mortels !).

Ces accidents électriques chez l'enfant sont rares mais peuvent vite tourner au drame.

Plusieurs facteurs déterminent la gravité de l'accident :

- l'intensité (en ampères) et la tension (en volts) : plus elles sont puissantes, plus le risque est élevé ;
- le type du courant : l'alternatif (AC), comme celui du courant domestique, est plus dangereux que le continu (DC) ;
- la durée du contact : plus elle est prolongée, plus les dégâts sont importants ;
- le trajet du courant à l'intérieur du corps de l'enfant, suivant qu'il passe ou non par des organes nobles (cerveau, cœur, organes digestifs...). **De ce fait, les lésions internes sont souvent plus importantes que ne le laissent supposer les brûlures cutanées.**

En fonction de ces facteurs, l'accident peut aller de la simple « châtaigne » à l'arrêt cardio-respiratoire.

Les conséquences d'un tel contact sont multiples, les deux principales étant l'arrêt cardiaque par choc électrique et la brûlure par effet Joule. À cela peuvent s'ajouter des fractures (par contractures musculaires violentes), des troubles du rythme cardiaque et des troubles de la conscience.

Les signes inquiétants

- L'enfant ne respire plus.
- L'enfant est inconscient.
- L'enfant présente des brûlures importantes.
- L'enfant a eu une perte de connaissance.

RÉAGISSEZ !

- En premier lieu, vous devez soustraire l'enfant le plus rapidement possible à l'emprise du courant électrique : soit vous coupez le courant directement au compteur (si cela est faisable rapidement), soit, en dernier recours, vous tirez l'enfant, sans le toucher directement, grâce à un objet non conducteur (vêtement sec, serviette, morceau de bois ou de plastique). Prévoyez, dans la mesure du possible, un matelas ou équivalent, afin d'éviter un traumatisme lors de la chute.
- **ATTENTION** : protégez-vous et isolez-vous du courant, en particulier si l'incident se passe dans la salle de bains sur sol mouillé (conduction maximale). Munissez-vous de semelles en caoutchouc ou d'un tapis en plastique !
- Puis, vérifiez immédiatement sa respiration. En cas d'arrêt respiratoire, pratiquez immédiatement les manœuvres de réanimation (voir chapitre « Arrêt cardio-respiratoire ») tout en faisant alerter les secours médicaux (composez le 15).
- Si l'enfant respire mais est inconscient, placez-le en position latérale de sécurité en attendant les secours.
- Mobilisez-le en essayant de respecter la rectitude de sa colonne vertébrale (voir chapitre « Traumatismes de la colonne vertébrale ») car d'éventuelles fractures peuvent être présentes.
- En présence de brûlures, appliquez de l'eau froide pendant 15 minutes et enveloppez-les dans un linge propre (voir chapitre « Brûlures »).
- Faites toujours examiner par un médecin un enfant allant bien en apparence, car des lésions internes peuvent résulter du passage du courant (troubles cardiaques, brûlures en profondeur...).

ÉVITEZ L'ACCIDENT

- La mesure immédiate lorsque vous avez un enfant à la maison est d'acheter des cache-prises qui viendront obturer toutes les prises libres.
- Ayez une installation électrique aux normes (en particulier un disjoncteur différentiel à haute sensibilité qui coupera le courant en cas de surtension).
- Achetez du matériel électrique aux normes (sigle NF).
- N'employez pas d'appareils défectueux, de prises électriques rafisto-

lées, de rallonges et de prises multiples « en série », d'appareils aux fils dénudés.

• Fixez solidement au mur toutes les prises de courant.

• Par temps d'orage, ne vous abritez pas sous un arbre, dans une grotte, dans une cabine téléphonique. Ne courez pas. N'utilisez pas le téléphone (foudroiement fréquent), ni la douche.

RETENEZ L'ESSENTIEL

• Coupez immédiatement le courant si l'enfant est « collé » à la prise.

• En cas d'arrêt cardiaque, entreprenez le massage cardiaque et le bouche-à-bouche tout en faisant avertir le SAMU.

• Faites systématiquement examiner par un médecin un enfant, même bien portant, ayant reçu du courant.

TRUCS/ASTUCES/INFOS DIVERSES

Le courant domestique alternatif est (en France) de 220 V, celui du poisson torpille et du gymnote (anguille électrique) de 300 V, le courant continu d'une rame de métro est de 750 V, celui d'une ligne à haute tension de 400 000 V et celui de la foudre de 10 millions de volts.

VOIR AUSSI

Arrêt cardio-respiratoire (page 43)
Les 3 gestes à connaître (page 9)
Brûlures (page 263)
Traumatismes de la colonne vertébrale (page 167)
Annexe 1 : prévention des accidents domestiques (page 335)

Dans le cas de Georges-Alain, il faut :
– vous assurer immédiatement qu'il n'est plus en contact avec la prise de courant ;
– vérifier qu'il respire correctement, que son état de conscience est bon ;
– examiner en détail son corps à la recherche d'une brûlure électrique témoignant de son contact avec le courant et auquel cas, la passer sous l'eau froide ;
– le faire impérativement examiner par un médecin rapidement (d'autant que vous ignorez la durée de contact entre l'enfant et la prise) ;
– enfin, veillez, à l'avenir, à obturer toutes les prises grâce à des cache-prises et à surveiller de près Georges-Alain !

SCÉNARIO

COUPS DE SOLEIL

À la fin d'une journée de plage bien ensoleillée, Benoît, 7 ans, se plaint d'avoir chaud. Une heure plus tard, à la maison, vous constatez que tout son torse est rouge écarlate…

À SAVOIR

L'enfant, plus que quiconque, est exposé aux méfaits du soleil, car sa peau est plus fine que celle de l'adulte et n'est pas capable de produire assez de mélanine (le pigment du bronzage) pour protéger le corps des rayonnements.

Chaque individu dispose d'un « capital soleil », quantité déterminée d'ultraviolets que la peau peut « encaisser » au cours de la vie. Au-delà d'un certain seuil, les risques de survenue de cancers cutanés (mélanome malin) sont importants. Plus ce capital est entamé tôt, plus le risque se rapproche. Un enfant peut ainsi se retrouver à 18 ans avec un capital réduit de 70 %, suivant le nombre de surexpositions et de coups de soleil graves qu'il a reçus.

Il existe différents types de peau, ce que l'on appelle les phototypes, classés de 1 à 4. Le phototype 1 correspond à une peau laiteuse (comme chez les roux) et aura besoin d'une protection maximale alors que le phototype 4, correspondant à une peau très mate, nécessitant une protection moindre.

Outre les cancers de la peau et les brûlures induits par les rayonnements ultraviolets, le soleil peut avoir des effets nocifs sur les yeux (kératite, conjonctivite, cataracte), en particulier lorsque les lunettes sont de mauvaise qualité ou absente, ainsi que sur le système immunitaire à haute dose (sensibilité accrue aux infections).

Ceci dit, le soleil est indispensable à l'enfant, en particulier pour la synthèse de la vitamine D (lutte contre le rachitisme).

Les signes inquiétants

- Les coups de soleil sont importants.
- Les lésions comportent de nombreuses cloques (brûlure du second degré).

• L'enfant est fiévreux et vomit.
• L'enfant est confus ou somnolent (insolation, coup de chaleur).

POUR EN SAVOIR PLUS

• Le rayonnement solaire

– Les rayons du soleil sont constitués d'ondes électromagnétiques comprenant les rayons ultraviolets (en abrégé UV) au nombre de trois (A, B et C), les rayonnements visibles et les rayons infrarouges, source de chaleur. Les ultraviolets C (UVC) sont mortels et sont stoppés par la couche d'ozone. Les ultraviolets B (UVB) pénètrent dans l'épiderme où ils sont absorbés. En réponse, certaines cellules vont fabriquer un pigment, la mélanine, qui est responsable du bronzage progressif. Au-delà d'une certaine dose, la capacité d'absorption de la peau est dépassée, les cellules se détruisent et c'est le coup de soleil. À terme, l'accumulation de ces agressions induit des cancers de la peau.

– Les ultraviolets A (UVA) pénètrent plus profondément. La peau s'épaissit en réaction et provoque, à terme, un vieillissement du derme. Ils sont responsables du bronzage rapide et ce sont eux qui sont utilisés dans les salons de bronzage.

• Les indices de protection et les crèmes solaires

Pour le consommateur, les indices de protection, les coefficients protecteurs, l'indice UV, représentent un ensemble confus dont il est difficile de cerner la réelle efficacité sur la peau. Bien que dans divers pays on observe une prolifération de ces échelles de protection, il est important de connaître certaines règles afin de bien choisir la crème adaptée à votre enfant.

– *L'index UV*: il exprime l'intensité du rayonnement solaire ultraviolet pour une journée donnée. Il y a 5 paliers d'intensité: faible (1,2), modérée (3,4), élevée (5,6), très fort (7,8) et extrême (9 et +). Pour un indice UV faible, il faudra plus d'une heure pour qu'une peau sensible (donc les enfants) sans protection reçoive le premier coup de soleil. Pour un indice UV extrême (montagne, été), il faudra moins de 15 minutes. Cet indice est souvent inclus dans le bulletin météo quotidien.

– *IPS (Indice de Protection Solaire), CPS (Coefficient de Protection Solaire), SPF (Sun Protecting Factor), FPS (Facteur de Protection Solaire)*: ces mentions figurent sur les produits solaires. Ils correspondent à la force du filtre solaire. Un indice 2 arrête 50 % des ultraviolets, un indice 20 en stoppe 94 %, un indice 60, 98 %. L'appellation « écran total » est donc souvent trompeuse car aucune

•••

crème ne stoppe complètement les radiations solaires. Il en est de même pour les produits dits « waterproof-résistant à l'eau », qui nécessitent une deuxième application à la sortie de l'eau pour rester efficace. Il faut garder à l'esprit que la peau met 3 jours pour s'acclimater aux bains de soleil et que, durant cette période, la protection doit être maximale.

RÉAGISSEZ !

- S'il s'agit d'un coup de soleil banal et peu étendu, faites prendre à l'enfant une douche rafraîchissante.
- Appliquez sur les brûlures une crème adaptée (Biafine®, Flammazine®). Ne percez pas les phlyctènes (ampoules).
- Donnez-lui à boire abondamment pour le réhydrater et éventuellement un antalgique de type paracétamol.
- Les jours suivants, évitez-lui le soleil et appliquez-lui un écran total.
- Appelez un médecin s'il existe des signes inquiétants.

ÉVITEZ LE PROBLÈME

- Avant 1 an, l'enfant ne doit pas être exposé directement au soleil.
- Évitez les heures où le soleil est le plus dangereux (11 h-15 h).
- Ne laissez pas longtemps les enfants nus ou en maillot de bain. Couvrez-les d'un tee-shirt en coton qui protégera leurs épaules, leur dos et leur cou. Prévoyez de même un chapeau de couleur clair à bords larges.
- Équipez leurs yeux de lunettes de soleil efficaces (verres filtrants).
- Appliquez régulièrement (plusieurs fois par jour) sur les parties exposées une crème de très haute protection (indice 20 au moins), surtout pour les enfants de moins de 3 ans et ceux à la peau claire.
- Méfiez-vous de la réflexion par le sol (neige, surface de l'eau, sable).
- Trois facteurs peuvent influencer la transmission des UV :

– l'humidité : un vêtement mouillé arrête moins les UV qu'un vêtement sec ;

– la couleur : une couleur foncée protège contre les UV, une couleur claire protège contre les infrarouges ;

– le tissage du vêtement : une meilleure protection est assurée par la serge de coton (jeans), la soie et le satin.

RETENEZ L'ESSENTIEL

- Le meilleur traitement des coups de soleil reste la prévention (crèmes, vêtements, chapeau, lunettes).
- Une exposition irraisonnée au soleil entraîne un risque de cancer de la peau.
- Le but des lotions solaires n'est pas d'augmenter les heures d'exposition mais de permettre des vacances sans risques.

VOIR AUSSI

Coup de chaleur (page 275)
Fièvre (page 21)
Annexe 4 : enfant et voyage (page 345)

Le cas de Benoît : *Faites-lui prendre une douche rafraîchissante. Prenez-lui la température. Appliquez une crème adaptée sur toutes les zones touchées, en couche abondante. Vérifiez l'absence de signes inquiétants. Contactez un médecin si nécessaire. Prévoyez pour les jours suivants des activités à l'ombre et une crème à indice élevé.*

SCÉNARIO

COUP DE CHALEUR

Vous venez d'arriver en Égypte où le mois d'août est particulièrement chaud. Odile, 4 ans, semble mal supporter la chaleur. En route pour une excursion, elle se plaint d'être très fatiguée et nauséeuse. Sa peau est rouge et très chaude...

À SAVOIR

Le coup de chaleur résulte d'une exposition à une atmosphère très chaude. L'exposition directe au soleil n'est pas nécessaire pour déclencher les troubles. L'accident peut très bien survenir en hiver dans une pièce surchauffée. Les jeunes enfants y sont particulièrement exposés et le risque de déshydratation reste majeur. Le coup de chaleur est parfois provoqué par une négligence (nourrisson laissé seul dans une voiture fermée en plein soleil !).

Au cours de cette pathologie, les mécanismes de régulation permettant d'éliminer la chaleur corporelle sont dépassés. L'enfant devient alors une véritable « cocotte-minute », incapable de transpirer et donc de refroidir son corps. Si rien n'est entrepris rapidement, la situation va vite se dégrader et entraîner la mort.

Des circonstances favorisent cet accident comme une atmosphère saturée en humidité, l'exercice physique intense, le manque d'hydratation, l'absence d'acclimatation dans un pays tropical. Certains sujets sont plus sensibles que d'autres au coup de chaleur.

Les premiers signes inquiétants

- Maux de tête.
- Vertiges.
- Fatigue.
- Peau très chaude, d'abord couverte de sueurs puis sèche.
- Température élevée.

Puis :

- Une température supérieure à 40 °C.
- Un pouls rapide.
- Des troubles de la conscience puis un coma.

POUR EN SAVOIR PLUS
Coup de chaleur ou insolation ?

L'insolation résulte de l'exposition directe et prolongée au soleil de la tête et la nuque. L'enfant ressent une impression de chaleur au niveau du visage et de la nuque, suivie de maux de tête, de vertiges, de nausées et une grande fatigue générale.

Le traitement consiste à soustraire bien entendu l'enfant du soleil, à le rafraîchir, à le placer dans un endroit très ventilé et à l'hydrater abondamment. Un médicament à base de paracétamol peut être nécessaire pour calmer une éventuelle fièvre ou la sensation de cuisson.

La prévention consiste au port de chapeau englobant la nuque et à éviter l'exposition aux heures de fortes chaleurs.

RÉAGISSEZ !

- Vous devez à tout prix soustraire l'enfant de l'atmosphère chaude. Cela sous-entend de l'allonger dans une pièce fraîche, à l'abri du soleil et si possible bien ventilée.
- Déshabillez-le entièrement et ventilez l'air autour de lui avec les moyens du bord (journal, ventilateur, courant d'air) afin de favoriser l'évacuation de chaleur (phénomène de convection).
- Si vous disposez d'un thermomètre, prenez-lui la température.
- Enveloppez-le de draps humides, régulièrement arrosés avec de l'eau fraîche (non glacée !) afin d'augmenter l'échange de chaleur avec l'extérieur (phénomène de conduction). Placez également des vessies de glace de chaque côté du cou et aux plis des aines. La baisse de la température doit être progressive.
- Pour les nourrissons, un bain d'eau plutôt tiède est conseillé.
- Si son état de conscience le permet, faites-lui boire de l'eau fraîche non glacée, associée avec une dose de paracétamol en fonction de son poids (Doliprane®, Efferalgan®, Dafalgan®).
- Si l'enfant est semi-conscient ou inconscient, placez-le en position latérale de sécurité.
- Contactez rapidement les secours médicaux (SAMU).

ÉVITEZ L'ACCIDENT

• Assurez une hydratation suffisante des nourrissons et des enfants, surtout en saison chaude et en cas d'exercice physique.

• N'exposez jamais un nourrisson (0-1 an) en plein soleil. Sur la plage, laissez-le en permanence à l'ombre, dans un endroit ventilé et proposez-lui régulièrement des boissons.

• Ne couvrez pas trop les enfants et faites-leur garder leur chapeau (de couleur claire) en plein soleil.

• Ne les laissez pas trop longtemps exposés au soleil et évitez les heures chaudes (11 h-15 h).

• Ne laissez jamais un enfant seul dans une voiture au soleil, même en plein hiver.

• Lors de voyages en pays tropical, adaptez progressivement l'enfant (et vous-même !) au climat local et prévoyez le nécessaire pour l'hydratation et le rafraîchissement.

RETENEZ L'ESSENTIEL

• En cas de coup de chaleur, la priorité est de refroidir l'enfant par tous les moyens (déshabillage, ventilation, aspersion d'eau, boissons).

• C'est une pathologie potentiellement fatale nécessitant le recours au SAMU.

• Des mesures préventives simples permettent d'éviter le pire.

VOIR AUSSI

Coups de soleil (page 271)
Fièvre (page 21)
Les 3 gestes à connaître (page 9)
Diarrhées (paragraphe « réhydratation ») (page 95)
Annexe 4 : enfant et voyage (page 345)

Le cas d'Odile : *Cette petite fille débute manifestement un coup de chaleur. L'atmosphère chaude, le manque d'acclimatation et le transport en voiture sont à l'origine des troubles.*
Il ne faut surtout pas attendre la fin de l'excursion pour réagir. Vous devez vous arrêter dès que possible et mettre Odile dans un endroit frais et ventilé, à l'abri du soleil bien entendu. Tout en prévenant les secours médicaux ou un moyen de rapatriement adapté, vous mettrez en œuvre toutes les mesures nécessaires afin de faire baisser sa température (déshabillage, ventilation, aspersion d'eau fraîche, boissons fraîches abondantes, paracétamol si disponible).

SCÉNARIO

GELURES – HYPOTHERMIE

Clément, 7 ans, est en randonnée avec vous dans la neige. Le temps est au beau fixe mais Clément se plaint au bout de deux heures de marche d'avoir les pieds gelés. Après avoir ôté ses chaussures, vous constatez que ses orteils sont effectivement froids et engourdis...

À SAVOIR

Les enfants sont physiologiquement plus vulnérables que les adultes au froid (rapport surface corporelle/poids plus grand que chez l'adulte).

Le contact prolongé avec l'eau (baignade, neige, pluie), les expositions au froid, l'insuffisance de vêtements pour les nourrissons lors des sorties, peuvent conduire à des situations d'hypothermie.

Les difficultés verbales à communiquer pour les plus petits ainsi que l'absence de chaleur produite par leur activité physique expliquent certaines hypothermies chez les nourrissons.

D'autres facteurs entrent en ligne de compte comme le vent pénétrant, les vêtements mouillés (transpiration, pluie, eau), la fatigue (les enfants sont moins endurants que les adultes), certains médicaments (antipyrétiques).

Certains signes doivent alerter l'adulte accompagnant, qui ne doit jamais se considérer comme point de référence pour juger si l'enfant a froid ou non : frissons, pleurs, agitation, changement de couleur de la peau.

L'hypothermie sévère (en dessous de 32 °C) est une pathologie grave pouvant mener au décès de l'enfant.

Lors des expositions prolongées ou des marches dans le froid, des gelures peuvent apparaître. Leur particularité est de survenir à l'insu de la victime (enfant comme adulte) : l'extrémité touchée commence par être engourdie puis devient froide et insensible. La peau est d'abord blanche puis devient, au fur et à mesure de la gravité de la gelure, de plus en plus violacée. Les gelures constituent de véritables « brûlures » au froid dont la profondeur augmente avec la gravité.

Les signes inquiétants

- Somnolence voire coma.
- Marbrures sur la peau, coloration bleutée (cyanose).

- Respiration accélérée.
- Température en-dessous de 32 °C
- Extrémités froides, insensibles et violacées.

RÉAGISSEZ !

- Dès les premiers signes de refroidissement, vous devez mettre l'enfant au chaud, dans un endroit à l'abri du vent et des courants d'air. Prenez-lui si possible la température.
- Retirez-lui rapidement tous ses vêtements humides (y compris la couche chez un bébé) et couvrez-le avec des vêtements secs ainsi qu'une couverture.
- Montez la température de la pièce (radiateurs, cheminée).
- Donnez-lui des boissons chaudes en abondance (réchauffement + réhydratation) voire des aliments chauds.
- Prévenez le Samu (15) en présence de signes inquiétants.
- **En présence d'une main ou d'un pied gelé :**

– si le refroidissement est mineur, soufflez sur la partie gelée (air chaud) puis placez-la contre une partie chaude de votre corps (aisselle, entrecuisse). Ne la frottez pas. Libérez les membres de tout vêtement trop serré. Ne remettez pas un pied gelé dans une chaussure ;

– si le refroidissement est plus important, plongez la partie gelée dans de l'eau tiède (40 °C) pendant une heure. Consultez rapidement un médecin.

ÉVITEZ L'ACCIDENT

- Protégez un nourrisson (0-1 an) par des vêtements chauds (sans excès) lors des sorties extérieures. Ne l'emmenez pas à plus de 2000 m d'altitude (mauvaise tolérance respiratoire).
- Lors de balades dans la neige et le froid, n'imposez pas à un enfant des marches longues et difficiles, hydratez-le régulièrement et vérifiez l'apparition de signes de fatigue ou de refroidissement. Equipez-le avec des vêtements adaptés (préférer plusieurs couches minces à une couche unique, assurez-vous que la couche supérieure protège du vent et de l'eau, optez pour des vêtements en une pièce, enveloppant la tête et le cou, n'entravant pas la circulation sanguine, sans partie métallique en contact direct avec la peau).
- De même, vérifiez que la zone de votre randonnée comporte des endroits de replis (chalets, refuges) propices à une sortie avec un enfant.
- Vérifiez régulièrement l'état et le confort d'un enfant en bas âge lors

d'une sortie en atmosphère froide. Changez-le régulièrement de position. Évitez le porte-bébé.

• Évitez les bains prolongés en eau fraîche.

• Enseignez le plus tôt possible aux enfants à reconnaître les signes de refroidissement et à les signaler.

RETENEZ L'ESSENTIEL

• L'enfant est plus exposé que l'adulte à l'hypothermie qui, si elle est sévère, peut mettre sa vie en danger.

• Les gelures réalisent de véritables « brûlures » au froid qui doivent être traitées rapidement par des bains d'eau tiède.

• Les premières mesures sont l'ablation des vêtements humides, le réchauffement et l'appel des secours médicaux en cas de signes inquiétants.

Le cas de Clément : *La randonnée doit s'arrêter immédiatement car Clément présente un début de gelure. Ses chaussures, ainsi que ses chaussettes, ne doivent pas être remises et ses pieds, après avoir été réchauffés par chaleur corporelle, doivent être enveloppés dans un linge chaud et isolant. Vous devez le porter jusqu'à la voiture puis vous poursuivrez le réchauffement à votre domicile par un bain d'eau tiède pendant une heure tout en réhydratant Clément grâce à des boissons chaudes. Si des signes vous paraissent inquiétants (pieds toujours froids, insensibles, décolorés), n'hésitez pas à contacter un médecin.*

S C É N A R I O

HYDROCUTION – NOYADE

En plein mois d'août, vous êtes sur une plage bondée lorsque votre regard est attiré vers un enfant de 3 ans en train de faire des pâtés de sable au bord de l'eau. Ses parents sont affairés à planter le parasol et ne le surveillent plus. Brusquement, une vague déséquilibre l'enfant et l'entraîne un mètre en avant. Sa tête est maintenant sous l'eau et le bambin essaye de se débattre sans avoir réellement pied...

À SAVOIR

La noyade est malheureusement un accident fréquent chez l'enfant. Beaucoup surviennent dans les piscines privées.

Indépendamment de la quantité d'eau inhalée (qui peut être faible), les conséquences dramatiques font suite à l'arrêt cardiaque et au manque d'oxygénation du cerveau qui en découle.

La noyade peut aller de la « grosse tasse » (ce que l'on appelle l'aqua-stress), sans conséquence, à la grande détresse respiratoire suivie de l'arrêt cardiaque.

Elle comporte 5 phases *(Fig. 1)* :

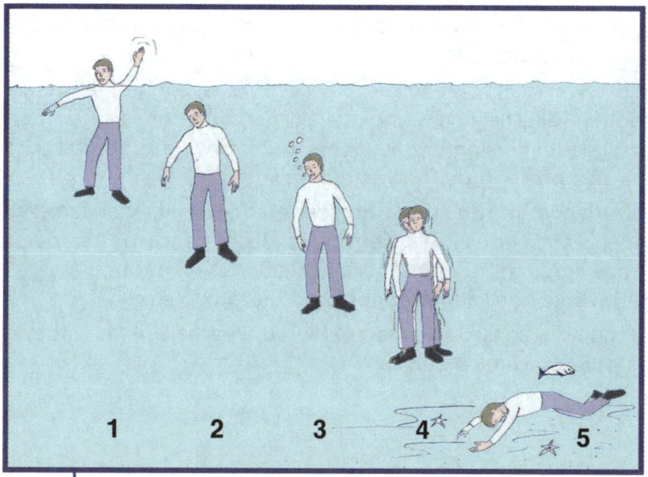

FIG. 1 | Phases de la noyade

• 1. une phase d'agitation et d'appel à l'aide en surface (absente chez le nourrisson et le tout petit enfant),
• 2. la victime coule, avec arrivée de l'eau au niveau du larynx provoquant un spasme réflexe obstruant les voies respiratoires,
• 3. une à deux minutes plus tard, la victime reprend sa respiration et inonde ses poumons,
• 4. peuvent s'ensuivre des convulsions par anoxie cérébrale,
• 5. puis l'arrêt cardio-respiratoire et la mort.

Il faut savoir que l'hypothermie joue un rôle protecteur au niveau cérébral. De fait, le noyé en eau froide aura plus de chances de survie que le noyé en eau plus chaude. **La réanimation cardio-pulmonaire devra donc être prolongée le plus longtemps possible.**

POUR EN SAVOIR PLUS
L'hydrocution

Accident rare mais de triste réputation, ce terme désigne un choc thermodifférentiel : lors d'un contact brutal avec l'eau froide (douche, plongeon, baignade brusque) à la suite d'une exposition à la chaleur (bain de soleil, sauna), la différence de température entre la peau et l'eau provoque une dilatation intense des vaisseaux sanguins (vasodilatation) pouvant entraîner un désamorçage de la pompe cardiaque. Par voie de conséquence, ce type de malaise débouche soit sur une syncope, soit sur un arrêt cardio-respiratoire qui, dans l'eau, se solde par la noyade. Il est à noter que la syncope peut également survenir à terre, à la sortie de l'eau.

Qu'en est-il des fameuses 3 heures d'attente entre la fin du repas et la baignade ?

S'il est vrai que la température corporelle augmente durant la digestion, elle ne contre-indique en rien la baignade. Par contre, lors d'une immersion brutale dans l'eau froide, le risque d'hydrocution, déjà présent, peut en être augmenté.

La prudence impose donc de rentrer dans l'eau doucement, en s'aspergeant la peau afin de réduire la différence de température entre le corps et le liquide, surtout si l'on est en début d'après-midi sous un soleil de plomb et après un repas copieux !

À la moindre sensation désagréable ou anormale, il faut stopper le bain et le reporter à plus tard.

RÉAGISSEZ !

• **Si l'enfant est en arrêt cardio-respiratoire**, procédez immédiatement aux manœuvres de réanimation (voir chapitres « Arrêt cardio-respiratoire », « Les 3 gestes à connaître »).

• Dans le même temps, faites prévenir le SAMU. Poursuivez la réanimation jusqu'à l'arrivée des secours.

• **Si l'enfant est conscient mais présente des difficultés respiratoires,** placez-le en position latérale de sécurité et basculez prudemment sa tête en arrière, de manière à lui dégager les voies aériennes.

• Faites-lui respirer de l'oxygène s'il y en a de disponible au poste de secours de la plage.

• Appelez le SAMU immédiatement.

• Luttez contre l'hypothermie en ôtant les vêtements mouillés de l'enfant et en le couvrant grâce à une couverture.

• Rassurez-le en maintenant un contact verbal avec lui.

• Quel que soit son état de conscience et son état respiratoire, un enfant victime de noyade doit être conduit à l'hôpital sous surveillance médicale (SAMU).

ÉVITEZ L'ACCIDENT

• **Pour l'hydrocution :**

– ne faites pas se baigner les enfants dans une eau dont la température est inférieure à 20 °C ;

– interdisez-leur le plongeon, surtout après une exposition prolongée au soleil. Privilégiez l'entrée dans l'eau de manière progressive. De même, évitez aux enfants les entrées et sorties successives en dehors de l'eau avec exposition alternée ombre/courant d'air/plein soleil ;

– faites immédiatement évacuer de l'eau tout enfant percevant des sensations désagréables ;

– préférez les bains vers 16-17 h (eau plus chaude, digestion terminée) à ceux du début d'après-midi (différences thermiques plus importantes) ;

– soyez prudent avec des enfants présentant des affections allergiques ou des maladies s'accompagnant de syncopes (facteurs prédisposant à l'hydrocution).

• **Pour la noyade :**

– en présence d'eau (baignoire, petit bassin, piscine, mer...), ne laissez jamais un enfant sans surveillance, même sachant nager. Ne le perdez jamais des yeux : 1 minute d'inattention suffit à engendrer un drame !

– utilisez des équipements adaptés pour le bain de bébé (tapis antidérapant, siège à ventouses...) ;

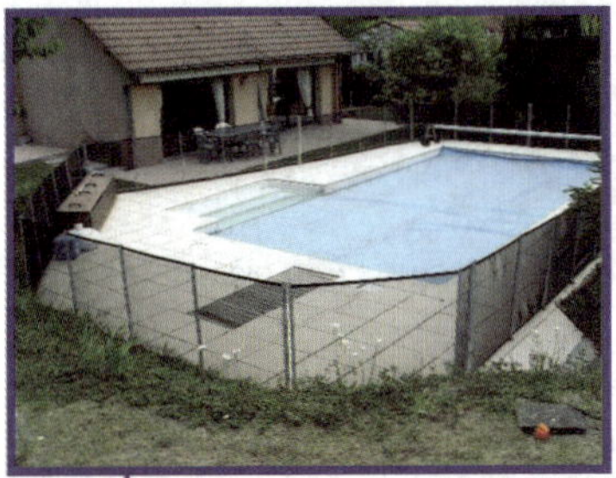

FIG. 2 | Système de clôture de piscine

– équipez votre piscine de système de sécurité *(Fig. 2)* (barrière de protection en grillage, fermée de manière hermétique en dehors des moments de baignade). Proscrivez les bâches non hermétiques recouvrant les piscines et sous lesquelles les enfants peuvent se noyer à l'insu de tous !

– munissez les enfants ne sachant pas nager de brassards ou de bouées. **ATTENTION** : cela ne dispense en aucun cas de la surveillance ;

– nagez dans une zone où le repli rapide vers la berge est possible, en cas de problème ;

– respectez les drapeaux signalétiques sur les plages (vert : absence de danger, orange : baignade dangereuse, rouge : baignade interdite) ;

– un enfant sur le pont d'un bateau doit être muni d'un gilet de sauvetage adapté à son âge ;

– apprenez à vos enfants à nager dès que possible (vers 5-6 ans).

RETENEZ L'ESSENTIEL

- Sachez pratiquer les gestes de réanimation en cas d'arrêt cardio-respiratoire et poursuivez-les jusqu'à l'arrivée des secours.
- Évitez aux enfants de rentrer dans l'eau froide brutalement, surtout après une exposition au soleil prolongée (prévention de l'hydrocution).
- En présence d'eau (baignoire, piscine, mer), surveillez à la seconde près les enfants, notamment ceux ne sachant pas nager.

VOIR AUSSI

Annexe 1 : prévention des accidents domestiques (page 335)
Arrêt cardio-respiratoire (page 43)
Les 3 gestes à connaître (page 9)

Dans le cas du jeune enfant, il faut :
- *le sortir immédiatement de l'eau ;*
- *vérifier sa respiration et pratiquer les premières manœuvres de réanimation si elle est absente ;*
- *le réchauffer et le placer en position latérale de sécurité s'il est inconscient ;*
- *faire prévenir les secours médicaux ;*
- *dans le cas d'une « grosse tasse », il faudra rassurer l'enfant et veiller dorénavant à le surveiller davantage !*

SCÉNARIO

PIQÛRE PAR SERINGUE USAGÉE

Adeline, 4 ans, est en vacances sur une plage du littoral. Un matin, alors qu'elle joue dans le sable, une seringue usagée à demi enfouie lui pique le bout du doigt...

À SAVOIR

Les piqûres par seringues souillées sont rares. Elles sont surtout le fait de celles laissées par les toxicomanes, beaucoup plus rarement celles des déchets hospitaliers.

La crainte majeure dans ce genre d'accident est, bien entendu, le risque de transmission virale avec en premier lieu le virus du SIDA.

Les principales maladies transmissibles par ce biais sont :

- le SIDA ;
- l'hépatite B ;
- l'hépatite C ;
- la syphilis ;
- le tétanos.

Plus la piqûre est profonde, plus le risque de transmission est important.

POUR EN SAVOIR PLUS
Le virus du SIDA (VIH)

Avec 26 millions de personnes infectées dans le monde, le SIDA reste une maladie infectieuse problématique pour la santé publique. Son agent, le VIH (Virus de l'Immunodéficience Humaine) appartient au groupe des rétrovirus. Il a la particularité de « coloniser » nos lymphocytes (cellules responsables de notre défense immunitaire) et de s'en servir comme « usine » pour se reproduire indéfiniment. Ainsi, chez un sujet infecté, 10 milliards de petits virus sont produits chaque jour et 2 millions de lymphocytes détruits. Il existe plusieurs sous-types de ce virus comportant eux-mêmes de •••

multiples variantes, ce qui explique, entre autres, la difficulté de mettre au point un vaccin.

Trois modes de transmission sont possibles : la voie sexuelle (rapports sexuels hétéro et homosexuels), la voie sanguine (toxicomanes,
transfusions, piqûre accidentelle par matériel souillé) et la voie périnatale (transmission de la mère à l'enfant au cours de la grossesse et de l'accouchement, allaitement). Concernant le risque transfusionnel, il est aujourd'hui très faible et on estime à une probabilité sur un million le fait de ne pouvoir détecter l'infection par le VIH chez une personne donnant son sang (période d'incubation avant que la sérologie se positive). Sur milieu inerte (verre, cuvette de WC, brosse à dent...), le virus ne peut survivre et meurt rapidement. Il en est de même pour la salive et les piqûres d'insectes. Il n'y a donc pas de transmission possible du virus par ces voies.

Les tests de dépistage sont actuellement très au point mais il faut savoir que la sérologie VIH peut se positiver jusqu'à trois mois après le contact contaminant. Les tests doivent donc être renouvelés périodiquement pour s'assurer de leur négativité.

Les antiseptiques les plus efficaces pour le détruire sont les dérivés chlorés (Amukine®, eau de Javel à 12° diluée au 1/10e) et les dérivés iodés (Bétadine®, alcool iodé).

RÉAGISSEZ !

• Faites immédiatement saigner la plaie et désinfectez-la le plus tôt possible : pour cela, le doigt doit tremper pendant 15 minutes dans une solution d'Amukine® ou d'eau de Javel diluée à 10 %, ou de Bétadine®.

• Puis conduisez l'enfant au service d'urgences le plus proche. Il devra y subir un examen qui évaluera le risque de contamination ainsi qu'un bilan complet : différents prélèvements seront pratiqués dont les sérologies HIV et celles des hépatites B et C. Le statut vaccinal contre le tétanos sera vérifié.

• Pendant les six mois qui suivent, l'enfant sera revu régulièrement pour un suivi sérologique et biologique.

En pratique, les risques de transmission sont faibles, de par la profondeur de la piqûre et le délai entre la souillure du matériel et l'accident.

ÉVITEZ L'ACCIDENT

• Vérifiez le sable dans lequel l'enfant va jouer (ne serait-ce que pour enlever les tessons de verre !)

• Ne laissez jamais à portée de main des enfants du matériel médical, qu'il soit neuf ou usagé.

RETENEZ L'ESSENTIEL

• Le risque majeur lors d'une piqûre accidentelle par seringue est la transmission de maladies infectieuses. Ce risque est généralement minime sur du matériel souillé ancien.

• La désinfection aux dérivés chlorés doit être systématique.

Le cas d'Adeline : *Il faut désinfecter immédiatement la piqûre grâce à une solution chlorée ou iodée. Puis vous devrez emmener Adeline vers un service d'urgences où un protocole spécifique sera mis en route (prise de sang, suivi sérologique...).*

SCÉNARIO

EXTRACTION D'UN HAMEÇON DE PÊCHE

Raphaëlle, 7 ans, s'embroche le doigt au cours d'un jeu de pêche à la ligne...

À SAVOIR

Cet accident peut arriver lors des activités de pêche, qu'elles soient sous forme de jeu ou de loisir sportif.

Les régions du corps les plus souvent touchées sont les mains, les avant-bras et la face.

RÉAGISSEZ !

• L'idéal est d'emmener l'enfant au service d'urgences le plus proche, en prenant soin de couper le fil relié à l'hameçon et d'éviter de manipuler celui-ci, source de douleur.

• Le médecin procèdera à l'ablation de l'hameçon sous anesthésie locale et vérifiera la vaccination anti-tétanique de votre enfant.

• Si toutefois, cela n'est pas possible pour maintes raisons, vous avez toujours la possibilité de l'extraire vous-même, en sachant que ce geste sera un peu plus douloureux qu'il ne l'aurait été sous anesthésie.

Procédez comme suit

• Vous ne devez pas chercher à l'extraire en tirant dessus (c'est ce que font les poissons !).

• Au contraire, vous devez l'incurver de façon à faire ressortir l'ardillon (pointe de l'hameçon en crochet) de la peau *(Fig. 1)*.

• Une fois sorti, coupez l'ardillon grâce à une pince coupante.

• Il ne reste plus qu'à extraire le reste de l'hameçon en sens inverse.

• La plaie sera désinfectée par la suite avec un antiseptique.

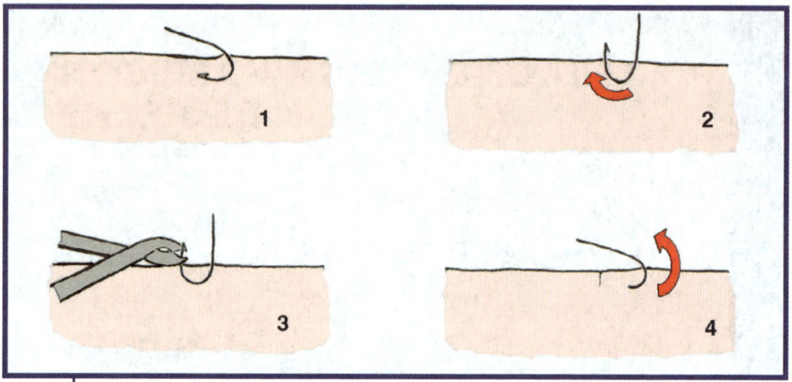

FIG. 1 | Technique d'extraction d'un hameçon

RETENEZ L'ESSENTIEL

- Un hameçon malencontreusement planté dans un main peut facilement s'extraire sous anesthésie locale.
- Il ne faut surtout pas tirer dessus.

VOIR AUSSI

Plaies non hémorragiques (page 193)

Le cas de Raphaëlle : *Le plus sage est de l'emmener aux urgences de l'hôpital après avoir coupé le fil de l'hameçon.*

SCÉNARIO

BAGUES TROP SERRÉES

La petite Ève, 6 ans, a été piquée plusieurs fois sur la main gauche par des moustiques hier soir... Elle est réveillée dans la nuit par une douleur de l'annulaire, qui porte une petite bague de métal. Vous constatez un gonflement modéré de la main et un aspect inquiétant de son doigt : il est très gonflé, bleu, et tout endormi d'après l'enfant.

À SAVOIR

Les bagues rigides, bijoux fantaisie portés fréquemment par les petites filles, peuvent parfois devenir de redoutables garrots, sources de complications.

En effet, dans certaines circonstances, les doigts de l'enfant augmentent rapidement de volume. Par exemple, après un choc, une contusion ou une entorse, une piqûre d'insecte ou une réaction allergique, un œdème peut se former. Cet œdème peut, en quelques dizaines de minutes, doubler le diamètre du doigt touché.

Si le doigt atteint porte une bague, celle-ci se transforme alors en véritable garrot. Elle va gêner la circulation sanguine dans le doigt, et entraîner :

- l'apparition de douleurs et de fourmillement ;
- un changement de couleur de la peau ;
- une plaie parfois, au contact de la bague qui s'enfonce dans la chair ;
- une aggravation de l'œdème.

En quelques heures, le doigt atteint peut perdre sa vitalité. Les tissus œdématiés vont manquer d'oxygène et vont peu à peu mourir. Le doigt deviendra noir, perdra sa sensibilité et sa motricité... et, à ce stade, devra finalement être amputé.

Les signes inquiétants

- Perte de sensibilité.
- Perte de mobilité.
- Bleuissement du doigt.

Pour mettre fin à cet effet garrot, la bague doit être retirée précocement, dès les premiers signes d'œdème. Plus tard, il sera impossible de l'enlever simplement et d'autres techniques devront être mises en œuvre pour éviter des séquelles.

TECHNIQUE
Comment enlever une bague trop serrée ?

1. FIL SAVONNÉ

CETTE TECHNIQUE SIMPLE PEUT ÊTRE RÉALISÉE À DOMICILE PAR UNE PERSONNE NON INITIÉE. POUR LA METTRE EN ŒUVRE, VOUS DEVEZ DISPOSER D'UN GROS FIL À COUDRE, DE SAVON ET D'UNE AIGUILLE *(FIG. 1)*.

PASSEZ LE FIL PLUSIEURS FOIS ENTRE LA PEAU ET LA BAGUE À L'AIDE DE L'AIGUILLE.

ENDUISEZ ABONDAMMENT LE FIL DE SAVON.

ENDUISEZ ÉGALEMENT VOTRE DOIGT DE SAVON.

RÉALISEZ DES MOUVEMENTS LENTS ASSOCIANT ROTATION ET LÉGÈRE TRACTION SUR LA BAGUE.

EN QUELQUES MINUTES, L'ABLATION DE LA BAGUE EST EN GÉNÉRAL POSSIBLE PAR CETTE TECHNIQUE.

2. COUPE-BAGUE

SI LA TECHNIQUE DU FIL SAVONNÉ ÉCHOUE, LA SEULE SOLUTION POUR ENLEVER LA BAGUE SERA DE LA COUPER. NE TENTEZ PAS VOUS-MÊME CETTE OPÉRATION : VOUS RISQUERIEZ DE BLESSER L'ENFANT AVEC DES OUTILS MAL ADAPTÉS.

LA PLUPART DES SERVICES D'URGENCES DISPOSENT D'UN OUTIL APPELÉ COUPE-BAGUE *(FIG. 2)*.

CET OUTIL PERMET DE SECTIONNER RAPIDEMENT UNE BAGUE TROP SERRÉE SANS BLESSER LA PEAU.

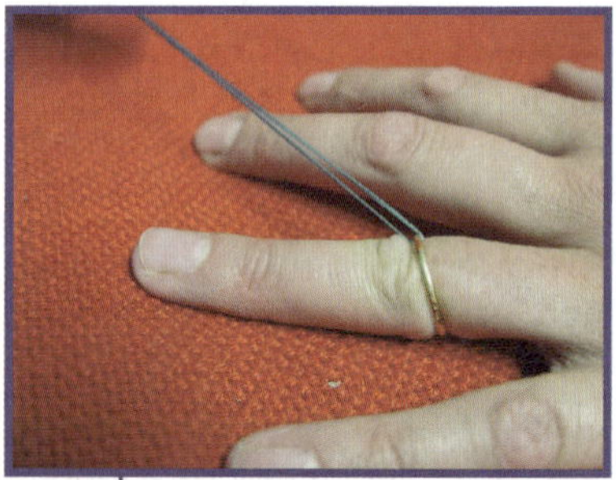

FIG. 1 | Technique du fil savonné

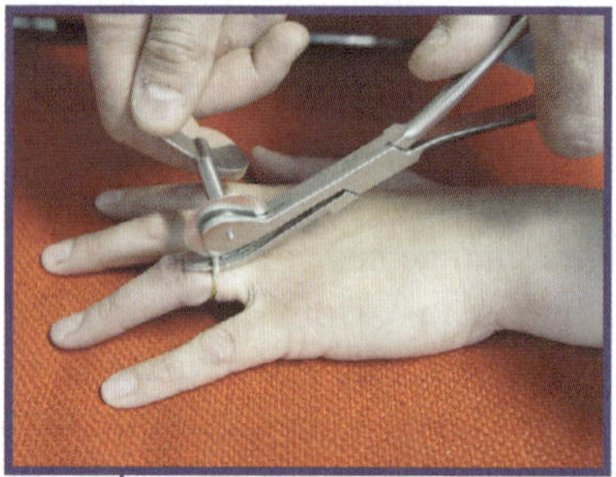

FIG. 2 | Coupe-bague

RÉAGISSEZ !

- Sachez détecter rapidement l'apparition d'un œdème au niveau de la main de votre enfant. Enlevez-lui rapidement toutes ses bagues.
- Si l'œdème est déjà trop important, tentez une ablation de la bague par la technique du fil savonné.

• En cas d'échec, conduisez rapidement votre enfant dans un service d'urgences où l'ablation de la bague sera réalisée à l'aide d'un coupe-bague.
• Si la bague trop serrée a occasionné une plaie du doigt, désinfectez-la soigneusement.
• Si l'enfant décrit des fourmillements, des difficultés à bouger le doigt ou une douleur persistante après l'ablation de la bague, n'hésitez pas à consulter rapidement un médecin.

ÉVITEZ L'ACCIDENT

Dès qu'un enfant présente un choc, une blessure ou une piqûre au niveau d'une main, enlevez systématiquement toutes les bagues de cette main dans la crainte de l'apparition d'un œdème.

RETENEZ L'ESSENTIEL

Une bague trop serrée fait l'effet d'un garrot qui peut aboutir en quelques heures à la perte du doigt.

VOIR AUSSI

Plaies *(pages 189 à 195)*
Traumatismes des membres *(page 177)*

Le cas de Ève : *Ève présente un œdème de la main, banal, en rapport avec ses piqûres de moustiques. Vous auriez dû penser hier soir à enlever sa bague... L'œdème au niveau de l'annulaire joue maintenant le rôle d'un garrot qui gêne la circulation sanguine dans son doigt et explique les symptômes. Vous devez tenter rapidement d'enlever cette bague : essayez la technique du fil savonné. En cas d'échec, conduisez rapidement l'enfant dans un service d'urgences pour sectionner la bague. La vitalité du doigt peut être compromise en quelques heures.*

S C É N A R I O

MALADIES ÉRUPTIVES : BOUTONS ET CONTAGION…

Martina, 5 ans, se lève un matin le torse couvert de boutons. Elle n'a pas de fièvre, ne se plaint de rien. Une fois son pyjama enlevé, vous constatez que ses jambes et son dos sont également touchés…

À SAVOIR

Les éruptions cutanées chez l'enfant peuvent témoigner soit d'une maladie infectieuse (virus, bactérie, parasite), soit d'une allergie, soit plus rarement d'une autre pathologie.

L'urgence vitale est principalement dominée par le purpura fulminans, éruption survenant lors de la méningite à méningocoque.

Certaines éruptions sont dues à des virus (varicelle, rougeole, rubéole, roséole, herpès, syndrome main-pied-bouche), ne nécessitant pas d'antibiotiques, d'autres sont dues à des bactéries (méningocoque, scarlatine, impétigo), sur lesquelles les antibiotiques agiront.

Il faut savoir qu'une multitude de pathologies peut provoquer des éruptions. Seules les 10 principales, rentrant dans le cadre de l'urgence, sont décrites dans le tableau ci-dessous :

Affection	Symptômes	Traitement	Contagion = (Ctg) Éviction scolaire = (ES)*
Varicelle 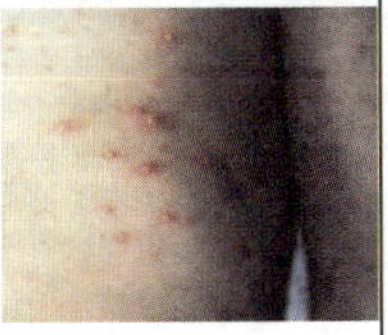	- fièvre modérée - petits points rouges apparaissant sur le tronc et le visage, puis se transformant en petites vésicules (bulles) qui sèchent et forment des croûtes (démangeaisons intenses)	- pas d'antibiotiques - pas d'aspirine - paracétamol en cas de fièvre - bain froid pour soulager les démangeaisons ainsi que des antihistaminiques - désinfection des croûtes	*Ctg* : 4 jours avant l'éruption → fin de l'éruption, **par contact direct** *ES* : jusqu'à guérison

* éviction scolaire = période durant laquelle l'enfant ne doit pas fréquenter l'école.

Affection	Symptômes	Traitement	Contagion = (Ctg) Éviction scolaire = (ES)*
Rougeole 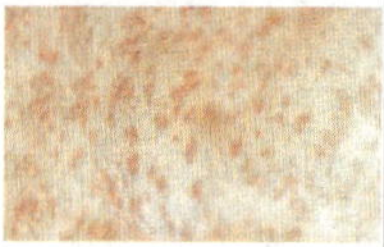	- fièvre élevée - petits points blancs dans la bouche - points rose-brun débutant à la tête puis s'étendant au tronc et aux membres - toux	- pas d'antibiotiques sauf si surinfection - paracétamol pour lutter contre la fièvre - maladie peu fréquente du fait de la vaccination systématique (ROR) - complications assez fréquentes	*Ctg* : les premiers jours de fièvre → 2 premiers jours de l'éruption, **par gouttelettes de salive** *ES* : jusqu'à guérison
Rubéole 	- fièvre modérée - taches rosées débutant sur la face puis gagnant le reste du corps	- pas d'antibiotiques - paracétamol pour lutter contre la fièvre - maladie peu fréquente du fait de la vaccination systématique (ROR) - l'enfant doit être tenu éloigné des femmes enceintes (virus tératogène)	*Ctg* : une semaine avant l'éruption → 4 jours après l'éruption, **par gouttelettes de salive** *ES* : jusqu'à guérison
Roséole 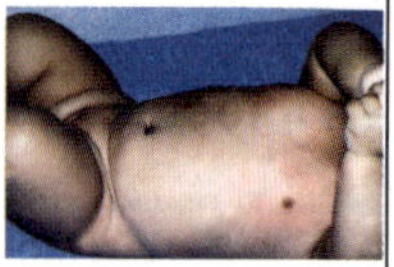	- brusque poussée de fièvre durant 4 jours - lorsque la température redevient normale, apparition de taches rosées sur le tronc, s'étendant aux membres	- pas d'antibiotiques - paracétamol pour lutter contre la fièvre - hydratation	non
Herpès *(bouton de fièvre)* 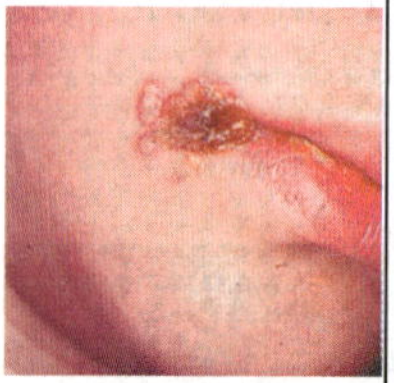	- fièvre - petites vésicules (bulles) apparaissant sur les lèvres et le pourtour de la bouche évoluant vers l'érosion et le dessèchement en quelques jours	- glace sur les lèvres - bains de bouche - crèmes anesthésiantes - pommades anti-herpétiques - attention chez l'enfant déjà porteur d'eczéma (surinfection grave) - récidives fréquentes (lors de fièvre, fatigue, chaleur intense...)	*Ctg directe* : **par les vésicules** *ES* : non
Syndrome mains-pieds-bouche	- fièvre discrète - petites vésicules grises cerclées de rouge sur la paume des mains et la plante des pieds, ainsi qu'à l'intérieur des joues et sur la langue (d'où son nom) - perte d'appétit, possible diarrhée	- paracétamol pour lutter contre fièvre et inconfort - boissons abondantes (eau) - lavage régulier des mains (notamment à la sortie des toilettes)	*Ctg directe* : **par les vésicules** *ES* : non

* éviction scolaire = période durant laquelle l'enfant ne doit pas fréquenter l'école.

Affection	Symptômes	Traitement	Contagion = (Ctg) Éviction scolaire = (ES)*
Méningite bactérienne à méningocoque 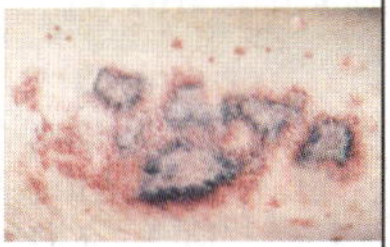	- fièvre, pleurs, abattement - vomissements, maux de tête, raideur de nuque, intolérance à la lumière - petits points rouges pouvant apparaître n'importe où sur le corps, se transformant en taches violacées à un stade avancé	- appel SAMU - injection d'antibiotiques - transport en urgence et hospitalisation - antibiotiques pour les personnes ayant été en contact direct avec l'enfant - vaccin disponible pour les types A et C	*Ctg :* dans les 10 jours précédant la maladie jusqu'à guérison, **par contact proche** (moins d'un mètre) *ES :* jusqu'à guérison
Scarlatine 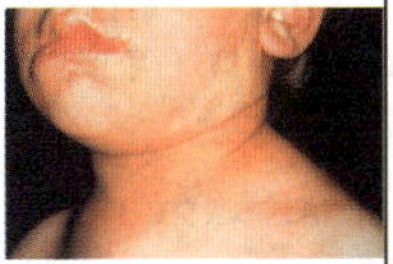	- fièvre modérée, maux de gorge - petites taches rouges apparaissant sur le visage puis s'étendant au reste du corps - langue recouverte d'un enduit blanchâtre qui desquame et laisse apparaître une langue rouge vif	- pénicilline pour lutter contre le streptocoque responsable et éviter les complications futures (atteintes rénale et cardiaque) - antipyrétiques - repos	*Ctg :* **par gouttelettes de salive** *ES :* 15 jours
Impétigo 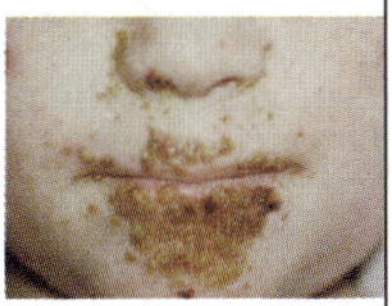	- petites vésicules (bulles) sur le pourtour de la bouche, éventuellement sur les mains, se desséchant en croûtes jaunâtres	- pommade antibiotique - antibiotiques en cas d'atteinte importante - désinfection des croûtes - lavage des mains de l'enfant et coupage des ongles pour éviter la dissémination	*Ctg :* **par contact direct** *ES :* pendant la durée de l'éruption
Urticaire 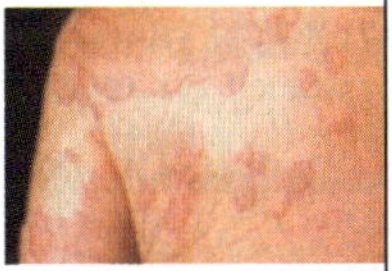	- plaques rouges apparaissant n'importe où sur le corps, devenant blanchâtres - sensation de cuisson et de démangeaison FORME GRAVE : œdème de Quincke (œdème généralisé, y compris la gorge)	- antihistaminiques et pommade apaisante - appel SAMU en cas d'œdème de Quincke - recherche des éléments déclenchants (médicaments, aliments, plantes, insectes...)	non

* éviction scolaire = période durant laquelle l'enfant ne doit pas fréquenter l'école.

Les signes inquiétants

- Somnolence, maux de tête, raideur de nuque, vomissements.
- Urticaire généralisé, difficultés respiratoires.
- Fièvre élevée.
- Éruption au niveau de l'œil.

RÉAGISSEZ !

• Analysez d'abord le contexte : l'enfant a-t-il été en contact avec un enfant malade ? A-t-il pris un nouveau médicament ? A-t-il été en contact avec un animal (piqûre), une plante ou une forte chaleur ?

• Prenez sa température. Si elle est élevée, prenez les mesures qui s'imposent (voir chapitre « Fièvre »).

• Observez l'apparition de certains signes inquiétants : somnolence, maux de tête importants associés à des vomissements et une raideur de nuque, difficultés respiratoires. Dans ce cas, contactez le SAMU (15).

• En l'absence de ces signes, contactez un médecin dans la journée pour qu'il vienne examiner l'enfant.

ÉVITEZ LE PROBLÈME

• Évitez, le temps de sa maladie, de fréquenter un enfant atteint de méningite.

• Faites vacciner vos enfants contre certaines maladies éruptives (ROR = Rougeole-Oreillons-Rubéole).

• Habituez l'enfant à se laver les mains, notamment à la sortie des toilettes.

• Évitez d'exposer un enfant allergique aux agents allergènes (médicaments, aliments, iode, animaux, soleil).

TRUCS/ASTUCES/INFOS DIVERSES

Il faut veiller à ne pas confondre l'éruption avec des éléments préexistants, comme un grain de beauté, également appelé *naevus (Fig. 1)*, ou un angiome *(Fig. 2)*, tumeur vasculaire bénigne.

Attention aux boutons surinfectés siégeant sur la partie médiane de la face (ailes du nez, creux de la lèvre supérieure). Ils peuvent être responsables d'une dissémination grave de l'infection appelée staphylo-

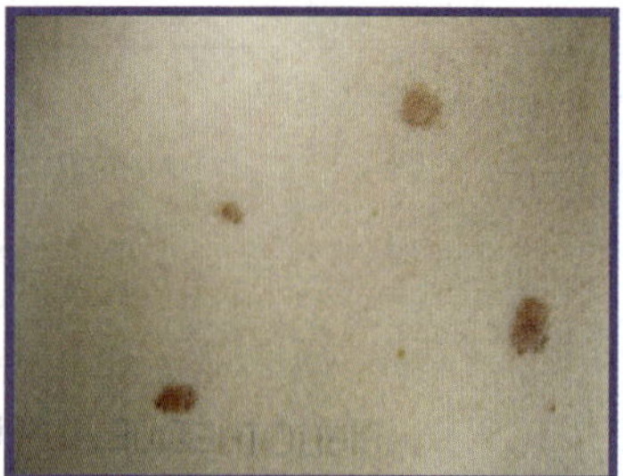

FIG. 1 | Grain de beauté (naevus)

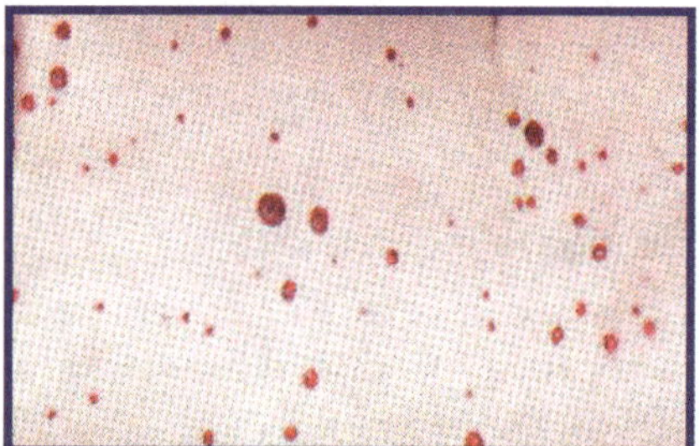

FIG. 2 | Angiomes

coccie maligne de la face. Donc, désinfectez-les et surveillez-les régulièrement.

RETENEZ L'ESSENTIEL

- Des maux de tête intenses ainsi que des vomissements et une raideur de nuque, associés à une éruption sur le corps de l'enfant doivent motiver un appel au 15 (SAMU), afin d'éliminer une méningite à méningocoque.
- Un urticaire géant associé à des difficultés respiratoires doit motiver le même appel.

VOIR AUSSI

Fièvre (page 21)
Maux de tête (page 15)
Piqûres d'insectes (page 237)
Découverte de ganglions (page 303)
Annexe 5 : calendrier vaccinal (page 347)

Le cas de Martina : *Elle semble aller bien. Il n'y a pas lieu de s'inquiéter outre mesure.*
Il faut rechercher les éventuelles causes de l'éruption (contact avec enfant malade, allergie, contact avec animaux...) et contacter votre médecin dans la journée.

SCÉNARIO

DÉCOUVERTE DE GANGLIONS

Sonia, 11 ans, se découvre un matin un petit ganglion à la base du cou. Il est de la taille d'une petite cacahuète, n'est pas douloureux et paraît mobile lors de la manipulation. Sonia n'a pas de fièvre mais ce ganglion vous inquiète...

À SAVOIR

La découverte de ganglions est toujours source d'inquiétude. Si dans l'inconscient collectif l'apparition de ganglions (« adénopathies » est le terme médical approprié) évoque tout de suite une maladie grave, les infections bénignes restent la cause la plus fréquente. Le ganglion peut être isolé dans le cas d'une infection localisée, ou concerner plusieurs territoires dans le cas d'une dissémination de l'infection *(Fig. 1)*.

La présence d'un petit ganglion dont le diamètre est inférieur à 0,5 cm n'est pas préoccupante. Par contre, un ganglion volumineux est toujours pathologique et doit faire l'objet d'une consultation.

• Les causes de ganglion isolé sont :

– les infections ORL (angines, otites, infections dentaires, problèmes de glande salivaire). Le ganglion est alors situé au niveau du cou ou sous la mâchoire, généralement douloureux voire inflammatoire (rougeur) et peut être présent alors que l'infection est terminée depuis des semaines ;

– les infections des membres et extrémités (plaies, panaris, furoncle). Le ganglion, douloureux et inflammatoire, sera alors localisé au niveau du creux axillaire (aisselle) si l'infection a

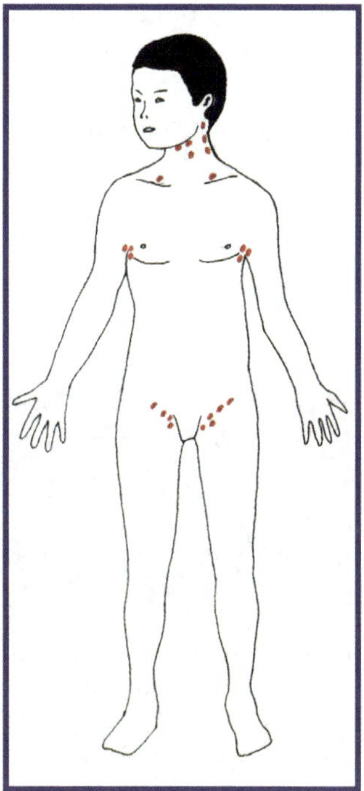

FIG. 1 Principales zones de découverte des ganglions superficiels

lieu sur le membre supérieur, ou au niveau du pli inguinal (aine) si l'infection a lieu sur le membre inférieur ;

– **attention : la hernie de l'ovaire chez la petite fille ou du testicule chez le petit garçon peuvent passer pour un ganglion et être méconnus (voir chapitre « Hernies ») ;**

– mononucléose infectieuse (maladie bénigne due à un virus), toxoplasmose et tuberculose peuvent aussi se révéler par un ganglion isolé. Un ganglion au niveau axillaire peut se manifester après la vaccination par le BCG contre la tuberculose (bécégite) ;

– enfin, des maladies graves comme les cancers des ganglions lymphatiques (lymphomes, maladie de Hodgkin) ou d'autres organes peuvent parfois être la cause de l'apparition d'un ganglion. Celui-ci est généralement indolore, non inflammatoire et passé longtemps inaperçu. Certains signes comme une fièvre intermittente, des sueurs nocturnes et une grande fatigue peuvent être présents.

• Les causes de ganglions multiples sont, en plus de celles précédemment citées :

– les viroses (rougeole, rubéole, varicelle...). (Voir chapitre « Éruption de boutons ») ;

– la maladie des griffes du chat (voir chapitre « Morsures et griffures ») ;

– tous les types de maladies dues à un germe.

Les signes inquiétants

• Apparition d'un ganglion volumineux, de plus de 0,5-1 cm de diamètre.

• Apparition de plusieurs petits ganglions disséminés.

• Fièvre, sueurs nocturnes ou fatigue inhabituelle.

POUR EN SAVOIR PLUS
Le système lymphatique

Le système lymphatique est formé par un liquide, la lymphe, transporté par un réseau parallèle à la circulation sanguine, les vaisseaux lymphatiques. Il comprend également des organes annexes comme la rate, le thymus, les ganglions lymphatiques et les tissus lymphoïdes de l'intestin. La lymphe est le résultat de la filtration du sang au niveau des vaisseaux capillaires et transporte toutes les impuretés de l'organisme (agents infectieux, débris de cellules, graisses). Ces impuretés seront ensuite éliminées au niveau des ganglions lymphatiques, sorte de relais-filtreurs connectés sur les vaisseaux lymphatiques. À l'intérieur des ganglions (répartis en ganglions superficiels au niveau des plis de l'aine, des aisselles et •••

du cou et en ganglions profonds au niveau thoracique et abdominal) se trouvent des lymphocytes, variétés de globules blancs qui se chargeront de détruire tous les éléments indésirables.

Puis la lymphe, une fois épurée, rejoindra de nouveau le système sanguin par l'intermédiaire des veines de la région du cou.

La circulation de la lymphe ne dépend pas d'une pompe (comme c'est le cas de la circulation sanguine avec le cœur) mais des mouvements musculaires, de la respiration pulmonaire et de la pression de la circulation sanguine.

Dans le cas des cancers, les cellules malignes se détachent de la tumeur, empruntent ce système et se disséminent ainsi dans tout l'organisme.

RÉAGISSEZ !

- Rassemblez les éléments passés pouvant expliquer l'apparition de ganglions (infections, plaies, griffures, vaccins...).
- Vérifiez si le ganglion est douloureux, rouge, mobile. Essayez d'évaluer sa taille.
- Prenez la température de votre enfant.
- Recherchez d'autres ganglions superficiels sur le corps *(Fig. 1)*.
- Dans tous les cas, prenez contact avec un médecin après avoir effectué ces gestes. Celui-ci vous donnera la marche à suivre.
- En présence de signes inquiétants, consultez impérativement un médecin.
- Dans le cas d'une tuméfaction au pli de l'aine chez un nourrisson, consultez rapidement un médecin pour ne pas passer à côté d'une hernie (voir chapitre « Hernies »), d'autant plus si la tuméfaction semble douloureuse.

RETENEZ L'ESSENTIEL

- L'apparition de ganglions est, dans la majorité des cas, due à des infections bénignes.
- La découverte d'un ganglion volumineux (0,5-1 cm) ou de petits ganglions disséminés doit faire l'objet d'un bilan par un médecin.
- Un ganglion au niveau du pli de l'aine chez un nourrisson ne doit pas être confondu avec une hernie qui peut être une urgence chirurgicale.

VOIR AUSSI

Fièvre (page 21)
Éruption de boutons (page 297)
Morsures et griffures par animaux (page 257)
Hernies (page 91)

Le cas de Sonia : *Le ganglion de Sonia ne présente pas, à priori, de signes inquiétants. Essayez de rassembler les éléments des semaines passées pouvant expliquer ce ganglion (fièvre, infections, griffure, vaccin, plaie...). Si la tuméfaction persiste dans les jours qui suivent, prenez contact avec un médecin pour une consultation. Si des signes inquiétants apparaissent entre-temps, vous devez consulter en urgence.*

SCÉNARIO

FESSES ROUGES : L'ÉRYTHÈME FESSIER

Vous retrouvez votre petite Justine, 7 mois, après un week-end de trois jours au cours duquel vous l'aviez laissée en garde chez vos parents. Lors du premier change, vous constatez que ses fesses sont extrêmement rouges avec quelques dépôts blanchâtres sur les plis cutanés. Vous êtes très inquiète...

À SAVOIR

Les fesses rouges, ou érythème fessier, traduisent l'irritation de la peau du nourrisson. Problème dermatologique très répandu, il est dû principalement à la macération des urines et des selles dans la couche. Cette stagnation entraîne l'activation d'enzymes contenues dans les selles, très agressives pour la peau. La résultante est une irritation cutanée avec parfois prolifération microbienne (staphylocoque, champignons...). Il faut ajouter à cela l'effet abrasif direct des couches sur l'épiderme.

L'érythème fessier se présente sous l'aspect d'une peau irritée, rouge, parfois érosive, touchant les faces internes des cuisses, les fesses et le pubis. Il dessine classiquement une image de W.

Lorsque l'érythème est plus évolué, le fond des plis cutanés est touché, la peau prend un aspect luisant, avec parfois des petites bulles (vésicules) et des dépôts blanchâtres/jaunâtres témoignant d'une surinfection mycosique (champignons).

Tout ceci survient généralement après 3 à 4 jours d'un érythème non traité, la diarrhée étant bien entendu une cause favorisante.

Les signes inquiétants

- Un érythème très étendu.
- Une surinfection microbienne.
- Des signes associés (diarrhée, fièvre).

RÉAGISSEZ !

- Nettoyez les fesses au savon antiseptique (Septivon®, Cyteal®, Plurexid®), rincez et séchez méticuleusement.

• Si l'érythème est suintant, appliquez de l'éosine aqueuse à chaque change.

• Appliquez des pâtes à l'eau disponibles dans le commerce (Mitosyl®, Cetavlon®, Bépanthène®), surtout le soir.

• Laissez les fesses à l'air autant que possible ou, du moins, procédez à des changes réguliers avec des couches très absorbantes.

• Contactez un médecin en présence de signes inquiétants.

ÉVITEZ LE PROBLÈME

• Nettoyez les fesses à chaque change, de manière douce, à l'aide d'un lait de toilette non irritant ou de lingettes adaptées. Le séchage doit être soigneux. Vous pouvez appliquer à chaque change une crème protectrice à base d'oxyde de zinc.

• Changez fréquemment les couches, de préférence après les repas, en utilisant des changes adaptés, non allergisants et très absorbants.

• Laissez les fesses de bébé à l'air libre autant que possible, en particulier l'été.

RETENEZ L'ESSENTIEL

• L'érythème fessier est un incident bénin très fréquent.

• Il peut nécessiter une consultation en urgence s'il est négligé depuis plusieurs jours et qu'une infection mycosique se surajoute.

Le cas de Justine : *Il s'agit manifestement d'un érythème fessier qui est resté négligé pendant quelques jours. La présence de dépôts blanchâtres indique vraisemblablement une surinfection mycosique (à* Candida albicans *la plupart du temps). À ce stade de la lésion, vous devez consulter un médecin pour la prescription de crèmes antimycosiques adaptées. En attendant, il faudra veiller à changer régulièrement Justine ou mieux, lui laisser les fesses à l'air. Des applications d'éosine aqueuse permettront de sécher les lésions suintantes.*

SCÉNARIO

PANARIS

Agathe, 8 ans, a la fâcheuse habitude de se ronger ongles et petites peaux. Un soir, elle vient vous voir car le pourtour de l'ongle de son index est rouge et très gonflé...

À SAVOIR

Le panaris est classiquement une infection du pourtour de l'ongle (doigt ou orteil). À la faveur d'une piqûre, griffure ou morsure, de rongement d'ongle ou d'arrachement des petites peaux autour de l'ongle, une plaie se crée (parfois microscopique) et permet la pénétration des germes sous la peau. Dans cette région, l'espace est cloisonné et l'infection évolue très vite pour son propre compte.

Quelques heures ou quelques jours après l'agression de la peau, le pourtour de l'ongle devient tuméfié, rouge, douloureux (douleur volontiers nocturne et empêchant l'enfant de dormir). Il peut exister une fièvre discrète. La guérison peut parfois survenir spontanément mais bien souvent l'infection s'aggrave et une poche de pus se forme sous la région infectée (c'est ce qu'on appelle le stade de collection purulente).

Si rien n'est fait, la poche peut s'ouvrir à l'extérieur à la manière d'un abcès ou diffuser en profondeur puis infecter à leur tour, os, articulations et gaines des tendons (phlegmon des gaines).

Les signes inquiétants

- Une fièvre.
- Une rougeur de tout le doigt remontant vers le bras.
- Une suppuration importante.
- Une douleur importante.
- Une infection sous l'ongle.

POUR EN SAVOIR PLUS

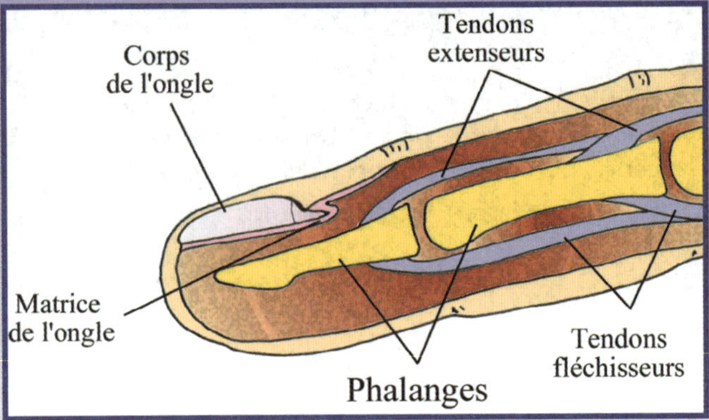

FIG. 1 | Anatomie de la région de l'ongle

RÉAGISSEZ !

• Si la rougeur vient juste d'apparaître (stade inflammatoire), vous pouvez vous passer d'une consultation médicale. Appliquez des compresses d'eau tiède afin de ramollir la peau et faire mûrir l'abcès.

• Mieux, si vous possédez de l'hexamidine transcutanée (antiseptique pénétrant à travers la peau), plongez le doigt atteint pendant 5-10 minutes dans un cupule rempli du produit *(Fig. 2)*. Ces bains doivent être renouvelés 3 fois par jour jusqu'à guérison.

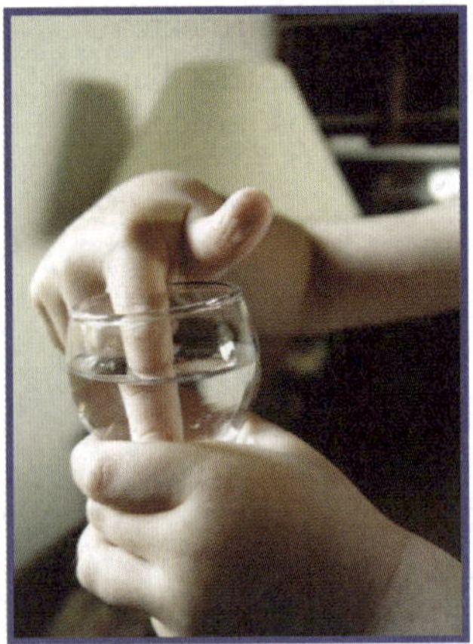

FIG. 2 | Bain quotidien dans le cadre d'un panaris

• Si la poche de pus grossit, ne s'évacue pas et si l'enfant a très mal (stade de collection), n'essayez pas d'inciser vous-même le panaris (risque d'infection supplémentaire et de préjudice esthétique).

• Consultez un service d'urgences qui évacuera l'abcès sous anesthésie locale. Il peut être nécessaire d'enlever une partie de l'ongle pour drainer totalement le pus. Le pansement devra être refait quotidiennement pendant quelques temps.

• La vaccination anti-tétanique sera vérifiée.

• En présence de signes inquiétants, consultez rapidement un médecin. À noter qu'un panaris survenant sous l'ongle (panaris sous-unguéal) est une urgence car les séquelles esthétiques au niveau de l'ongle peuvent être importantes.

ÉVITEZ LE PROBLÈME

• Coupez et limez les ongles de votre enfant (sans les coupez trop court), afin d'éviter le rongement d'ongle.

• Empêchez-le de se mordiller et de s'arracher les petites peaux entourant les ongles.

• Désinfectez soigneusement toute plaie, même minime.

RETENEZ L'ESSENTIEL

• Désinfectez toute plaie, même minime.

• Consultez un médecin rapidement si le panaris est au stade collecté (poche de pus).

Le cas d'Agathe : *Si ce panaris ne vous paraît pas collecté (absence de poche de pus, douleur modérée à la pression), vous pouvez appliquer des compresses d'eau tiède ou mieux, de l'hexamidine transcutanée. Si l'infection évolue dans les jours qui suivent, consultez un médecin.*

En revanche, si le doigt d'Agathe vous paraît rouge, gonflé, accompagné de fièvre, consultez rapidement un médecin.

SCÉNARIO

MAMELON ENFLÉ : LA MAMMITE

Un mois après votre sortie de maternité avec Florian, vous constatez que ses seins sont un peu rouges et légèrement augmentés de volume. Il n'a pas de fièvre mais vous vous inquiétez...

À SAVOIR

La mammite est un engorgement du sein de l'enfant, quel que soit son sexe, très fréquent dès la première semaine de vie. Les seins, ainsi que leur aréole, sont rouges et gonflés, dans des proportions variables. L'atteinte peut être bi ou unilatérale.

Elle est due à la chute des hormones maternelles dans le sang de l'enfant.

Elle est parfois accompagnée d'un écoulement lacté.

Les signes inquiétants

- Gonflement et rougeur très importants.
- Suppuration.

RÉAGISSEZ !

Pas de panique, il s'agit d'une pathologie bénigne.

- Vous devez éviter, ainsi que votre enfant, de manipuler ses mamelons. Ne les pressez jamais.
- Vous devez éviter également d'appliquer des produits (pommades, crèmes, lotions), susceptibles d'infecter le sein.
- Vous ne devez donc rien faire de particulier, l'inflammation disparaissant spontanément en un ou deux mois.
- Veillez simplement à surveiller les seins quotidiennement car un risque de surinfection n'est pas impossible (bien que rare). En présence de signes inquiétants, consultez rapidement un médecin.

TRUCS/ASTUCES/INFOS DIVERSES

Une mammite peut survenir à un âge plus avancé chez l'enfant. Son traitement est identique.

RETENEZ L'ESSENTIEL

- Évitez de manipuler les mamelons inflammatoires d'un enfant.
- N'appliquez pas de produits.
- Surveillez la survenue d'une surinfection.

Le cas de Florian : *Il ne faut surtout pas s'inquiéter, le laisser tranquille et surveiller l'évolution dans les semaines à venir.*

SCÉNARIO

CALMER LA DOULEUR CHEZ L'ENFANT

Thomas, 4 ans, présente une gastro-entérite depuis 24 h. Il a été vu par un médecin dans la matinée et se plaint de « coliques » par intermittence, très douloureuses malgré les médicaments prescrits. Sa maman ne sait pas quoi faire pour le soulager...

À SAVOIR

La douleur est toujours un signe d'appel. Jusqu'à preuve du contraire, si un enfant dit qu'il a mal, c'est qu'il a mal et sa douleur doit être prise en compte.

La douleur peut se manifester par des signes « émotionnels » (pleurs, cris, gesticulations) ou par des signes plus évidents (évitement, boiterie, désignation de la zone douloureuse).

Suivant son âge, il n'exprime pas sa douleur de la même façon :

- **avant 1 an** : l'enfant ne sachant pas parler, il ne peut exprimer de façon compréhensible sa douleur aux parents. Les pleurs et les cris sont ses seuls moyens d'expression. Ils sont difficiles parfois à différencier du caprice, tout en sachant qu'une douleur réelle n'est jamais soulagée par les câlins ;
- **de 1 à 3 ans** : l'enfant peut désigner où il a mal mais n'a pas la notion du temps, ce qui rend inutile les explications quant à la durée du soin ou du traitement. Pour obtenir sa coopération lors du soin, il faut lui donner une seule consigne à la fois car il ne peut en assimiler plus ;
- **de 3 à 6 ans** : l'enfant se plaint spontanément mais la douleur est ressentie comme une punition et peut être associée à une tierce personne (parents, instituteur, fratrie, corps médical). Il faut le rassurer sur son intégrité corporelle, d'autant plus s'il existe une lésion cutanée ou une fracture ;
- **de 6 à 12 ans** : l'enfant peut décrire sa douleur et peut faire le lien avec la cause. Il a besoin d'être rassuré sur l'intégrité de son corps, sa disparition et la mort. Il a la notion du temps ;
- **l'adolescent** : l'autonomie est acquise et le corps se transforme. L'adolescent a besoin de conformisme par rapport aux autres jeunes. La douleur (et la maladie) l'exclut du groupe et lui procure un sentiment d'injustice.

L'origine de la douleur est parfois difficile à identifier. Elle peut être visible, comme les plaies, ou invisible, comme les maux de tête et les douleurs abdominales. La première chose à faire est donc de localiser la douleur afin de trouver une solution adaptée pour la soulager.

POUR EN SAVOIR PLUS

La douleur se définit comme une expérience sensorielle et émotionnelle désagréable, liée à une lésion tissulaire réelle ou potentielle. Elle comprend quatre composantes :

- **composante sensorielle :** c'est la perception d'une sensation douloureuse, qui peut être celle d'une piqûre, d'une brûlure, d'une torsion... ;
- **composante émotionnelle :** c'est la notion désagréable de la perception. Elle est caractérisée par de l'anxiété, voire de la dépression, en passant par des sentiments d'agressivité ;
- **composante cognitive :** c'est une composante liée aux expériences déjà vécues. Elle concerne surtout le grand enfant et l'adolescent ;
- **composante comportementale :** c'est tout ce que l'enfant exprime directement (pleurs, cris, mouvements).

RÉAGISSEZ !

Essayez d'identifier et de localiser le type de douleur. Puis, rassurez l'enfant en l'écoutant et en établissant un contact verbal, même s'il ne possède pas le langage (le « bain » de paroles apaisantes entraîne un certain soulagement).

Veillez à ne pas minimiser la situation, ni à la dramatiser. Evoquez sa douleur de manière détournée : plutôt que de lui dire « Est-ce que tu as mal ? », il est préférable de lui demander « Où as-tu mal ? » et de lui proposer des comparaisons concrètes pour définir la douleur (« ça pique ? », « ça pince ? », « ça mord ? »). De même, évitez les phrases tel « Arrête de pleurer, ça ne sert à rien ! ».

Outre les moyens médicamenteux (antalgiques, anti-inflammatoires, antispasmodiques), il existe plusieurs méthodes permettant de soulager, ou du moins de détourner la douleur de l'enfant :

- **les mesures simples** :

– lui apporter un objet auquel il peut se rattacher (doudou, jouet) ;
– favoriser un environnement apaisant et confortable (éliminer bruits et lumière) ;

– essayer de le distraire (jouet, chanson, musique) ;
– faire participer l'enfant aux soins. Éventuellement, commencer les gestes sur le doudou ;

• **les méthodes de contre-stimulation** : permettent d'atténuer la douleur en provoquant des sensations de bien-être :

– *le massage* : permet une détente de la zone douloureuse et de tout le corps. Tout massage doit être réalisé avec une crème ou une huile de soin pour une meilleure sensation (une main nue est agressive). Il faut veiller à toujours garder le contact avec le corps de l'enfant pour éviter une sensation de « déchirement ». Quatre techniques sont utilisées :

1. la pression : la main est posée à plat sur la zone douloureuse et exerce des pressions de force croissante,
2. l'effleurage : la main est posée à plat en épousant les reliefs. Par pression modérée, elle frotte doucement la peau,
3. le pétrissage : la main a un rôle de pince réalisée par le pouce et les autres doigts. La peau et les tissus sous-jacents sont ainsi pétris,
4. la percussion : le poing est fermé et frappe la zone sensible. On peut également utiliser le bord de la main.

Le massage doit être réalisé dans un environnement calme et chaud. Il peut être associé à la musique ;

– *l'application de chaleur* : cette technique est surtout utilisée pour les contractures musculaires. On peut se servir de compresses ou de serviettes imbibées d'eau tiède. Les bouillottes (attention aux brûlures !) ou les cataplasmes peuvent également être appliqués. Les bains chauds ou les douches sont un moyen intéressant de détendre l'ensemble du corps ;

– *l'application de froid* : entraîne souvent une sensation d'engourdissement et d'anesthésie. Elle est utilisée dans les douleurs dentaires, les traumatismes (entorses, contusion) et les douleurs abdominales. La glace doit être mise dans un gant de toilette ou un sac plastique (jamais au contact direct de la peau car peut provoquer des brûlures). Le massage à la glace procure un grand effet antalgique ;

• **le contrôle de la respiration** : elle doit être calme et profonde. Il faut demander à l'enfant de respirer en même temps que vous afin qu'il se détende. Puis sa respiration doit être spontanée. Pour lui expliquer le mécanisme, prendre comme exemple un ballon qui se gonfle et se dégonfle (l'enfant doit avoir l'impression que sa douleur sort un peu plus de son corps à chaque expiration) ;

• **l'imagerie mentale** : elle suscite la participation de l'enfant. Il s'agit d'une sorte de mise en scène autour d'une situation connue de l'enfant et lui procurant une sensation de bien-être (match de foot, gala de danse, nage avec les dauphins, château de princesse...). En recréant par l'imaginaire une ambiance réconfortante, la douleur peut passer au second plan ;

• **le détournement de la douleur** : la douleur a la propriété de capter l'attention. Il faut donc amener l'enfant à « expulser » le mal. Plusieurs méthodes existent :
– demander à l'enfant de visualiser sa douleur comme si c'était un ballon puis de la faire rebondir à l'intérieur de son corps et de l'expulser (la douleur peut ainsi quitter la zone douloureuse et être diminuée) ;
– écouter de la musique ou des chansons enfantines selon l'âge. L'écoute doit être active (l'enfant doit chanter en même tant que la musique ou marquer le rythme).

Toutes ces méthodes ne fonctionneront pas forcément sur tous les types de douleurs mais chaque enfant est unique et la technique utilisée devra s'adapter à son caractère, à sa capacité à appréhender la maladie ainsi qu'à la nature de sa douleur.

L'ENFANT À L'HÔPITAL

Il est difficile pour un enfant de se repérer à l'hôpital. Il se retrouve dans un univers inconnu où il a besoin d'être rassuré. Si vous êtes des parents anxieux, ne le montrez pas à votre enfant pour ne pas lui communiquer votre stress. Il a au contraire besoin d'être au calme avec des personnes en qui il a confiance.

Selon le tempérament de votre enfant, préparez l'hospitalisation en lui expliquant le déroulement de ce qui va se passer pour lui. Si votre enfant est anxieux, il est inutile d'anticiper ; mieux vaut lui donner des explications en temps réel. Il est important de toujours le rassurer (de manière naturelle et non insistante) et surtout de ne pas lui mentir. Le mensonge entraîne une perte de confiance et l'hospitalisation (courte ou longue) sera très mal vécue.

Sachez qu'il existe un programme de lutte contre la douleur (plan Kouchner) inscrit dans la politique de tous les établissements de soins. Toute l'équipe soignante est donc sensibilisée pour la prise en charge de la douleur et apportera une réponse adaptée à l'état de votre enfant.

Votre coopération est importante car votre histoire personnelle (vécu d'hospitalisation, proches décédés à l'hôpital) aidera les soignants à comprendre les réactions de votre enfant.

RETENEZ L'ESSENTIEL

- La douleur chez l'enfant est une réalité et doit être prise en compte avant de l'attribuer à un « caprice ».
- Plusieurs méthodes non médicamenteuses existent pour soulager la douleur et sont applicables par les parents, au domicile.
- L'enfant est une véritable « éponge » émotionnelle : il absorbera votre stress ou votre sérénité face à un événement douloureux, particulièrement en milieu hospitalier.

Le cas de Thomas : *Il faut le rassurer avec une voix posée, douce et le placer dans un environnement calme, loin de bruits et de lumières violentes. Essayez de le distraire avec un jouet, de la musique. Apportez-lui son doudou.*
Commencez à lui masser le ventre par effleurage puis par pétrissage doux tout en observant ses réactions sur un éventuel point douloureux. Si cela ne suffit pas, appliquez-lui sur le ventre un gant rempli de glace et massez-lui la zone douloureuse.
Demandez-lui de contrôler sa respiration en la synchronisant avec la vôtre, en lui expliquant qu'un peu de douleur part avec chaque expiration. Au besoin, parlez-lui de choses qu'il aime (sports, films) ou essayez d'inventer un mini-scénario dans ce domaine.
Enfin, si les douleurs persistent trop longtemps, ne vous acharnez pas et recontactez le médecin rapidement.

SCÉNARIO

MALTRAITANCE ET SÉVICES

Assistante maternelle (nounou...) de Séraphin, 6 ans, vous êtes surprise par la multitude de contusions et d'hématomes que présente cet enfant depuis plusieurs mois. Il n'est pourtant pas particulièrement casse-cou... Vous le trouvez même plutôt trop calme et inhibé. Lorsque vous l'interrogez sur l'origine de ses bleus, il semble gêné et dit s'être cogné...

À SAVOIR

Toute personne en contact régulier avec des enfants peut, un jour, se retrouver face à un enfant maltraité, victime de sévices. Il est toujours difficile et délicat d'affirmer un tel diagnostic. Pourtant, un enfant maltraité est potentiellement en danger de mort... C'est donc le devoir de chacun de tout mettre en œuvre pour éclaircir une situation suspecte. Ce chapitre résume quelques notions fondamentales permettant de déceler un problème de maltraitance et décrit les procédures à mettre en œuvre pour assurer la sécurité d'un enfant maltraité.

Le problème de la maltraitance est loin d'être anecdotique puisque, en France, plus de 18000 enfants auraient été maltraités au cours de l'année 2000. Ils peuvent être victimes de violences physiques, psychologiques, sexuelles, ou de négligences graves qui peuvent avoir des conséquences sur leur développement physique et psychologique.

Par ailleurs, en 2000, 65 000 enfants étaient considérés « en risque de maltraitance », c'est-à-dire soumis à des conditions de vie, d'hygiène ou d'alimentation pouvant mettre en péril leur santé ou leur sécurité.

Comment suspecter la maltraitance ?

On peut être alerté par des signes physiques, un retard du développement et des acquisitions, et/ou un comportement particulier.

• **Les signes physiques :**

– *hématomes (bleus) et contusions* : bien évidemment non spécifiques, ces lésions doivent attirer l'attention si elles sont nombreuses, d'âge différent (hématomes multiples de couleurs différentes selon leur ancienneté). Par ailleurs, la forme des lésions peut être évocatrice (lanière de fouet ou de martinet, traces de ceinture...) ;

– *plaies et brûlures* : il peut s'agir de griffures, parfois de morsures ou de plaies faites par un instrument tranchant. Des brûlures, multiples, d'ancienneté diverse, souvent par cigarette (petites brûlures circulaires) sont souvent retrouvées ;

– *cicatrices* : traces de plaies ou de brûlures anciennes, souvent multiples ;

– *anomalies de la chevelure* : il peut manquer des touffes de cheveux arrachés, donnant un aspect irrégulier à l'implantation. On décrit également le manque de cheveux dans la région occipitale (au-dessus de la nuque) chez le nourrisson laissé au lit en permanence ;

– *fractures* : elles ne peuvent être décelées que par un médecin, après réalisation de radiographies. On retrouve souvent de petites fractures multiples anciennes qui ont été négligées. Ce tableau est connu sous le nom de syndrome de Silverman ;

– *lésions cérébrales* : la maltraitance du petit nourrisson se traduit souvent par un tableau particulier. On parle « d'enfant secoué ». Ces bébés sont régulièrement secoués par l'entourage excédé par leurs pleurs. Ces traumatismes répétés entraînent des lésions des vaisseaux cérébraux (hémorragies), qui peuvent se traduire par un coma, et aboutissent rapidement à des séquelles neurologiques définitives.

Aucune de ces lésions, isolée, n'est spécifique. L'association de ces lésions et leur ancienneté diverse sont par contre des éléments suspects.

• **Le retard de développement :**

– *retard de croissance :* l'enfant maltraité peut être dénutri. Sa courbe de croissance staturo-pondérale est le plus souvent anormale (enfants maigres, petite taille) ;

– *retard psychomoteur :* on note presque systématiquement un retard dans les acquisitions. Ce phénomène est lié au traumatisme psychologique et au manque de stimulation de l'enfant. Il peut également exister des lésions cérébrales vraies (cas de l'enfant secoué).

• **L'aspect général de l'enfant : la plupart du temps, l'enfant maltraité est négligé et sale.** Ce critère est cependant trompeur et non systématique.

• **Le comportement de l'enfant :**

– les nourrissons maltraités présentent en général un comportement particulier : ils évitent le regard ou le contact de la personne en cause, et ont tendance à se réfugier facilement dans des bras étrangers ;

– plus grand, l'enfant maltraité est souvent anormalement craintif ou, au contraire, agressif.

Quels sont les « facteurs de risques » de la maltraitance ?

• La maltraitance peut toucher toutes les couches sociales, mais elle est plus fréquente dans les milieux défavorisés. L'alcoolisme familial est souvent retrouvé.

• Les situations familiales difficiles, les familles recomposées sont plus souvent touchées.

• Les garçons jeunes, avant trois ans, sont les principales victimes. D'autant plus s'ils souffrent d'un handicap physique ou mental, s'ils sont prématurés, non désirés, ou issus d'une relation extraconjuguale. Souvent, on retrouve un seul cas de maltraitance, même si la famille est nombreuse.

• Les parents ayant eux-mêmes été maltraités sont plus souvent mis en cause.

• Le milieu culturel peut influencer certaines pratiques. Certaines communautés intègrent par exemple le châtiment corporel comme un élément normal de l'éducation. Ce cas est délicat : les enfants sont considérés comme maltraités dans notre société, mais ne sont pas forcément rejetés et, paradoxalement, ne souffrent pas toujours d'un défaut d'affection.

POUR EN SAVOIR PLUS
Protection de l'enfance et législation

– **Les acteurs :**

• le service de la Protection Maternelle et Infantile (PMI) : il dépend du conseil général et comprend des travailleurs sociaux et des médecins ;

• le Service d'Aide Sociale à l'Enfance : c'est un service départemental, chargé de soutenir les mineurs en difficulté, de mener en urgence des actions de protection, et d'organiser la prévention. Ce service organise la prise en charge et le placement des enfants si besoin ;

• les brigades de protection des mineurs : ce sont des services de police spécialisés qui n'existent que dans certains départements. Elles peuvent être chargées d'enquêtes sociales ;

• le Procureur de la République : il reçoit les signalements et décide ou non d'y donner suite. Il décide des enquêtes, des poursuites pénales, et confie au juge pour enfants la protection des victimes ;

• le juge pour enfants : il peut recevoir directement les signalements ou être alerté par le procureur. Il est chargé de toutes les affaires où la sécurité des enfants est compromise dans le milieu familial. Il prononce les mesures de protection et de placement si nécessaire.

– **Les moyens : un cas suspecté ou avéré de maltraitance peut donner lieu à :**

• une enquête sociale ;

•••

• une hospitalisation de l'enfant, qui peut être imposée par le juge : c'est la « consigne d'hospitalisation » ;

• un placement de l'enfant dans une famille ou un établissement d'accueil, ou chez un autre membre de la famille ;

• le retour de l'enfant dans sa famille avec des mesures de surveillance et d'éducation.

RÉAGISSEZ !

• Sachez reconnaître des indices de maltraitance.

• Ne soyez ni excessif... ni timoré... Rappelez-vous qu'un enfant maltraité est potentiellement en danger de mort.

• Si le cas est suspect, il est de votre devoir d'en parler. Vous pouvez :

– contacter l'assistante sociale de secteur, qui travaille en collaboration avec le service PMI de votre département ;

– en parler directement au médecin de PMI, qui s'occupe des consultations pédiatriques dans le dispensaire le plus proche de votre domicile ;

– avertir le médecin traitant de l'enfant pour le mettre en alerte.

• Ces décisions vous permettront d'agir sans déclencher immédiatement une procédure officielle bruyante.

• En cas de certitude, vous pouvez signaler directement le cas au juge pour enfant ou au Procureur de la République de votre département.

• Il est souvent utile d'hospitaliser l'enfant pour avoir un diagnostic de certitude. **N'hésitez pas à profiter d'un événement aigu pour conduire l'enfant suspect de maltraitances dans un service d'urgences.** Ce pourra être l'occasion de réaliser un bilan complet et de soustraire discrètement l'enfant au milieu familial.

• Un numéro vert est à votre disposition pour toute information : *Numéro vert Enfance maltraitée : 08 00 05 41 41 ou 119.*

RETENEZ L'ESSENTIEL

• Un enfant maltraité est potentiellement en danger de mort.

• Il est du devoir de chacun d'agir en cas de doute.

• Le diagnostic de maltraitance ne pourra être porté avec certitude qu'après une enquête approfondie.

• L'hospitalisation, sous un prétexte quelconque, permet souvent d'éclaircir calmement la situation, à l'écart de la famille.

Le cas de Séraphin : *La situation est typiquement très délicate. L'assistante maternelle ne connaît pas toujours précisément le contexte familial et les conditions de vie de l'enfant. Peut-être ces contusions ne sont-elles vraiment que la conséquence de traumatismes accidentels répétés... Pourtant, si vos observations se multiplient, vous ne devez absolument pas vous abstenir au bénéfice du doute ; car le doute, dans ce cas, ne profite pas à l'enfant. Pour rester discrète et éviter un conflit avec la famille de Séraphin, la conduite la plus logique est de prendre contact avec l'assistante sociale de secteur. Elle prendra en charge discrètement le dossier.*

SCÉNARIO

TROUBLES DU SOMMEIL : TERREURS NOCTURNES

Franklin, 4 ans, s'est endormi sans problème vers 20 h. Trois heures plus tard, des hurlements vous alertent… L'enfant est debout sur son lit, en pleurs, yeux écarquillés fixant le plafond, il crie des paroles incohérentes et transpire à grosses gouttes. Il se débat lorsque vous essayez de le prendre dans vos bras et semble ne pas vous entendre. Puis, après quelques minutes, il se recouche et s'endort paisiblement.

À SAVOIR

Les terreurs nocturnes, aussi appelées terreurs du sommeil, sont des phénomènes assez fréquents, touchant surtout l'enfant entre 3 et 5 ans. Ces épisodes de panique et d'agitation surviennent en général quelques heures après l'endormissement, pratiquement toujours avant minuit. Les crises sont impressionnantes, parfois même traumatisantes pour l'entourage non averti.

Après quelques heures de sommeil calme, l'enfant se redresse brutalement en hurlant. Il se lève ou s'assied, très agité, comme fou, les yeux écarquillés de terreur, le plus souvent en larmes. Il est rouge, en sueurs, sa respiration et ses battements cardiaques sont très rapides.

L'enfant peut se lever, parfois courir jusqu'à la porte, comme pour s'échapper. Il crie, prononce des paroles incohérentes, se débat quand on le touche. Il est inconsolable et ne prête aucune attention à votre présence. La crise dure quelques minutes, puis l'enfant replonge dans un sommeil calme, laissant l'entourage perplexe et désemparé. Il n'aura aucun souvenir de cet épisode le lendemain matin.

Les causes précises des terreurs nocturnes sont mal connues. Les crises surviennent souvent chez des enfant épuisés, notamment en cas de perturbation ou de modification des cycles de sommeil (arrêt de la sieste par exemple…). Les terreurs nocturnes sont banales et disparaissent en général vers l'âge de 6 ou 7 ans.

POUR EN SAVOIR PLUS
Terreur nocturne ou cauchemar ?

Le premier épisode de terreur nocturne peut être confondu avec un cauchemar. Cependant, plusieurs éléments permettent facilement de faire la différence entre ces deux phénomènes (voir le tableau suivant).

Terreurs nocturnes	Cauchemars
Dans la première partie de la nuit	Plus fréquents en fin de nuit
L'enfant reste endormi	Il est réveillé par le cauchemar
Agitation et cris importants	Peu d'agitation, peu de cris
Il ne prête pas attention à votre présence. Pas de souvenir	Assez facile à consoler, accessible au dialogue
L'enfant replonge spontanément dans un sommeil calme	Difficultés à se rendormir
L'enfant ne se souvient de rien le lendemain	L'enfant se souvient du cauchemar

Le cauchemar est un rêve intensément vécu, chargé d'émotions, qui réveille l'enfant. Il se souvient alors en général parfaitement de son rêve, qui l'inquiète et lui fait peur. Il a souvent du mal à se rendormir. Les cauchemars peuvent exprimer des conflits intérieurs, refléter des tensions ou des émotions fortes vécues au cours de la journée.

RÉAGISSEZ !

- Face à une terreur nocturne, restez calme... même si la crise est très impressionnante. **La terreur nocturne n'est pas une urgence médicale.**
- Ne faites rien, n'essayez pas de réveiller l'enfant.
- Restez près de l'enfant et assurez-vous qu'il ne se blesse pas en tombant du lit ou en s'agitant.
- S'il se réveille (ce qui est rare), rassurez-le et restez à ses côtés jusqu'à ce qu'il se rendorme.
- Le lendemain matin, évitez les allusions à la crise... Ce pourrait être une source d'anxiété pour l'enfant.
- Veillez à ce que l'enfant ait assez de repos et mène une vie régulière. Couchez-le plus tôt. Restaurez si besoin une petite sieste.
- Si les épisodes se répètent sur une période prolongée, parlez-en à votre médecin.

RETENEZ L'ESSENTIEL

- La terreur nocturne est un phénomène fréquent, bénin, très impressionnant.
- L'enfant reste endormi pendant la crise, même s'il donne l'impression d'être éveillé.
- Un premier accès de terreur nocturne ne justifie pas une consultation médicale en urgence.
- Le seul risque réel est une blessure occasionnée par un choc, une chute.

VOIR AUSSI

Somnambulisme (page 331)

Le cas de Franklin : *Franklin présente typiquement un épisode de terreur nocturne. Restez calme, laissez tranquillement passer l'épisode d'agitation en surveillant l'enfant pour ne pas qu'il se blesse. Ne tentez pas de l'éveiller. Il va tranquillement se rendormir en quelques minutes.*

SCÉNARIO

TROUBLES DU SOMMEIL : SOMNAMBULISME

Vous avez couché Martin, 6 ans, depuis plus de deux heures. Il fait soudain irruption dans la cuisine, marchant maladroitement, les yeux écarquillés, le regard vide, se cognant aux meubles sans prononcer une parole. Comme s'il ne vous voyait pas, il se dirige vers le réfrigérateur et ouvre la porte...

À SAVOIR

Le somnambulisme est un phénomène relativement fréquent chez l'enfant puisque certains auteurs considèrent que 15 % des enfants présentent au moins un accès de somnambulisme. Ce phénomène débute en général vers l'âge de 4 ans et disparaît la plupart du temps à l'adolescence. Les garçons sont plus souvent touchés que les filles.

Classiquement, la crise de somnambulisme débute dans les trois heures qui suivent l'endormissement. L'enfant se lève et déambule lentement, maladroitement, se cognant aux objets et aux murs. Ses yeux sont grand ouverts, son visage figé. Il peut réaliser des actions complexes lors de ces accès : ouvrir un placard, déplacer des objets, se servir à manger... Il est très difficile à réveiller pendant la déambulation. L'enfant présente une amnésie immédiate de l'épisode, même s'il est réveillé pendant la crise.

L'accès de somnambulisme peut se reproduire deux ou trois fois au cours de la nuit. Il dure en général moins de 10 minutes.

Le somnambulisme est un phénomène banal, sans gravité, qui cédera spontanément à l'adolescence dans la plupart des cas. Par contre, l'enfant risque de se blesser en déambulant ou en manipulant des objets dangereux. Des formes de somnambulisme à risque sont d'ailleurs décrites : l'enfant adopte lors de ces épisodes des comportements dangereux, ouvre des fenêtres, sort de son domicile...

RÉAGISSEZ !

- Le somnambulisme n'est pas une urgence vraie. Pourtant, ce phénomène impressionnant peut inquiéter, traumatiser ou laisser perplexe l'entourage, surtout s'il s'agit d'un premier épisode.
- Restez calme, n'oubliez pas que ce phénomène est totalement bénin.

Un accès typique de somnambulisme ne justifie pas une consultation médicale en urgence.

- L'enfant somnambule est très docile : prenez-le doucement par la main et raccompagnez-le dans son lit en lui parlant calmement.
- Notez l'heure de l'accès de somnambulisme. Surveillez les heures qui suivent l'endormissement pour détecter de nouvelles crises.
- Parlez-en, sans urgence, à votre médecin qui vous rassurera.
- Si les accès se répètent chez un petit enfant, essayez de réorganiser ses temps de sommeil. N'hésitez pas à restaurer une petite sieste.
- Si l'enfant se déplace beaucoup lors de ses crises, une prévention des accidents s'impose : posez des verrous hors de la portée de l'enfant sur les portes et les fenêtres, ne laissez pas d'objets lourds ou dangereux en équilibre à sa portée, condamnez les accès aux escaliers.
- Une psychothérapie peut être envisagée dans certains cas si les crises sont fréquentes.
- Le traitement médicamenteux est rarement employé, réservé en général aux cas de somnambulisme à risque.

RETENEZ L'ESSENTIEL

- Le somnambulisme est un phénomène fréquent, bénin, très impressionnant.
- Un premier accès de somnambulisme ne justifie pas une consultation médicale en urgence.
- Le seul risque réel est une blessure occasionnée par un choc, une chute, ou par les activités maladroites réalisées pendant la crise.

TRUCS/ASTUCES/INFOS DIVERSES

Est-il dangereux de réveiller l'enfant pendant un accès de somnambulisme ?

L'enfant réveillé en pleine déambulation, au cours d'un accès de somnambulisme va souvent présenter une brève période de confusion, de désorientation, ou d'agitation. Il ne comprend pas où il est, ce qu'il fait hors de son lit et cette situation est source d'anxiété. En cas de réveil, la réaction classique est donc simplement une crise de larmes, sans autre conséquence...

VOIR AUSSI

Terreurs nocturnes (page 327)

Le cas de Martin : *Martin présente un accès typique de somnambulisme. Son irruption dans la pièce va provoquer à coup sûr un sentiment de panique et d'incompréhension de l'entourage s'il s'agit du premier épisode. Restez calme, prenez l'enfant par la main, ne le brusquez pas. Reconduisez-le rapidement dans son lit. Il vous suivra docilement. Cet épisode ne justifie pas un appel d'urgence au médecin.*

ANNEXE 1 : PRÉVENTION DES ACCIDENTS DOMESTIQUES

Règle d'or = surveiller constamment les enfants

À L'EXTÉRIEUR DE LA MAISON

Jardin

• Ne pas laisser traîner les produits agricoles (herbicides...) et les outils de jardinage. Les ranger dans une remise verrouillée inaccessible aux enfants.

• Les engrais, pesticides, hélicides (anti-limaces) doivent être pulvérisés de préférence en fin de journée, une fois que les enfants sont rentrés à la maison. Dans tous les cas, ils doivent être écartés des zones traitées.

• Enlever tout système d'accès en hauteur (escabeaux, échelles...) dont l'enfant pourrait se servir.

• Enlever du jardin, si possible, toute plante potentiellement dangereuse (laurier rose, if...) et surveiller de près les enfants jouant à côté d'arbustes porteurs de baies colorées (que les enfants prennent souvent pour du cassis ou des groseilles).

• Surveiller l'apparition éventuelle de champignons toxiques.

• L'été, éloigner les enfants de l'aire du barbecue et veiller à ranger allumettes et allume-feu.

Aires de jeux

S'assurer de la solidité des ancrages des portiques et toboggans. Vérifier la solidité des cordages des balançoires.

Piscine

• Surveillance à la seconde près de l'enfant tant qu'il ne sait pas nager correctement.

• Clôturage strict du pourtour de la piscine *(Fig. 1)*, rendant inaccessible le bassin aux petits enfants.

• Surveillance renforcée pour les enfants handicapés, même sachant nager.

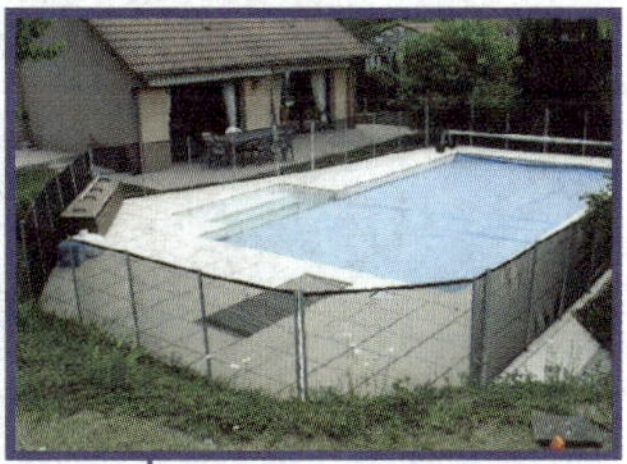

FIG. 1 | Système de sécurité autour d'une piscine

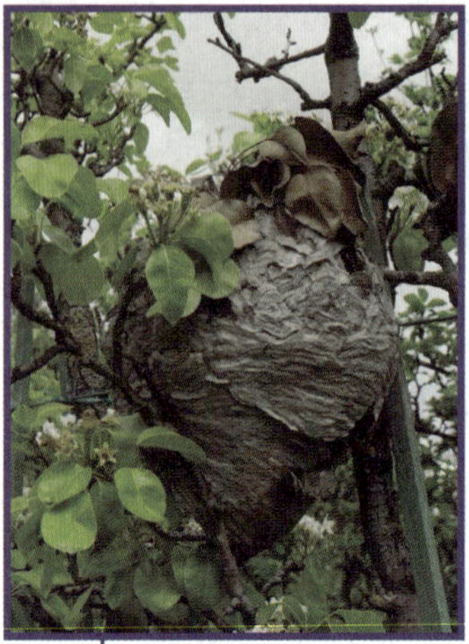

FIG. 2 | Nid de guêpe

• De la même façon, protéger les points d'eau autour de la maison (puits, mare, pataugeoire...).

• Dès que possible (vers 6 ans), apprendre aux enfants à nager.

Animaux

• Ne pas laisser les enfants seuls avec des gros chiens ou des chiens potentiellement dangereux.

• Veiller à ce que l'enfant ne touche pas un animal inconnu et qu'il n'expose pas son visage à portée de crocs ou de griffes.

• Ne pas déranger un chien ou un chat qui dort ou qui mange.

• Ne pas manipuler une chauve-souris morte ou blessée (risque de rage).

• Ne pas laisser un enfant ramasser un oiseau blessé (risque de griffure).

• Surveiller l'enfant qui se trouve à proximité de fleurs ou de plantes odorantes (guêpes et abeilles souvent présentes).

• Eliminer tout nid de guêpe *(Fig. 2)*.

À L'INTÉRIEUR DE LA MAISON

Risques de chute (tables à langer, fenêtres, terrasses, escaliers, lits)

• Ne jamais quitter des yeux un enfant sur une table à langer, ou dans un couffin posé sur une table, même pour aller répondre au téléphone ou aller chercher un objet.

• Toujours attacher un enfant en bas âge par une sangle, que ce soit dans un transat, une poussette ou une chaise haute.

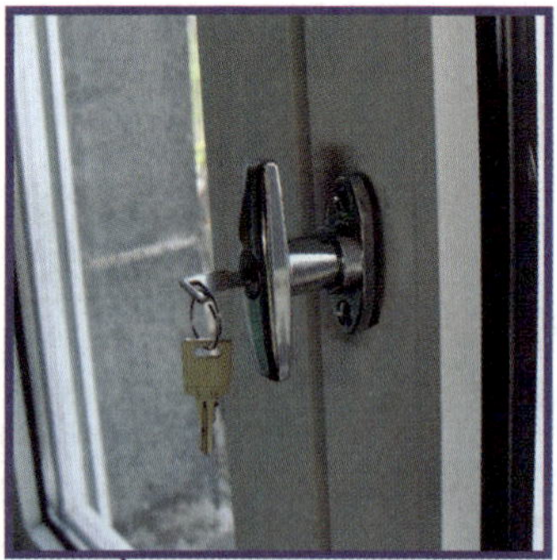

FIG. 3 | Serrure de sécurité d'une poignée de fenêtre

• Ne pas faire dormir l'enfant dans un lit en hauteur (lits superposés, mezzanine) tant qu'il n'est pas autonome.

• Les fenêtres et baies vitrées doivent être munies d'un système de sécurité ne permettant pas à l'enfant de les ouvrir *(Fig. 3)*.

• Les terrasses et balcons doivent comporter un grillage de sécurité ou système de plexiglas interdisant la bascule de l'enfant par-dessus le rebord.

• Lors de l'aération des pièces grâce à l'ouverture des fenêtres, surveiller de manière accrue les enfants.

• Afin d'éviter les chutes dans les escaliers, il existe des barrières condamnant leur accès.

• Ne pas mettre un nourrisson dans un youpala.

Risques de brûlure (liquides chauds, flamme, appareils ménagers)

• Ne jamais laisser de manche de casserole dépasser hors des plaques chauffantes. L'enfant s'en saisira et se déversera le liquide brûlant sur le visage. Privilégier les manches amovibles.

• Ne jamais porter d'enfant dans les bras lors de la manipulation de liquides chauds.

• Utiliser des protège-plaques recouvrant les plaques après utilisation et évitant que l'enfant ne pose la main dessus.

• Eloigner les enfants de la porte des fours. Il existe des pare-fours ou « porte froide » permettant d'isoler la chaleur de la porte.

• Toujours vérifier la température d'un biberon avant de le proposer au nourrisson, spécialement s'il a été chauffé au micro-ondes (risque de brûlure grave).

• Ne jamais laisser d'ampoule électrique sans protection (risque de brûlure au toucher direct).

• Utiliser les appareils ménagers dangereux (friteuse, fondue, grille-pain...) hors de portée des enfants et les débrancher après utilisation.

• Ne jamais laisser une flamme nue non protégée (feu de cheminée, bougie) et tenir hors de portée des enfants les briquets, allumettes et liquides inflammables.

• Éviter les bouillottes.

Baignoire

• Ne jamais laisser seul, même quelques secondes, un enfant dans son bain (baignoire, bac de douche...)

• Equiper le fond de la baignoire d'un revêtement antidérapant.

• Tester la température de l'eau du bain avant d'y plonger l'enfant. Utiliser un thermomètre.

• Il existe des cache-robinetterie qui évite la manipulation des robinets par l'enfant.

Médicaments

• Tous les médicaments doivent impérativement être enfermés dans une armoire à pharmacie, fermée à clé et inaccessible aux enfants, y compris lors de leur utilisation.

• Eviter les stocks excessifs. Rapporter le surplus et les périmés au pharmacien.

• Demander au pharmacien de délivrer des flacons équipés de système de fermeture sécurisée.

• Eviter de présenter à l'enfant le médicament comme une friandise au goût agréable.

Produits ménagers

• Ils doivent être placés en hauteur, dans un endroit inaccessible aux enfants, d'autant plus s'il s'agit de produits toxiques (eau de Javel, caustiques...).

• Éviter le déconditionnement de ces produits dans des récipients d'usage alimentaire (eau de Javel dans bouteille de jus de fruit...), d'autant que le produit contenu n'est souvent pas étiqueté !

• Ne jamais mélanger eau de Javel et ammoniac, responsables d'un dégagement de vapeur toxique.

• Mettre hors de portée les poudres pour lave-vaisselles, responsables de graves intoxications chez l'enfant.

Meubles et portes

• Ne pas laisser de meubles en bascule ou de bibelots lourds que l'enfant pourrait faire tomber sur lui.

• Des protège-angles sont en vente dans le commerce et évitent aux enfants de se blesser contre les coins saillants des meubles.

• Il en est de même pour les cale-portes qui préviennent contre les pincements de doigts dans la rainure, traumatismes responsables de lésions parfois importantes.

• Eloigner les enfants lors de l'ouverture et de la fermeture des portes automatiques de garages.

• Equiper les tapis et carpettes d'antidérapants.

Électricité

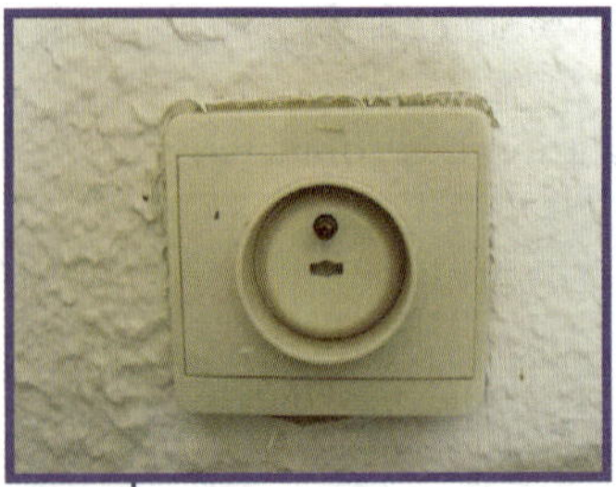

FIG. 4 | Cache-prise

• Installer des prises de courant dites « à éclipse », dont les deux orifices ne peuvent s'ouvrir que sous la poussée des fiches.

• Installer des cache-prises *(Fig. 4)* sur chaque prise non occupée, de manière à les condamner.

• Acheter du matériel électrique aux normes NF.

• Éviter les « amas » de prises multiples ainsi que les « rafistolages » de cordon par de l'adhésif.

• Équiper la maison d'un disjoncteur différentiel sensible, de façon à couper automatiquement le courant en cas de surtension et d'éviter ainsi que l'enfant ne reste « collé » à la prise de courant.

• Munir les magnétoscopes à cassettes de cache occultant l'accès à la trappe.

Jouets

• Vérifier pour chaque achat ou cadeau que le jouet comporte la norme de conformité « CE » et qu'il est adapté à l'âge de l'enfant.

• S'assurer régulièrement de l'intégrité des jouets (compartiment à piles, petites pièces détériorées...).

Tous ces conseils et astuces ne dispensent pas d'une surveillance éclairée et responsable, ainsi que de l'éducation des enfants vis-à-vis des dangers domestiques dès qu'ils sont en âge de comprendre.

ANNEXE 2 : TROUSSE DE SECOURS

Dans le cadre de la prévention des accidents domestiques, mieux vaut éviter de stocker un grand nombre de médicaments chez soi. Toutefois, un minimum paraît nécessaire afin de parer au plus urgent.

TROUSSE IDÉALE POUR LA MAISON

Produit	Utilisation
Paracétamol (Doliprane®, Efferalgan®, Dafalgan®, Dolko®)	Fièvre, douleur
Anti-inflammatoires (Advil®, Nureflex®, Aspirine)	Fièvre, douleur
Suppositoires antiseptiques (Trophirès®, Octofen®)	Affections respiratoires bénignes
Corticoïdes (Celestène®)	Enfants faisant des laryngites à répétition
Antispasmodiques (Débridat®, Spasfon®)	Coliques, douleurs abdominales, début de règles
Antidiarrhéique (Smecta®)	Diarrhées
Antiseptiques (Eosine®, Betadine®, Hexomedine®)	Désinfection des plaies
Compresses	Désinfection, pansements
Pansements	Occlusion de plaies
Pommade anti-irritative (Bepanthène onguent®, Sénophile®)	Fesses rouges, irritations cutanées, aide au passage du suppositoire
Sérum physiologique en dosettes	Lavage des fosses nasales et des yeux
Mouche-bébé	Lavage et mouchage des fosses nasales
Pince à épiler	Ablation de corps étrangers
Thermomètre	Prise de température
Solutés de réhydratation	Diarrhée, vomissements

TROUSSE IDÉALE EN VOYAGE

En supplément des produits précédents, il convient de rajouter :

Produit	Utilisation
Brumisateur	Rafraîchissement, réhydratation
Antidiarrhéiques (Imodium®)	Diarrhée aiguë avec menace de déshydratation
Crème solaire haute protection	Prévention des coups de soleil
Crème pour brûlures (Biafine®, Flammazine®)	Brûlures, coups de soleil
Pommade apaisante (Parfenac®)	Piqûres d'insectes
Antimycosique (Pevaryl®)	Mycoses
Stéristrip®	Sutures de petites plaies

Attention aux dates de péremption !
Attention aux flacons pressurisés (spray) dans les soutes à bagages !

ANNEXE 3 : POSITIONS D'ATTENTE ET DE TRANSPORT

Certaines circonstances exigent de placer l'enfant malade dans une certaine position, soit pour attendre dans les meilleures conditions de confort et de sécurité les secours, soit pour être transporté.

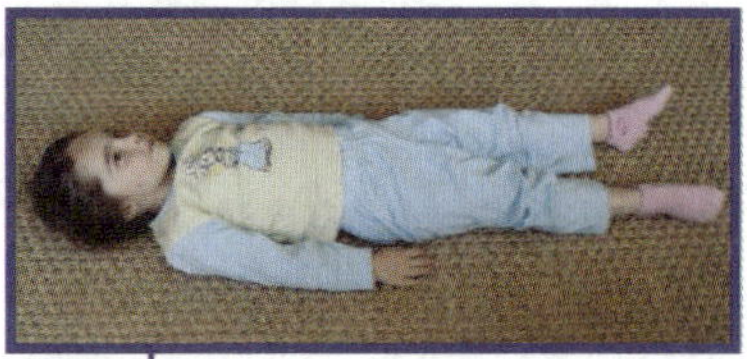

FIG. 1 | Position allongée (décubitus dorsal)

Position allongée : décubitus dorsal *(Fig. 1)*

Circonstances : arrêt cardio-respiratoire, malaise avec conscience intacte

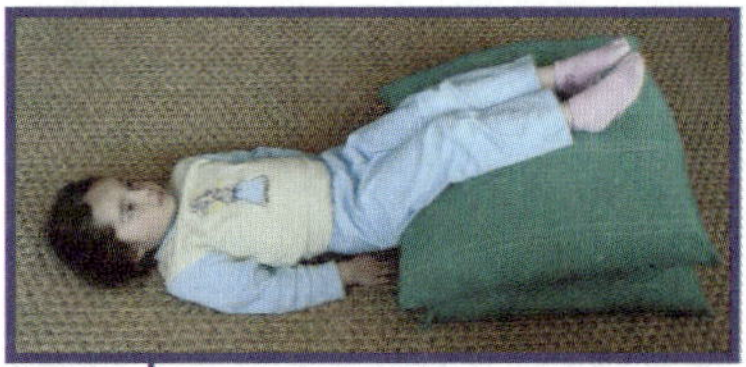

FIG. 2 | Jambes surélevées (position déclive)

Jambes surélevées : position déclive *(Fig. 2)*

Circonstances : malaise vagal, état de choc (hémorragie, choc anaphylactique)

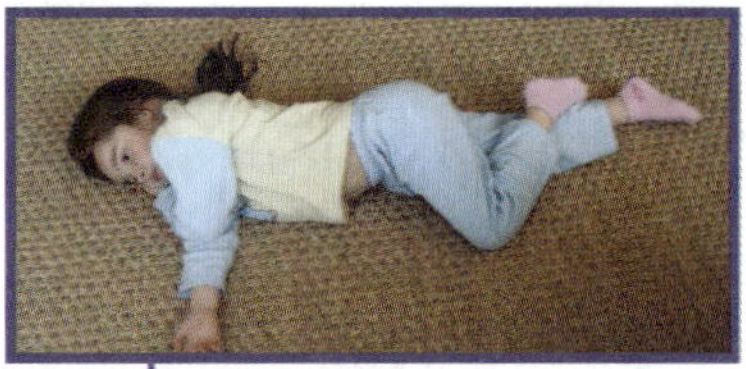

FIG. 3 | Position latérale de sécurité

Position latérale de sécurité *(Fig. 3)*

Circonstances : tout malaise avec perte de conscience

Position demi-assise *(Fig. 4)*

Circonstances : difficultés respiratoires (asthme, laryngite, bronchiolite)

Position du transat *(Fig. 5)*

Circonstances : traumatismes et blessures de l'abdomen

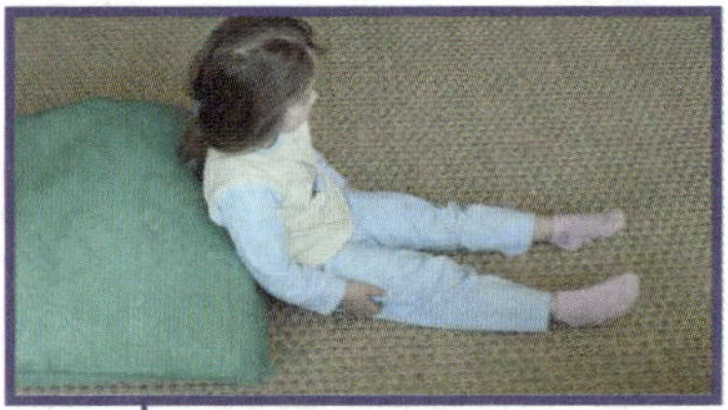

FIG. 4 | Position demi-assise

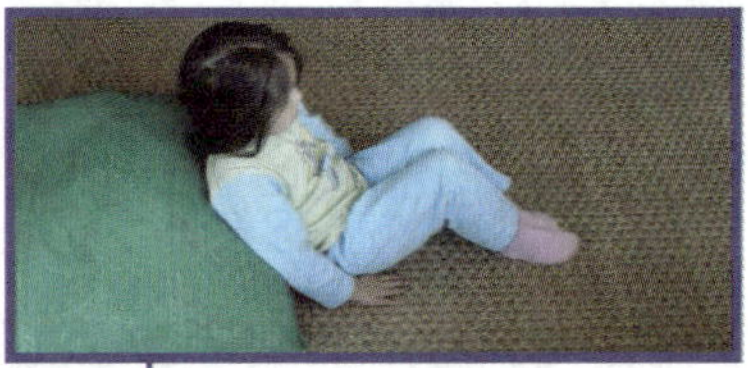

FIG. 5 | Position du transat

ANNEXE 4 : ENFANT ET VOYAGE

VOYAGE EN VOITURE

• Veillez à choisir un siège auto aux normes de sécurité. L'enfant doit être confortablement assis, **ceinture bouclée.**

• Il est interdit d'installer un enfant de moins de 10 ans sur le siège passager avant.

• Faites des pauses toutes les 2 heures pour lui dégourdir les jambes (ainsi que les vôtres !).

• Évitez de rouler lors de grosses chaleurs. Prévoyez un système de ventilation et de rafraîchissement (climatisation, ventilateur, brumisateurs, boissons régulières).

• Equipez les fenêtres de pare-soleil.

• Ne fumez pas dans l'habitacle de la voiture.

• Ne laissez jamais un enfant seul dans une voiture.

VOYAGE EN AVION

• Il est raisonnable d'attendre que l'enfant ait 6 ou 7 mois pour entreprendre un voyage en avion.

• Beaucoup de compagnies offrent le voyage pour les enfants de moins de 2 ans. Vous serez cependant obligé la plupart du temps de voyager avec l'enfant sur les genoux ; pensez à demander lors de votre réservation des places bébés qui peuvent vous être assignées.

• La vérification des tympans par un médecin peut s'avérer utile (absence d'otite, barotraumatismes).

• Pensez à faire manger l'enfant (chewing-gum, bonbon) lors du décollage et de l'atterrissage. Cela peut l'aider à mieux supporter les différences de pression au niveau des tympans (prévention des barotraumatismes).

• Hydratez régulièrement l'enfant, l'air pressurisé en cabine étant très desséchant.

• Prévoyez des jeux et des distractions, surtout si l'enfant est petit et le trajet long.

VOYAGE À L'ÉTRANGER

- Évitez de partir vers une destination trop éloignée avec un enfant très jeune (décalage horaire, fatigue).
- Renseignez-vous sur le climat du pays choisi. Des contrastes trop rudes (chaleur excessive, fort taux hygrométrique, grand froid) sont mal supportés par le jeune enfant. De même, prenez des informations sur les conditions sanitaires locales.
- Demandez un formulaire E 111 à votre centre de sécurité sociale. Il vous permettra de bénéficier d'une couverture maladie sans avance de frais dans la plupart des pays. Votre carte bancaire ou votre assurance voyage doit prendre en charge l'assistance sanitaire.
- Vérifiez la mise à jour des vaccinations habituelles de l'enfant et consultez le service de médecine du voyage à l'hôpital pour les vaccinations et précautions complémentaires (hépatite A, fièvre jaune, paludisme...).
- Prévoyez une trousse de médicaments (voir *Annexe 2*). Si nécessaire, munissez-vous de pastilles pour la désinfection de l'eau.
- Emportez des vêtements en coton (mieux supportés en climat chaud) et un stock suffisant de couches et de lingettes pour les enfants en bas âge.

ANNEXE 5 : CALENDRIER VACCINAL

À partir de 2 mois	(DTCP) Diphtérie, Tétanos, Coqueluche, Poliomyélite) et *Haemophilus influenzae b* (HIB) 1re injection – Hépatite B et Pneumocoque (Pn7)
3 mois	DTCP et HIB (2e injection) et Pneumocoque (2e injection)
4 mois	DTCP, HIB et Hépatite B (3e injection) Pneumocoque (3e injection)
À partir de 12 mois	ROR (Rougeole, Oreillons, Rubéole) 1re injection et 2e injection au moins après la première si possible avant l'âge de 24 mois. Pour les enfants entrant en collectivités, ce vaccin est conseillé dès 9 mois
À partir de 16 mois	1er rappel DTCP, HIB et Hépatite B
À 6 ans	2e rappel DTP – ROR chez les enfants non vaccinés
Entre 11 et 13 ans	3e rappel DTP – 2e rappel Coqueluche Hépatite B si vaccination n'a pas été faite durant l'enfance
À 14 ans	Pour les jeunes filles, la vaccination HPV contre les infections à papillomavirus (en prévention contre le cancer du col de l'utérus) est recommandée. Une mesure de rattrapage est prévue jusqu'à 23 ans si elles n'ont jamais eu de rapports sexuels ou au plus tard dans l'année suivant le début de leur vie sexuelle. La vaccination ne se substitue pas au dépistage par frottis
Entre 16 et 18 ans	4e rappel DTP

ANNEXE 6 : LES CENTRES SOS MAINS

RÉGION PARISIENNE

SOS MAIN ENFANTS
Hôpital Robert Debré
Service orthopédie
48, bd Sérurier
75019 PARIS
Tél. SOS Main : 01 40 03 20 00
Tél. Secrétariat : 01 40 03 20 00 poste 4731

INSTITUT FRANÇAIS DE CHIRURGIE DE LA MAIN
5, rue du Dôme
75116 PARIS
Tél. SOS Main : 01 53 65 53 53
Tél. Secrétariat : 01 53 65 53 53

SOS MAINS HEGP
Hôpital Européen Georges Pompidou (HEGP)
20, rue Leblanc
75015 PARIS
Tél. SOS Main : 01 56 09 25 25
Tél. Secrétariat : 01 56 09 32 61

INSTITUT DE LA MAIN
Clinique Jouvenet
6, square Jouvenet
75016 PARIS
Tél. SOS Main : 01 42 15 42 15
Tél. Secrétariat : 01 42 15 42 15

SOS MAINS HÔPITAL BICHAT
Centre Hospitalier Bichat/
Claude-Bernard
46, rue Henri Huchard
75877 PARIS
Tél. SOS Main : 01 40 25 80 80

URGENCES MAIN DE L'EST PARISIEN
Clinique la Francilienne
16, avenue de l'hôtel de ville
77340 PONTAULT-COMBAULT
Tél. SOS Main : 01 64 43 43 43
Tél. Secrétariat : 01 64 43 43 00

URGENCES MAINS VAL-DE-SEINE
CHP Montgardé
32, rue de Montgardé
78410 AUBERGENVILLE
Tél. SOS Main : 0 810 015 015
Tél. Secrétariat : 01 30 95 12 20

SOS MAIN CLINIQUE DE L'YVETTE
Clinique de l'Yvette
43, route de Corbeil
91160 LONGJUMEAU
Tél. SOS Main : 01 69 10 30 30

NORD-OUEST

CHU CAEN
Département d'accueil et de traitement des urgences
Avenue de la Côte de Nacre
14033 CAEN CEDEX
Tél. SOS Main : 02 31 06 48 21 (Urgences) – 02 31 06 48 28 (bloc)
Tél. Secrétariat : 02 31 06 48 39

SOS MAIN BREST
Service de chirurgie orthopédique traumatologique et plastique

CHU de la cavale blanche
Rue Tanguy-Prigent
29609 BREST CEDEX
Tél. SOS Main: 02 98 34 72 78
Tél. Secrétariat: 02 98 34 72 73

RENNES URGENCES MAINS
Hôpital Pontchailloux
Rue Henri Le Guilloux
35043 RENNES CEDEX
Tél. SOS Main: 02 99 28 43 78
Tél. Secrétariat: 02 99 26 71 67

NANTES ASSITANCE MAIN
Clinique Jeanne d'Arc
21, rue des Martyrs
44100 NANTES
Tél. SOS Main: 02 51 84 88 88
Tél. Secrétariat: 02 51 84 88 84

ANGERS ASSISTANCE MAIN
Centre de la Main
2, rue Auguste Gautier
49100 ANGERS
Tél. SOS Main: 02 41 86 86 41 / 02 41 68 73 73
Tél. Secrétariat: 02 41 86 60 10

CENTRE SOS MAINS LE MANS
Clinique du Pré
13, avenue René Laënnec
72018 LE MANS
Tél. SOS Main: 02 43 77 62 62
Tél. Secrétariat: 02 43 77 62 60

URGENCES MAIN ROUEN
Département orthopédie-traumatologie-chirurgie plastique
Hôpital Charles Nicolle – CHU Rouen – 1, rue de Germont
76031 ROUEN CEDEX
Tél. SOS Main: 02 32 88 89 90
Tél. Secrétariat: 02 32 88 80 07

NORD-EST

SOS MAINS PICARDIE
Centre Hospitalier Général
1, avenue Michel de l'Hospital
02321 SAINT QUENTIN CEDEX
Tél. SOS Main: 03 23 06 77 77
Tél. Secrétariat: 03 23 06 71 59

PSU MAINS
Clinique de Fontaine les Dijon
1, rue des Créots
21121 FONTAINE LES DIJON CEDEX
Tél. SOS Main: 03 80 55 55 55
Tél. Secrétariat: 03 80 70 38 35

SOS MAIN
Hôpital Jean Minjoz
Bd Fleming
25030 BESANCON CEDEX
Tél. SOS Main: 03 81 66 82 42
Tél. Secrétariat: 03 81 66 82 42

SOS MAIN NANCY
Hôpital Jeanne d'Arc
Service Chirurgie Plastique et Reconstructrice de l'Appareil Locomoteur
BP 303
54201 DOMMARTIN LES TOUL CEDEX
Tél. SOS Main: 03 83 65 63 59
Tél. Secrétariat: 03 83 65 63 47

SOS MAINS LILLE
Clinique Lille Sud
96, rue G. Delory
59810 LESQUIN
Tél. SOS Main: 03 20 95 75 75
Tél. Secrétariat: 03 20 16 03 16

SOS MAIN STRASBOURG CENTRE
Centre de la main, établissement des Diaconesses
2-4, rue Ste Elizabeth
67000 STRASBOURG
Tél. SOS Main: 03 88 67 44 01
Tél. Secrétariat: 03 88 35 45 00

SOS MAIN STRASBOURD SUD CTO
CTO UGECAM Alsace
10, avenue Baumann
67403 ILLKIRCH GRAFFENSTADEN CEDEX
Tél. SOS Main: 03 88 67 44 01
Tél. Secrétariat: 03 88 55 20 47

SOS MAIN MULHOUSE
Maison du Diaconat
14, bd Roosevelt
68200 MULHOUSE
Tél. SOS Main: 03 89 32 55 07
Tél. Secrétariat: 03 89 42 55 66

SUD-EST

URGENCES MAIN NICE ET ALPES-MARITIMES
Hôpital Saint-Roch
5, rue P. Devoluy – BP 1319
06006 NICE CEDEX 1
Tél. SOS Main: 04 92 03 33 75
Tél. Secrétariat: 04 92 03 29 60

INSTITUT POLYCLINIQUE DE CANNES
33, Boulevard d'Oxford
06400 CANNES
Tél. SOS Main: 04 92 98 40 00 (jour) – 04 92 98 40 27 (nuit)
Tél. Secrétariat: 04 92 93 56 56

HÔPITAL DE LA CONCEPTION (SCE DU PR LEGRÉ)
Service de Chirurgie de la Main
Hôpital de la Conception
145, Bld baille
13005 Marseille
Tél. SOS Main: 04 91 38 36 52
Tél. Secrétariat: 04 91 38 22 44

SOS MAIN ETANG DE BERRE
Clinique de la Crau
Bd du Dr Jacques Minet
13140 MIRAMAS
Tél. SOS Main: 04 90 56 02 02
Tél. Secrétariat: 04 90 17 70 92

SOS MAIN NIMES
Polyclinique grand sud
avenue Saint André de Codois
30900 NÎMES
Tél. SOS Main: 04 66 04 31 46
Tél. Secrétariat: 04 66 04 88 22

SOS MAIN MONPTELLIER
Service de chirurgie orthopédique II
Hôpital Lapeyronie
555, route de Granges
34925 MONTPELLIER CEDEX 5
Tél. SOS Main: 04 67 33 81 87 ou 85 46
Tél. Secrétariat: 04 67 10 09 36

INSTITUT MONTPELLIERAIN DE LA MAIN ET DU MEMBRE SUPÉRIEUR
Clinique Clémentville
25, rue clémentville
34000 MONTPELLIER
Tél. SOS Main: 04 67 06 70 67
Tél. Secrétariat: 04 67 06 90 69

SOS MAIN GRENOBLE
Hôpital Albert Michallon
CHU Grenoble
38043 GRENOBLE CEDEX
Tél. SOS Main: 04 76 76 55 44
Tél. Secrétariat: 04 76 76 55 44

URGENCE MAIN AUVERGNE
Clinique de la Châtaigneraie
63110 BEAUMONT
Tél. SOS Main: 04 73 27 11 11
Tél. Secrétariat: 04 73 40 80 41

SOS-MAIN LYON EDOUARD HERRIOT
Hôpital Edouard Herriot
69437 LYON CEDEX 03
Tél. SOS Main: 04 72 11 63 00
Tél. Secrétariat: 04 72 11 63 13 / 17

CENTRE DE LA MAIN
1, avenue Georges Bizet
83000 TOULON
Tél. SOS Main : 04 94 03 07 07
Tél. Secrétariat : 04 98 00 11 30

SOS MAINS AVIGNON
Clinique Fontvert – Avignon Nord
Val du Soleil
84700 SORGUES
Tél. SOS Main : 04 90 03 63 33
Tél. Secrétariat : 04 90 39 75 00

URGENCES MAIN TONKIN
Clinique du Tonkin
26, rue du Tonkin
69100 Villeurbanne
Tél. SOS Main : 04 72 69 04 04
Tél. Secrétariat : 04 72 69 04 04

SUD-OUEST

URGENCES MAIN TOULOUSE
CHU Toulouse- Hôpital de Purpan
Place du Dr Baylac
31059 TOULOUSE CEDEX
Tél. SOS Main : 05 61 77 75 31
Tél. Secrétariat : 05 61 77 21 42

URGENCES MAINS ET RÉIMPLANTATIONS
CHU Pellegrin Tondu
CHU Pellegrin, Place Amélie Raba Léon
33076 BORDEAUX CEDEX
Tél. SOS Main : 05 56 79 56 94
Tél. Secrétariat : 05 56 79 55 48

SOS MAIN AQUITAINE
Clinique Saint Martin
Allée des Tulipes
33600 PESSAC
Tél. SOS Main : 05 56 46 76 76

SOS MAIN LIMOGES
Département Orthopédie Traumatologie
CHRU DUPUYTREN
87042 LIMOGES
Tél. SOS Main : 05 55 33 33 33
Tél. Secrétariat : 05 55 05 67 71

ANNEXE 7 : LEXIQUE FRANÇAIS/ANGLAIS

Bonjour !
Hello !
Pouvez-vous m'aider ? Mon fils, ma fille est malade !
Could you help me ? My son, my daughter is ill !
Pouvez-vous appeler les secours ?
Could you ask for assistance ?
Où puis-je trouver un médecin ?
Where can I find a doctor ?
Où se trouve le service des urgences, s'il vous plaît ?
Where is the emergency department, please ?
Où se trouve l'hôpital, s'il vous plaît ?
Where is the hospital, please ?
Mon fils, ma fille a mal ici
My son, my daughter has a pain here
Mon fils, ma fille a reçu un coup violent ici
My son, my daughter has been hurt violently here
Mon fils, ma fille n'arrive plus à se servir de son bras, de sa jambe
My son, my daughter can use his/her arm, his/her leg
Mon fils, ma fille a du mal à marcher
My son, my daughter has difficulty in walking
Mon fils, ma fille a de la fièvre
My son, my daughter has a temperature
Mon fils, ma fille a envie de dormir
My son, my daughter is sleepy
Mon fils, ma fille a du mal à respirer
My son, my daughter has difficulty in breathing
Mon fils, ma fille a fait une convulsion
My son, my daughter has had a convulsion

Mon fils, ma fille a un comportement bizarre depuis quelques heures
My son, my daughter has been acting weird since the last couple of hours
Mon fils, ma fille a avalé de travers
It went down the wrong way
Mon fils, ma fille a avalé ce produit, ce médicament
My son, my daughter has swallowed that product, that medicine
Mon fils, ma fille s'est fait piquer par un insecte, par une guêpe, par un poisson, par une aiguille
My son, my daughter has been fallen by an insect, a wasp, a fish, has pricked himself/herself with a needle
Mon fils, ma fille s'est fait mordre par un serpent, par un chien
My son, my daughter has been bitten by a snake, by a dog
Mon fils, ma fille vomit depuis deux jours
My son, my daughter has been vomitting for two days
Mon fils, ma fille a la diarrhée
My son, my daughter has diarrhoea
Mon fils, ma fille est constipé
My son, my daughter is constipated
Mon fils, ma fille a mal lorsqu'il / elle urine
It's painful when my son/my daughter urinates
Mon fils, ma fille a mal à la tête
My son, my daughter has a headache
Mon fils, ma fille a mal au ventre
My son, my daughter has a stomach ache
Mon fils, ma fille a chuté sur la tête
My son, my daughter has fallen on his/her head
Mon fils, ma fille a perdu connaissance
My son, my daughter has lost consciousness
Mon fils, ma fille a des boutons
My son, my daughter has spots
Mon fils, ma fille est allergique à la pénicilline, à ce médicament
My son, my daughter is allergic to penicillin, to this medicine
Mon fils, ma fille prend ces médicaments
My son, my daughter takes these medicines
Mon fils, ma fille a des problèmes de santé
My son, my daughter has health problems
Peut-on rester avec lui/elle ?
Could we stay with him/her ?

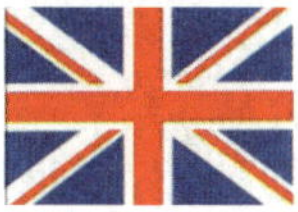

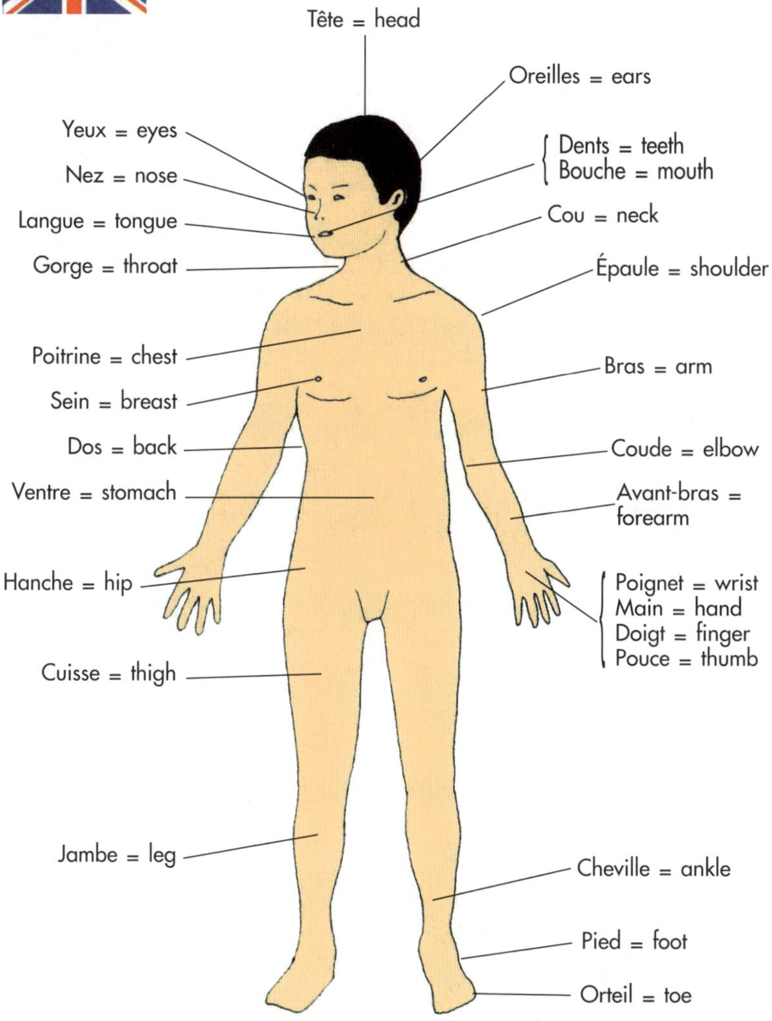

Peau = skin	Nerf = nerve	Tendon = sinew	Os = bone
Articulation = join	Artère = artery	Veine = vein	Cœur = heart
Poumons = lungs	Estomac = stomach	Rein = kidney	Foie = liver
Vessie = bladder	Rate = spleen		

ANNEXE 8 : LEXIQUE FRANÇAIS/ALLEMAND

Bonjour !

Guten Tag !

Pouvez-vous m'aider ? Mon enfant est malade !

Können Sie mir bitte helfen ? Mein Kind ist krank !

Pouvez-vous appeler les secours ?

Können Sie bitte den Notarzt anrufen ?

Où puis-je trouver un médecin ?

Wo finde ich einen Artz ?

Où se trouve le service des urgences, s'il vous plaît ?

Wo ist die Notaufnahme, bitte ?

Où se trouve l'hôpital, s'il vous plaît ?

Wo ist das Krankenhaus, bitte ?

Mon enfant a mal ici

Mein Kind hat hier Schmerzen

Mon enfant a reçu un coup violent ici

Mein Kindhat hier einen heftigen Schlag abbekommen

Mon enfant n'arrive plus à se servir de son bras, de sa jambe

Mein Kind kann sich den Arm, das Bein nicht mehr bewegen

Mon enfant a du mal à marcher

Mein Kind hat Schwierigkeiten zu gehen

Mon enfant a de la fièvre

Mein Kind hat Fieber

Mon fils, ma fille a envie de dormir

Mein Kind möchte schlafen

Mon enfant a du mal à respirer

Mein Kind hat Schwierigkeiten beim Atmen

Mon enfant a fait une convulsion

Mein Kind hatte einen epileptischen Anfall

Mon enfant a un comportement bizarre depuis quelques heures
Mein Kind verhält sich seit ein paar Stunden merkwürdig
Mon enfant a avalé de travers
Mein Kind hat sich verschluckt
Mon enfant a avalé ce produit, ce médicament
Mein Kind hat dieses Produkt, dieses Arzneimittel geschluckt
Mon enfant s'est fait piquer par un insecte, par une guêpe, par un poisson, par une aiguille
Mein Kind wurde von einem Insekt, von einer Wespe, von einem Fisch, von einer Nadel gestochen
Mon enfant s'est fait mordre par un serpent, par un chien
Mein Kind wurde von einer Schlange, von einem Hund gebissen
Mon enfant vomit depuis deux jours
Mein Kind übergibt sich seit zwei Tagen
Mon enfant a la diarrhée
Mein Kind hat Durchfall
Mon enfant est constipé
Mein Kind hat Verstopfung
Mon enfant a mal lorsqu'il urine
Mein Kind hat Schmerzen beim Wasserlassen
Mon enfant a mal à la tête
Mein Kind hat Kopfschmerzen
Mon enfant a mal au ventre
Mein Kind hat Bauchschmerzen
Mon enfant a chuté sur la tête
Mein Kind ist mit dem Kopf aufgeschlagen
Mon enfant a perdu connaissance
Mein Kind ist ohnmächtig geworden
Mon enfant a des boutons
Mein Kind hat Pickel, Auschlag
Mon enfant est allergique à la pénicilline, à ce médicament
Mein Kind ist gegen Penizillin, gegen dieses Arzneimittel allergisch
Mon enfant prend ces médicaments
Mein Kind nimmt dieses Arzneimittel ein
Mon enfant a des problèmes de santé
Mein Kind hat Gesundheitsprobleme
Peut-on rester avec lui ?
Dürfen wir bei ihm bleiben ?

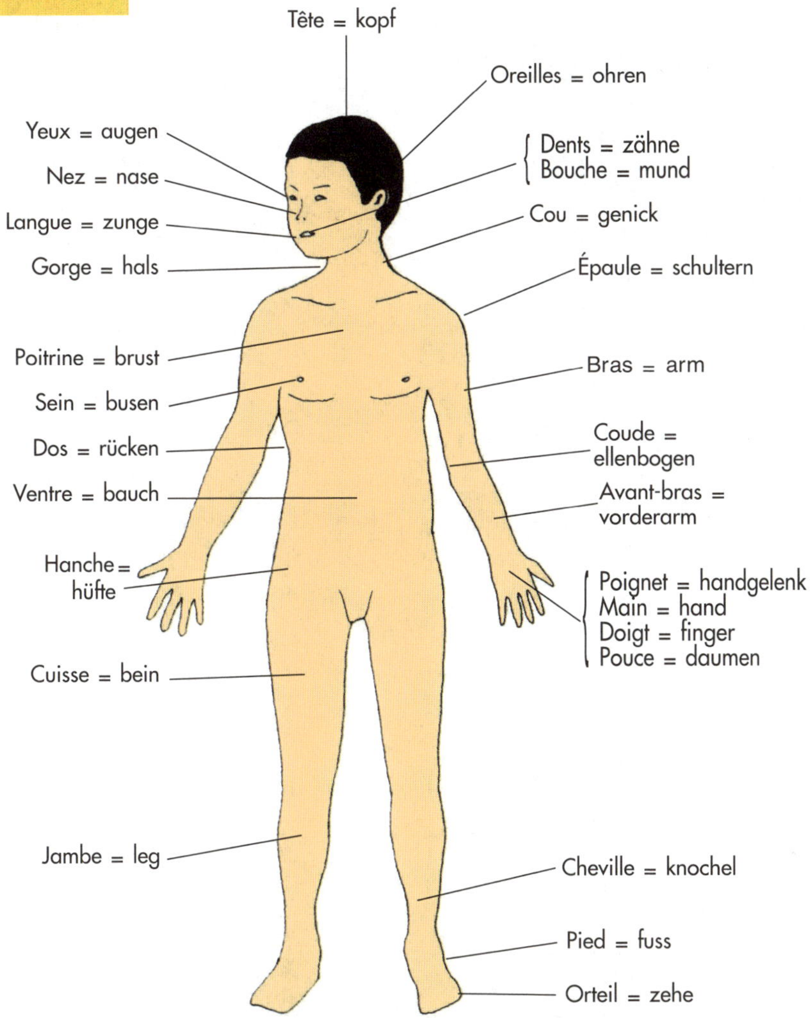

Peau = haut Nerf = nerv Tendon = sehne Os = knochen
Articulation = gelenk Artère = arterie Veine = vene Cœur = herz
Poumons = lungen Estomac = magen Rein = niere Foie = leber
Vessie = harnblase Rate = milz

ANNEXE 9 : LEXIQUE FRANÇAIS/ESPAGNOL

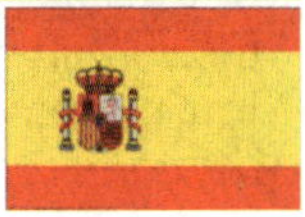

Bonjour !
Buenos dias
Pouvez-vous m'aider ? Mon fils/ma fille est malade !
Puede ayudarme ? Mi hijo/hija esta enfermo/enferma
Pouvez-vous appeler les secours ?
Puede pedir ayuda ?
Où puis-je trouver un médecin ?
Donde puedo encontrar un medico ?
Où se trouve le service des urgences, s'il vous plaît ?
Donde esta urgencias, por favor ?
Où se trouve l'hôpital, s'il vous plaît ?
Donde esta el hospital, por favor ?
Mon fils/ma fille a mal ici
Mi hijo/hija tiene daño aqui
Mon fils/ma fille a reçu un coup violent ici
Mi hijo/hija ha recibido un golpe fuerte aqui
Mon fils/ma fille n'arrive plus à se servir de son bras, de sa jambe
Mi hijo/hija no puede utilizar su brazo, su pierna
Mon fils/ma fille a du mal à marcher
Mi hijo/hija no puede andar bien
Mon fils/ma fille a de la fièvre
Mi hijo/hija tiene fiebre
Mon fils/ma fille a envie de dormir
Mi hijo/hija tiene sueño
Mon fils/ma fille a du mal à respirer
Mi hijo/hija tiene difficultad para respirar
Mon fils/ma fille a fait une convulsion
Mi hijo/hija ha tenido una convulsion
Mon fils/ma fille a un comportement bizarre depuis quelques heures
Mi hijo/hija tiene un comportamiento raro desde hace unas horas
Mon fils/ma fille a avalé de travers
Mi hijo/hija se ha atragantado
Mon fils/ma fille a avalé ce produit, ce médicament
Mi hijo/hija se ha tragado este producto, este medicamento

Mon fils/ma fille s'est fait piquer par un insecte, par une guêpe, par un poisson, par une aiguille
A mi hijo/hija le ha picado un insecto, una avispa, un pescado. Se ha pinchado con una aguja
Mon fils/ma fille s'est fait mordre par un serpent, par un chien
A mi hijo/hija le ha mordido una serpiente, un perro
Mon fils/ma fille vomit depuis deux jours
Mi hijo/hija tiene vomitos desde hace dos dias
Mon fils/ma fille a la diarrhée
Mi hijo/hija tiene diarrea
Mon fils/ma fille est constipé
Mi hijo/hija esta estreñido
Mon fils/ma fille a mal lorsqu'il urine
A mi hijo/hija le duele cuando orina
Mon fils/ma fille a mal à la tête
A mi hijo/hija le duele la cabeza
Mon fils/ma fille a mal au ventre
A mi hijo/hija le duele la tripa
Mon fils/ma fille a chuté sur la tête
Mi hijo/hija ha recibido un golpe eu la cabeza
Mon fils/ma fille a perdu connaissance
Mi hijo/hija ha estado inconsciente
Mon fils/ma fille a des boutons
Mi hijo/hija tiene granos
Mon fils/ma fille est allergique à la pénicilline, à ce médicament
Mi hijo/hija es alergico/allergica a la penicilina, a este medicamento
Mon fils/ma fille prend ces médicaments
Mi hijo/hija toma estos medicamentos
Mon fils/ma fille a des problèmes de santé
Mi hijo/hija tiene problemas de salud
Peut-on rester avec lui/elle ?
Podemos quedarnos con el/ella ?

Note : le « j », ainsi que le « g » au milieu d'un mot se prononcent « r », le « ñ » se prononce « gn ».

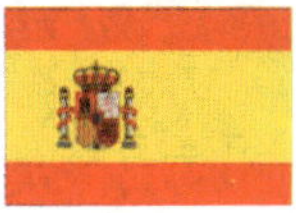

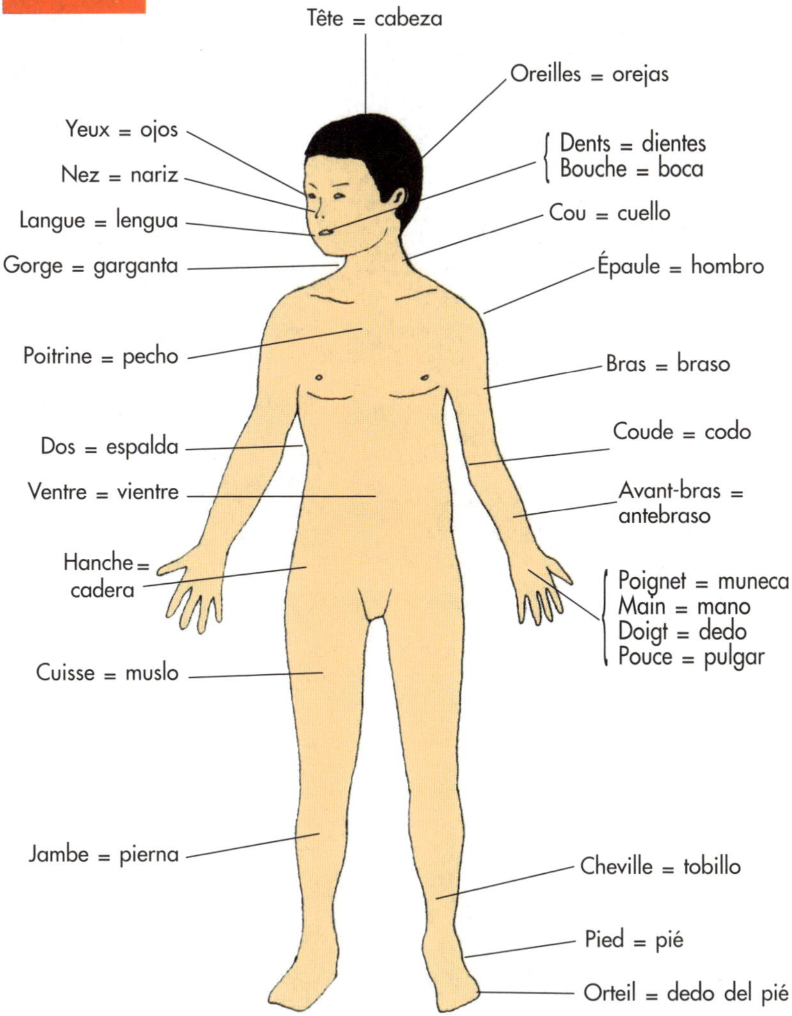

Peau = piel   Nerf = niervo   Tendon = tendon   Os = hueso

Articulation = articulacion   Artère = arteria   Veine = vena

Cœur = corazon   Poumons = pulmones   Estomac = estomago

Rein = rinon   Foie = higado   Vessie = vejiga   Rate = bazo

ANNEXE 10 : CENTRES ANTI-POISON

ANGERS :	02 41 48 21 21
BORDEAUX :	05 56 96 40 80
CLERMONT-FERRAND :	04 72 11 69 11
GRENOBLE :	04 72 11 69 11
LILLE :	0825 812 822
LYON :	04 72 11 69 11
MARSEILLE :	04 91 75 25 25
NANCY :	03 83 32 36 36*
PARIS :	01 40 05 48 48
REIMS :	03 83 32 36 36
RENNES :	02 99 59 22 22
ROUEN :	02 35 88 44 00
STRASBOURG :	03 88 37 37 37
TOULOUSE :	05 61 77 74 47
TOURS :	02 41 48 21 21

* Centre national de reconnaissance des comprimés.